Hirntod, Organtransplantation
und Pflege

Mabuse-Verlag
Wissenschaft 61

Maria Feuerhack wurde am 1. Oktober 1955 in Mannheim geboren. Nach dem Abitur schloß sich die Krankenpflegeausbildung an. Unter anderem arbeitete sie einige Jahre in der Anästhesieabteilung eines Krankenhauses der Maximalversorgung. Von 1994 bis 1998 studierte sie Pflegepädadogik an der Evangelischen Fachhochschule für Sozialwesen in Ludwigshafen am Rhein. Derzeit studiert Maria Feuerhack Gerontologie an der Universität Heidelberg.

Joachim Conrad wurde am 28. Juni 1958 in Eiweiler geboren. 1975 begann er die Ausbildung in der Krankenpflege. Ab 1980 arbeitete er im Anästhesie-/Intensivbereich. Nach der Fachweiterbildung Anästhesie und Intensivpflege leitete er von 1985 bis 2000 eine große Intensivstation an einem Krankenhaus der Maximalversorgung. Von 1996 bis 2000 studierte er Pflegemanagement an der Evangelischen Fachhochschule für Sozialwesen in Ludwigshafen am Rhein. Seit 2000 ist Joachim Conrad Geschäftsführer eines Berufsverbandes. Er lehrt seit 18 Jahren als Dozent in der Fachweiterbildung Anästhesie und Intensivpflege.

Joachim Conrad, Maria Feuerhack

Hirntod, Organtransplantation und Pflege

Mabuse-Verlag
Frankfurt am Main

Die Deutsche Bibliothek - CIP Einheitsaufnahme
Hirntod, Organtransplantation und Pflege /
Joachim Conrad; Maria Feuerhack. - Frankfurt am Main : Mabuse-Verl., 2002
  (Mabuse-Verlag Wissenschaft; 61)
  ISBN 3-933050-96-0

© 2002 by Mabuse-Verlag GmbH
Kasseler Str. 1a
60486 Frankfurt am Main
Tel.: 069 / 97 07 40 71
Fax: 069 / 70 41 52
www.mabuse-verlag.de

Druck: Prisma Verlagsdruckerei, Frankfurt am Main
ISBN 3-933050-96-0
Printed in Germany
Alle Rechte vorbehalten

Inhalt

	Seite
1. Einleitung	1
1 Entwicklung der Transplantationsmedizin	8
1. Das Hirntod-Kriterium	16
1.1. Richtlinien der Bundesärztekammer	16
1.2. Voraussetzungen	17
1.3. Hirntod: Definition und Diagnose	19
1.4. Nachweis der Irreversibilität und Beobachtungsdauer	22
1.5. Dokumentation	23
2. Pro- und Kontra-Diskussion	25
2.1. Medizinische Argumentationen	26
2.2. Die Haltung der Kirchen	37
2.3. Anthropologische Aspekte	42
2.4. Relevanz der Hirntod-Problematik für die Pflege	54
3. Initiativen bis zum Transplantationsgesetz	56
3.1. „Organmangel" – eine neue Situation	56
3.2. Entwicklungen zum Transplantationsgesetz	59
3.3. Das Transplantationsgesetz (TPG)	64
4. Situation der Pflege bei der Betreuung von „hirntoten" PatientInnen	67
4.1. Pflege-Ethik	68
4.2. Pflege-Theorie	79
4.3. Pflege – Praxis	85
5. Forschungsprojekt: Befragung von Pflegenden	97
5.1. Methodik der Forschungsprojekte	97
5.2. Ergebnisse	98
6. Umgang mit Belastungen	117
6.1. Supervision für die Pflege	118
6.2. Integrierung der Thematik in das Lehrangebot	120
7. Untersuchung des bestehenden Lehrangebotes	124
7.1. Untersuchung ausgewählter Curricula	124
7.2. Befragung ausgewählter Pflegebildungseinrichtungen	146
8. Integrierung der Thematik in die Aus-, Fort- und Weiterbildung	163
8.1. Ausbildungsziel: Förderung ethisch-moralischer Kompetenzen	165
8.2. Anforderungen an moralisch-pädagogische Bildungskonzepte	168
8.3. Mögliche Unterrichtsinhalte	172
9. Fazit	181
10. Literaturverzeichnis	188
Anhang I Hirntodprotokoll	201
Anhang II Transplantationsgesetz	202
Anhang III Fragebogen	211
Anhang IV E.D.H.E.P. - Programm	222

„Die Wahrheit von heute ist der Irrtum von morgen"
Ingo Müller, 1991

darum

„Zweifle an allem, wenigstens einmal"
Georg Christoph Lichtenberg, (1742-1799), Physiker

1. Einleitung

„For ever young"

> „Sterben zu müssen ist ... eine unpopuläre Angelegenheit, das Sinnen und Trachten des Menschen richtet sich daher auf Möglichkeiten der Lebensverlängerung und Lebensqualitätsverbesserung, weil in unserer Gesellschaft vorausgesetzt wird, daß prinzipiell jedes Individuum die Chance hat, von den angebotenen technologischen Möglichkeiten genießenden Gebrauch zu machen."[1]

Die Möglichkeit, mithilfe der Transplantationschirurgie ein durch Krankheit zerstörtes Organ durch ein gesundes zu ersetzen, ist zweifellos ein eindrucksvolles Beispiel für den medizinisch-technischen Fortschritt. Die Wahrscheinlichkeit, den Tod eines Menschen auf unbestimmte Zeit hinausschieben zu können, ist inzwischen relativ hoch und es scheint zunächst auch nichts dagegen zu sprechen, diesen – für zumindest einen Teil der Beteiligten – segensreichen Fortschritt gutzuheißen. Doch von manch einer Seite besteht Zweifel an der Voraussetzung der Organtransplantation: An der Gleichsetzung des Hirntods mit dem Tod des Menschen. Zweifel, in deren Konsequenz die Erfolge der Transplantationsmedizin und mit ihr die erhoffte lebenserhaltende oder zumindest lebensverlängernde Therapie für wartende OrganempfängerInnen möglicherweise nicht mehr ohne Einschränkung befürwortet werden kann. Ist es legitim, so lässt sich fragen, das Leben eines „hirntoten" Menschen im Interesse eines anderen (todkranken) Menschen zu einem Zeitpunkt für beendet zu erklären, der zwar wissenschaftlich-rational begründbar, sinnlich-körperlich jedoch nicht wahrnehmbar ist? Bei einem Menschen, dessen Lebensvorgänge noch nicht abgeschlossen sind, auch wenn sie lediglich mithilfe verschiedenster Apparate künstlich aufrechterhalten werden?

Das ohne Zweifel humane Ziel der Lebensrettung – und für einige der daran Beteiligten darüber hinaus untrennbar mit Prestige, Macht und wirtschaftlichem Gewinn verbunden – steht nicht nur den Belastungen der in der Transplantationsmedizin Beschäftigten, den Gewissensnöten der Angehörigen von OrganspenderInnen, den häufig psychischen und physischen Problemen von OrganempfängerInnen wie auch deren Angehörigen gegenüber, sondern auch der letztlich nicht beweisbar auszuschließenden Möglichkeit, dass vielleicht, wie

---

[1] **Linke, D.,** 1996, S. 299.

HANS JONAS es formuliert hat, „ein Schock, ein letztes Trauma einem nichtcerebralen, diffus ausgebreiteten Empfinden [das noch leidensfähig ist] zugefügt wird".[2] Unsere Gesellschaft, für die gemeinhin die Länge des Lebens einen sehr hohen Wert darstellt, in der Wunsch, dieses zu genießen und den Tod solange wie möglich hinauszuschieben, große Bedeutung hat und die erwartet, dass alles, was technisch machbar ist, auch zu machen ist, setzt sich damit über Bedenken verschiedenster Art hinweg.

„Die medizinische Technik dient nun nicht mehr dazu, in Zweifelsfällen eine vorschnelle Annahme des Todes (wie beim Scheintod) auszuschließen, weil keine Lebensphänomene mehr ohne weiteres wahrzunehmen sind. Sondern sie wird umgekehrt benutzt, um den Tod festzustellen, obwohl vertraute Lebensphänomene erkennbar sind. Das mit der Vorstellung von Blässe, Pulslosigkeit, Atemstillstand, Bewegungsstarre, Totenflecken und Schweigen verbundene Bild des Todes soll durch das nicht sinnlich erfahrbare Kriterium des Ausfalls der Hirnfunktionen ersetzt werden: Die sinnliche Erfahrung hat hinter der technisch-rationalen Einsicht in den instrumentell nachgewiesenen irreversiblen Ausfall der Hirnfunktionen zurückzustehen."[3]

Vor diesem Hintergrund thematisiert die vorliegende Arbeit vor allem die Auswirkungen des Hirntod-Kriteriums auf die Einstellungen von Pflegenden im Zusammenhang mit Organspenden.[4] Intention ist dabei nicht, Gründe und Argumentationen gegen den medizinisch-technischen Fortschritt im Allgemeinen und die Transplantationsmedizin im Besonderen anzuführen. Deutlich werden soll hier die damit verbundene Problematik, der Preis, den dieser Fortschritt hat.

Nach der medizinischen Für-tot-Erklärung[5] werden von Pflegenden intensive organerhaltende Maßnahmen erwartet und auch durchgeführt – jetzt allerdings nicht mehr mit dem gewohnten Ziel, schwerstkranken PatientInnen zu hel-

---

[2] **Jonas, H.**, 1985b, S. 222.
[3] **Arnold, M.**, 1998, S. 317.
[4] Die sogenannten **Lebendspenden** (Blutspenden, Knochenmarksübertragungen, Einzelnierenspenden usw.) wurden in der vorliegenden Arbeit ausgeklammert, weil hierbei nicht der Tod des Spenders / der Spenderin die Voraussetzung zur Organentnahme darstellt, und somit eine nicht vergleichbare Situation besteht.
[5] PatientInnen, die dem traditionellen Todesverständnis nicht entsprechen – sie haben warme, rosige Haut, scheiden aus, produzieren elektrische Herzströme usw. – werden nach Erfüllung der Hirntod-Kriterien in diesem Zustand für tot erklärt.

fen, sondern mit der Intention, optimale Explantationsbedingungen aufrechtzuerhalten, in der Gewissheit, dass diese PatientInnen am Ende unwiderruflich tot sein werden.

Für die Pflegenden haben sich die PatientInnen nach der Diagnose Hirntod nicht verändert: Sie werden weiterhin beatmet, haben eine warme rosige Haut, einen messbaren Blutdruck, scheiden aus, schwitzen, bewegen sich sogar manchmal (!) und werden von ihren Angehörigen besucht. Der Hirntod ist sinnlich nicht wahrnehmbar. Aussagen von TransplantationsmedizinerInnen wie:

„Bis heute konnte weltweit nicht ein einziger Fall nachgewiesen werden, in welchem nach sachgerecht durchgeführter Hirntod-Feststellung eine Umkehr des klinischen Verlaufes - oder gar ein Überleben - beobachtet wurde. <u>Die Diagnose „Hirntod" ist damit wahrscheinlich die sicherste in der ganzen Medizin überhaupt</u> [Unterstreichung d. Verf.].*"*[6]

können die direkten Eindrücke am Krankenbett dennoch nicht widerlegen. Unsicherheiten und Ängste bei der Pflege „hirntoter" PatientInnen spiegeln wider, dass das Vertrauen in die apparative Medizin nicht blind ist:

„Ein Abbruch der Therapie (nach der Diagnose Hirntod, d. Verf.) ... wo die Beatmungsmaschine ausgestellt wird, ist für mich furchtbar, damit kann ich nicht umgehen. Für mich ist das — ist das 'n Mord ... Wenn ein Patient .. würdevoll sterben kann, ohne dass wir dabei eingreifen, ist das in Ordnung .... (Bei der Pflege von hirntoten PatientInnen ist es in ethischer Hinsicht wichtig ... , d. Verf.) die Würde zu erhalten, es ist ein Mensch, und als solchen muss ich ihn auch behandeln, und nicht als Objekt ... es ist ein Mensch, ein Individuum ... ich weiß nicht, was er mitbekommt ... ich muss ihn würdevoll, wie andere PatientInnen auch, behandeln."

„Die Pflege von Hirntoten war für mich problematisch und belastend ... weil man das Gefühl hat (auch nach der Diagnosestellung Hirntod durch die Ärzte, d. Verf.), der Patient lebt noch ... und der Umgang mit den Angehörigen ... es ist klar, dass irgendwann die Maschinen abgestellt werden, ... aber trotzdem Umgang wie mit jedem anderen Patienten."

---

[6] **Schlake**, H.-P.; **Roosen**, K., 1995, S. 56.

> *„Ich stehe der Sache (Beteiligung bei Organexplantationen als Anästhesiepfleger, d. Verf.) eigentlich positiv gegenüber ... Ich war persönlich erst zweimal dabei. Hab' da eigentlich keine Probleme gehabt, damit umzugehen ... Man muss sich im Vorfeld mit der Thematik auseinandersetzen ... man muss sich Gedanken darüber gemacht haben, wie man dazu steht ... Wenn ich dem positiv gegen-überstehe, wird es mir wahrscheinlich weniger ausmachen ... Wenn ich dem von vornherein negativ gegenüberstehe ... werde ich eine Möglichkeit suchen, wie kann ich drumrum kommen ... dass ich da nicht dabei bin."*

Drei exemplarische Aussagen von Pflegenden, die PatientInnen mit der Diagnose Hirntod betreut haben.[7] Für sie hat sich nach der Diagnosestellung im Umgang mit diesen PatientInnen nichts verändert. Sie pflegen weiterhin einen Menschen und achten seine Würde, als ob er noch lebte. Die medizinische Aussage

> *„Festgestellt wird nicht der Zeitpunkt des eintretenden, sondern der Zustand des bereits eingetretenen Todes. Als Todeszeit wird die Uhrzeit registriert, zu der die Diagnose und Dokumentation des Hirntodes abgeschlossen sind."*[8]

wirkt dabei teils belastend – besonders bei der Pflege auf der Intensivstation – andererseits aber auch entlastend, vor allem im OP- und Anästhesiebereich während der Organexplantation.

Mangels einer sichtbaren, eindeutigen Demarkationslinie zwischen Leben und Tod verändert sich für viele Pflegende nichts im Umgang mit den PatientInnen, wenn die Diagnose Hirntod gestellt worden ist. Diese PatientInnen werden dann entweder als OrganspenderInnen konditioniert[9], oder, wenn dies nicht in-

---

[7] Auszüge aus Experten-Interviews des Autors mit Fachkrankenschwestern und -pflegern für Anästhesie und Intensivpflege anlässlich eines Forschungsprojektes über ethische Aspekte bei der Pflege „hirntoter" PatientInnen im Juni 1998. Die Interviews wurden durchgeführt, um die Validität eines Fragebogens zu überprüfen, der anschließend in die Pretest-Phase gegeben wurde.

[8] **Wissenschaftlicher Beirat der Bundesärztekammer,** Richtlinien, 1998, S. B-1513.

[9] **Konditionieren** bedeutet in diesem Zusammenhang ein aufwändiges apparatives und medikamentöses Aufrechterhalten der vitalen Funktionen (Herz-, Kreislauftätigkeit, Beatmung und Ausscheidung) bis zum Zeitpunkt der Explantation. Nach der Diagnosestellung Hirntod werden nach Angaben der Deutschen Stiftung Organtransplantation (September 2001) etwa 94 % der Explantationen innerhalb von 24 Stunden durchgeführt.

frage kommt, können Beatmung und weitere lebenserhaltende Maßnahmen eingestellt werden. Das Abschalten der Beatmung und der Abbruch jeder Therapie ist jedoch nicht obligatorisch. Es gibt auch Ärztinnen/Ärzte, die die Therapie nicht beenden wollen oder nicht beenden können.

Pflegende sind dabei immer involviert: Unabhängig von ihrer persönlichen Einstellung zur Transplantationsmedizin werden sie mit dem Hirntod-Kriterium konfrontiert. Die Fragen, habe ich nun eine Leiche vor mir, einen noch lebenden oder ist es ein sterbender Mensch, kann jedeR nur für sich beantworten. Für viele stellt die Zeit zwischen Diagnosefeststellung und Beendigung der Therapie bzw. der Organentnahme eine große Belastung dar, besonders dann, wenn der/die PatientIn noch jung ist oder aber schon vor der Diagnose eine Zeit lang betreut wurde und so eine Beziehung entstanden ist. Pflegende erleben diese PatientInnen intensiver als andere Berufsgruppen im Krankenhaus und kommen ihnen möglicherweise sogar noch näher als die eigenen Angehörigen. Betten, Lagern und Körperpflege bedeuten eine sehr große Nähe, eine Nähe mit Hautkontakt – vielleicht ein Grund mehr dafür, dass diese Menschen ihre persönliche Betroffenheit artikulieren und sich nicht damit abfinden können, ein medizinisches Konstrukt, das Hirntod-Kriterium, das sinnlich nicht einmal wahrnehmbar ist, so ohne weiteres zu akzeptieren.[10]

Als Angehörige der Berufsgruppe Pflege, die durch die Ausweitung der Transplantationsmedizin in zunehmendem Maße in den verschiedensten Bereichen wie Anästhesie, Intensivstation, OP und Nachsorgeeinrichtungen mit potenziellen OrganspenderInnen und -empfängerInnen und deren jeweiligen Angehörigen konfrontiert ist, ist es uns wichtig:

- Ein Bewusstsein für die Problematik des derzeit gültigen Hirntod-Kriteriums als Tod des Menschen zu schaffen.
- Belastungen und Konflikte der an der Pflege und / oder Organentnahme beteiligten Pflegenden aufzudecken und zu verdeutlichen.
- Lösungswege zur Reduktion von bzw. zum Umgang mit Belastungsfaktoren vorzustellen.
- Anforderungen an Ausbildungskonzepte zu formulieren, die die Thematik „Hirntod - Organtransplantation - Pflege" berücksichtigen.
- Eine Auseinandersetzung über eine Pflegeethik anzuregen.

---

[10] Vgl. hierzu auch **Müller, B.**, 1997 und auch **Feuerhack, M.; Conrad, J.**, 1999.

Die Vernetzung zweier Forschungsprojekte[11] stellt im Folgenden dar, wie die aktuelle Situation von Pflegenden im Umgang mit „hirntoten" PatientInnen eingeschätzt werden kann: In einem qualitativen Forschungsprojekt[12] wurden zwölf Krankenschwestern/-pfleger und ein in der Pflege tätiger Medizinstudent aus den Bereichen Intensivstation, Anästhesie und OP zu ihrer Einstellung gegenüber der Transplantationsmedizin befragt, welche Empfindungen, Gefühle und psychische Belastungen beim Umgang mit "hirntoten" PatientInnen auftreten und wie diese verarbeitet werden können. Ein quantitatives Forschungsprojekt[13] untersuchte via Fragebögen bei 123 Krankenschwestern und -pflegern in drei Kliniken der Maximalversorgung die aktuelle Situation in den Bereichen Intensivstation und Funktion (Anästhesie und OP). Hierbei interessierten besonders die Einstellungen und Meinungen zum Thema „Pflege hirntoter Patienten", die Akzeptanz des Hirntod-Kriteriums und das Commitment Pflegender innerhalb der Transplantationsmedizin.

Gegenstand dieser Arbeit ist jedoch zunächst in den Kapiteln 2 und 3 die Entwicklung der Transplantationsmedizin und des Hirntod-Konzeptes von ihren Anfängen bis zur Gegenwart; es folgt im vierten Kapitel die kontrovers geführte Diskussion über dieses Konzept unter medizinischen, kirchlichen und anthropologischen Aspekten.

Kapitel 5 beschreibt den Weg bis zum In-Kraft-Treten des heute gültigen Transplantationsgesetzes (TPG), beginnend vom ersten Gesetzesentwurf einer bundeseinheitlichen Regelung zur Organtransplantation vom 26. April 1976 bis zur Beschlussfassung am 25. Juni 1997.

Die Schwerpunkte der Arbeit liegen – nach Ausführungen zur möglichen Praxisrelevanz von Pflegetheorien und einer Pflegeethik im Kontext der Pflege „hirntoter" PatientInnen – in Kapitel 6 auf der Beschreibung der aktuellen Situation in der Pflege. Die Ergebnisse eigener Forschungsprojekte der Autorin/des Autors zur Thematik werden in Kapitel 7 dargestellt. Kapitel 8 thematisiert Bewältigungsstrategien für in der Praxis auftretende Belastungen bei der Pflege „hirntoter" PatientInnen und stellt als eine Möglichkeit berufsbegleitende Angebote vor. Von der Annahme ausgehend, dass daneben auch Pflegebildungsein-

---

[11] **Feuerhack**, M.; **Conrad**, J., 1999.
[12] **Feuerhack**, M., 1998, Hirntod und Organtransplantation aus der Sicht von Pflegenden. Forschungsprojekt im Fach Pflegepädagogik.
[13] **Conrad**, J., 1998, Pflege hirntoter Patienten. Forschungsprojekt im Fach Pflegeleitung.

richtungen einen Beitrag zur Reduktion der Belastungen leisten können, wird im neunten Kapitel die Untersuchung ausgewählter Curricula und Inhalte von Gesprächen mit Lehrenden an Krankenpflegeschulen sowie Weiterbildungsinstituten bezüglich der Integrierung der Themen „HIRNTOD und ORGANTRANSPLANTATION" in das Lehrangebot dargestellt. Die gewonnenen Ergebnisse dienen im zehnten Kapitel als Grundlage für abschließende Überlegungen sowohl zur Implementierung der Thematik in die Pflegeaus- bzw. Weiterbildung, als auch für eventuell berufsübergreifende Fortbildungsangebote für die in den entsprechenden Arbeitsbereichen Beschäftigten. Kapitel 11 beinhaltet neben dem Resümee der Gesamtdarstellung offen gebliebene Fragen und endet mit dem Ausblick auf mögliche Alternativen bis hin zum Verzicht auf die Optionen der Transplantationsmedizin.

2. Entwicklung der Transplantationsmedizin

Geburt und Tod – als Beginn und Ende jeden Lebens – schienen als Begrifflichkeiten in der Gesellschaft lange Zeit hindurch relativ klare Grenzen markiert zu haben, innerhalb derer der Mensch als Person, als Individuum existierte. Spätestens mit dem Vordringen der Medizin in den Pränatalbereich wurde diese Grenze jedoch verschoben und damit zusätzliche diagnostische und therapeutische Optionen für ÄrztInnen eröffnet. ILLICH spricht von einer institutionellen Planung des Lebens, *„bei der der Arzt entscheidet, ob und wie der Fötus zur Welt kommen darf, und es endet mit der Eintragung in die Krankenakte, die den Abbruch der Wiederbelebungsversuche auf der Intensivstation anordnet."*[14]

Mit der hochaktuellen Meldung aus dem Gebiet der Stammzellenforschung, die im November 2001 in der Tagespresse[15] mit folgender Schlagzeile „Menschlicher Embryo geklont. US-Wissenschaftler: Meilenstein auf dem Weg zur Gewinnung von Stammzellen" offiziell bestätigt, dass nun ein Terrain betreten wurde, das bislang als tabu und verboten galt, verschiebt sich die Grenze der Manipulationsmöglichkeiten weiter, in unvorstellbare Dimensionen. In zahllosen, nicht nur juristischen Debatten im Kontext zum § 218 StGB (Schwangerschaftsabbruch) wird der Beginn des personalen Seins des Menschen eindeutig vorgeburtlich determiniert. Präzise Indikationen für Schwangerschaftsabbrüche durch einen Arzt / eine Ärztin sind in § 218 a Abs. 3 StGB festgelegt und zeitlich maximal bis zur 22. Woche ab der Empfängnis legalisiert. Obzwar nun eindeutige gesetzliche Regelungen bestehen, sind ethische Bedenken damit nicht ausgeräumt worden. In der Pflege gibt es nach wie vor Menschen, die nicht bereit sind, sich an Schwangerschaftsabbrüchen zu beteiligen; sie verweigern sich aus Gewissensgründen. In England beispielsweise räumt der britische Abortion Act (1967)[16] durch die *Gewissensklausel* offiziell ein Verweigerungsrecht für Pflegende ein. Demgegenüber können in Deutschland gegenteilige ethische Auffassungen, wie etwa die Befürwortung einer weitergehenden Legalisierung von Schwangerschaftsabbrüchen, bei ArbeitnehmerInnen in kirchlichen Einrichtungen unter Umständen sogar einen Grund zur fristlosen Kündigung liefern.[17]

---

[14] **Illich**, I., 1995, S. 57.
[15] Die RHEINPFALZ 57 (2001) 274 vom 26.11.2001.
[16] Vgl. **Tschudin**, V., 1988, S. 119.
[17] Vgl. **Debong**, B.; **Andreas**, M., 1997, S. 228.

Auch das Ende des personalen Seins, der Tod des Menschen, des Individuums, der Person, sinnlich wahrnehmbar durch die sogenannten Todeszeichen wie Bewusstlosigkeit, Reaktionslosigkeit, Atemstillstand, Herzstillstand, kalte, blasse Haut, Totenflecken, Totenstarre und schließlich Verwesung, erhielt Ende der 50er Jahre eine neue Dimension. Durch die Entwicklung von Beatmungsgeräten war es möglich geworden, bei einem Atemstillstand diese vitale Körperfunktion beliebig lange künstlich aufrechtzuerhalten, so dass ein das Leben bislang limitierender Faktor wegfiel.

1959 beschrieben erstmals MOLLARET und GOULON unter dem Begriff *Coma depassé*[18] den Zustand tief komatöser PatientInnen, die beatmet wurden und bei denen bei erhaltener Herztätigkeit keine weiteren Lebenszeichen mehr feststellbar waren. Sie blieben irreversibel komatös und verstarben schlussendlich an einem Herzstillstand. Die Intensivmedizin entwickelte sich weiter, die Beatmungstherapie etablierte sich und es wurde zunehmend über solche Fälle berichtet, die dem *Coma depassé* entsprachen. Die infauste Prognose dieser PatientInnen warf die Frage auf, ob eine weitere intensivmedizinische Therapie gerechtfertigt sei und ob diese PatientInnen überhaupt noch als *lebend* betrachtet werden könnten.

Die rasante Entwicklung in der Medizin Ende der 50er Jahre vergrößerte diese Problematik selbst noch mehr: Durch die routinemäßige Einführung der künstlichen Beatmung, zusammen mit einer hochdifferenzierten apparativen und medikamentösen Therapie zur Aufrechterhaltung aller übrigen vitalen Funktionen, war es möglich geworden, dass PatientInnen im *Coma depassé* nun nicht mehr am Herztod starben. Da die bis dato gültigen Kriterien für den Tod hier nicht erfüllt waren, formierte sich 1968 in den USA eine Kommission aus Medizinern, Juristen, Theologen und Ethikern, das AD HOC COMMITTEE OF THE HARVARD MEDICAL SCHOOL, um ein Hirntod-Kriterium zu formulieren, das in diesen Fällen (*Coma depassé*) als "Für-tot-Erklärung" gelten sollte. Begründet wurde die neue Definition so:

„*»A Definition of Irreversible Coma: Report of the Ad Hoc Committee of the Harvard Medical School to Examine the Definition of Brain Death«*

Journal of the American Medical Association (JAMA), Aug. 5, 1968, Vol. 205, No 6, (85-88) 337-340 (Auszüge)

---

[18] Vgl. **Schlake**, H.-P.; **Roosen**, K., 1995, S. 10 f.

Deutsche Übersetzung: Helen Siegburg / Uwe Herrmann

Eine Definition des nicht umkehrbaren Komas
Bericht des Ad-hoc-Komitees der Harvard Medical School zur Untersuchung der Definition des Hirntodes

Wir verfolgen in erster Linie das Ziel, das nicht umkehrbare Koma als ein neues Todeskriterium zu bestimmen. Aus zwei Gründen ist eine solche Definition erforderlich:

(1) Verbesserungen der wiederbelebenden und lebensunterstützenden Maßnahmen haben zu verstärkten Anstrengungen geführt, Schwerverletzte zu retten. Manchmal haben diese Bemühungen nur teilweise Erfolg, mit dem Ergebnis, dass das Herz eines Patienten zwar weiterschlägt, aber sein Gehirn dauerhaft geschädigt ist. Eine große Bürde liegt auf solchen Patienten, die einen bleibenden Verlust ihrer intellektuellen Fähigkeiten erleiden, auf ihren Familien, auf den Krankenhäusern und auf denjenigen, die Krankenhausbetten benötigen, diese aber bereits von komatösen Patienten beansprucht sind.

(2) Überholte Kriterien zur Bestimmung des Todes können zu Meinungsverschiedenheiten hinsichtlich einer Entnahme von Organen zwecks einer Transplantation führen.

Nichtumkehrbares Koma hat viele Ursachen, aber wir befassen uns hier nur mit jenen komatösen Individuen, bei denen keine erkennbare Aktivität des Zentralnervensystems feststellbar ist. Wenn die Kennzeichen in zufriedenstellende Begriffe gefaßt werden können, die praxisrelevant sind - und wir glauben, daß das möglich ist -, dann werden einige Probleme entweder verschwinden oder zumindest leichter lösbar.

Es gibt nicht nur medizinische Probleme. Auch moralische, ethische, religiöse und juristische Fragen stehen im Raum. Eine angemessene Bestimmung wird den Weg sowohl für eine bessere Einsicht in all diese Dinge als auch für ein besseres Gesetz [in den USA, Anm. D. Hrsg.] als das jetzt angewendete ebnen.“[19]

Die Deklaration des irreversiblen Komas zum *Tod des Menschen* durch die Harvard-Kommission setzte sich in den USA rasch durch und wurde innerhalb weniger Jahre von den meisten Industriestaaten übernommen.[20]

---

[19] **Herrmann, U.; Dommel, C.**, 1996, S. 128 und 129 und vgl. **Hoff, J.; in der Schmitten, J.**, 1994, S. 157.
[20] Vgl. **Hoff, J.; in der Schmitten, J.**, 1994, S. 158.

Dennoch wird das sogenannte Hirntod-Kriterium noch immer sowohl gesellschaftlich als auch wissenschaftlich kontrovers diskutiert. Als 1992 mit dem »*Erlanger Baby*« nach der Für-tot-Erklärung von MARION PLOCH eine breite Diskussion entfacht wurde, „*ging in Deutschland die Bereitschaft der Bevölkerung zur «Organspende» merklich zurück*".[21] Dies ist möglicherweise auch ein Anzeichen dafür, dass in der Öffentlichkeit kein breiter Konsens besteht, das Hirntod-Kriterium vorbehaltlos zu akzeptieren. CLAUDIA WIESEMANN stellte beispielsweise fest, dass sich in der Öffentlichkeit durch die Ereignisse um das »*Erlanger Baby*« der Verdacht verstärkte, dass das Hirntod-Kriterium zur Todesfeststellung „*mißbraucht* [werde], *um Menschen für die Zwecke anderer auszunutzen ... Tatsächlich spricht vieles dafür, dass diese Ziele bei der ersten Formulierung der Hirntod-Definition durch das Ad Hoc Committee der Harvard Medical School 1968 im Vordergrund standen.*"[22]

In der Literatur finden sich kaum Hinweise über den Standpunkt Pflegender zum Hirntodkonzept, obwohl sie ebenso wie ÄrztInnen Handelnde innerhalb der Transplantationsmedizin sind.

Am 03.12.1967 wurde am Groote Schur Hospital in Kapstadt die erste Herztransplantation durch CHRISTIAAN BARNARD durchgeführt: Das Herz eines 25jährigen Unfallopfers (Denise Daval) wurde einem 50jährigen Mann (Louis Washanski) eingepflanzt, der damit 18 Tage überlebte.[23] Die erste als erfolgreich anzusehende Herztransplantation von Barnard war ein Meilenstein in der Transplantationsmedizin, obwohl es noch bis in die 80er Jahre dauerte, bis sich diese Therapie weltweit etablieren konnte; u.a. waren immunologische Probleme noch nicht befriedigend zu beherrschen, so dass frühe Abstoßungsreaktionen die Erfolge limitierten.

Einem Bericht des *Deutschen Ärzteblattes* zufolge herrschte am Morgen des 3. Dezembers 1967 „*jubelnde Begeisterung über diese „medizinische Großtat",* [in die] ... *sich jedoch sehr bald Stimmen aus mehr oder minder berufenem Munde gemischt* [haben]*, die von vorsichtiger Zurückhaltung bis zu ernsten Zweifeln, ja strikter Ablehnung reichen. Moraltheologische, ethische, juristische Bedenken werden ins Feld geführt, zeitweilig schien die Entschlossenheit der Ei-*

---

[21] Vgl. **Hoff, J.**; **in der Schmitten, J.**, 1994, S. 11; ebenso auch in **Meyer, G.**, 1998, S. 10 f; zur gleichen Problematik vgl. auch **Geisler, L.**, 1996b, S. 86.
[22] **Wiesemann, C.**, 1994, S. B-1590.
[23] Vgl. **Nagel, E.**; **Schmidt, P.**, 1996, S. 6 f.

ferer, Gericht zu sitzen über das, was "noch Leben" oder "schon Tod" sei, gar der bewundernswerten Leistung der Kapstädter Ärzte die Statistenrolle ... zudiktieren zu wollen ... es [wird] *noch eine Weile dauern .., bis ein Entschluß gefaßt wird über die Aussage, wann ein Mensch nun wirklich tot sei."*[24]

Ungeachtet einer Klärung moralischer Bedenken *"aus mehr oder minder berufenem Munde"*[24, 25], schaffte die Transplantationsmedizin ab diesem Zeitpunkt eine Faktizität durch unbeirrte weitere, zu diesem Zeitpunkt noch sensationelle Organübertragungen. Wenige Tage nach Barnard wurde in Brooklyn von Adrian Karnowitz ein weiteres Herz transplantiert und bereits am 06. Januar 1968 in Stanford ein drittes durch Norman Shumway. So wurden allein im Jahre 1968 in 22 Ländern über 100 Herzen transplantiert.[26] Spätestens jetzt musste eine Lösung gefunden werden, legal vitale Organe explantieren zu können, da eine Lebendspende von unpaarigen Organen wie dem Herzen – im Gegensatz zur Niere, Teilen der Leber oder des Knochenmarks – ausgeschlossen ist. So konstituierte sich nur wenige Monate nach der ersten Herztransplantation das Ad Hoc Committee und formulierte die bereits erwähnte Deklaration.

1967 gründete der niederländische Immunologe JOHANNES VAN ROOD die EU-ROTRANSPLANT-*Foundation,* um durch nationalen und internationalen Organtausch für eine immunologisch bestmögliche Platzierung knapper Spenderorgane[27] zu sorgen, was zunächst nur auf die Nieren begrenzt war und sich später auf alle anderen Organe ausdehnte. Ein großes Netzwerk partizipierender Transplantationszentren entstand für Österreich, die Benelux-Staaten und für Deutschland.[28] Die einzelnen Transplantationszentren werden in Deutschland organisatorisch und administrativ durch die DEUTSCHE STIFTUNG ORGANTRANSPLANTATION (**DSO**, Neu-Isenburg) unterstützt. Die Entwicklungen in der deutschen Transplantationsmedizin spiegeln sich in ihren Leistungszahlen deutlich wider: Von 1963 bis 2000 wurden 58.589 Organe transplantiert – davon waren 42.000 Nieren (Abb. 1). Folgende Zahlen der Organübertragungen liegen für 2000 vor:

---

[24] **Preuss**, K., 1967, S. 2769.
[25] Was auch immer die Autorin darunter verstanden haben mag, wer denn eine legitimierte Berufung inne habe.
[26] Vgl. **Nagel**, E.; **Schmidt**, P., 1996, S. 7.
[27] Für diese *bestmögliche Verteilung der knappen Organe* hat sich die Begrifflichkeit „Allokation" etabliert.
[28] Vgl. **Schmidt**, V., 1996, S. 32 f.

3.819 Organe gesamt, 2..219 Nieren, 418 Herzen, 780 Lebern, 244 Bauchspeicheldrüsen und 158 Lungen (Abb. 2).[29]

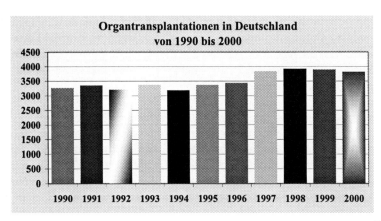

Abb. 1

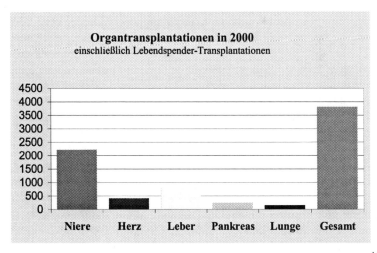

Abb. 2

---

[29] Vgl. **Deutsche Stiftung Organtransplantation, 2001**, S. 36.

Demgegenüber steht die Entwicklung der Zahlen potenzieller SpenderInnen, das heißt PatientInnen, bei denen die Diagnose Hirntod festgestellt und die an Eurotransplant weitergemeldet wurden: 1997 waren es 2.044, davon wurden 1.079 Organspenden realisiert (52,8%), bei 29,2% gaben die Angehörigen keine Einwilligung zur Organentnahme, bei den restlichen lagen medizinische Kontraindikationen vor; im Jahr 2000 wurden 2.410 potenzielle SpenderInnen gemeldet und davon 1.026 Organentnahmen durchgeführt (42,6%); in 37,7% der Fälle wurde die Organentnahme abgelehnt (Abb. 3).[30]

Durch sogenannte Mehrorganspenden (gleichzeitige Entnahme von mehreren Organen wie Bauchspeicheldrüse, Herz, Leber, usw.) und Organvermittlungen aus dem europäischen Ausland übersteigt die Zahl der übertragenen Organe die der potenziellen SpenderInnen. *„In den meisten Fällen wird bei der Einwilligung in die Organspende der Entnahme mehrerer Organe zugestimmt. Die Zahl der entnommenen Organe pro Organspender lag im Jahr 2000 durchschnittlich bei über 3."*[29]

Einer Pressemitteilung vom Juni 1998 zufolge beklagt EUROTRANSPLANT einen Rückgang der Zahl der OrganspenderInnenInnen in den ersten vier Monaten des Jahres in Deutschland, Österreich und den Benelux-Ländern und bezeichnet diese Entwicklung als dramatisch.[31] In Deutschland sank die Zahl der Nierentransplantationen von 731 auf 694 (ca. 5%). Demgegenüber stieg die Nachfrage nach Spenderorganen stark an: Auf der Warteliste stehen acht Prozent mehr Menschen als im entsprechenden Zeitraum des Vorjahres. Der Direktor dieser Organisation, BERNARD COHEN, kann für den Rückgang keine Gründe benennen; auch das In-Kraft-Treten des Transplantationsgesetzes in Deutschland am 1. Dezember 1997 wird damit nicht in Zusammenhang gebracht.

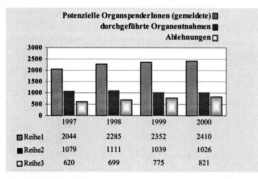

Quelle: DSO, 2001   Abb. 3

---

[30] Vgl. **Deutsche Stiftung Organtransplantation, 2001**, S. 25.
[31] Vgl. dpa, DIE RHEINPFALZ, Weniger Organspender, 04.06.1998.

Der *Arbeitskreis Organspende*[32] reagierte darauf und inserierte in Tageszeitungen mit Appellen an die Solidarität der Gesellschaft, indem sich prominente Spitzensportler, wie z. B. der Fußballer Jürgen Klinsmann, für die Organspende aussprechen: „*Beim Sport muss man zusammenhalten. Auch in der Gesellschaft ist Solidarität notwendig. Morgen können wir selbst es sein, die Hilfe brauchen. Organspende rettet Leben!*"[33] Ein weiterer prominenter Fußballer, Andreas Köpke, wirbt mit den Worten „*Beim Sport kommt man mit gesunden und leistungsfähigen Menschen zusammen. Patienten, die auf ein Organ warten, sind davon ausgeschlossen. Denen müssen wir helfen.*"[34]

Fast drei Jahre später, 2001, gibt der geschäftsführende Arzt der Deutschen Stiftung Organtransplantation (DSO), Dietmar Mauer, in einer Pressemitteilung an, dass „*[…] 2000 bundesweit sieben Prozent oder 980 von 13.973 Patienten, während sie auf ein Spenderorgan warteten [starben].*"[35]

---

[32] Eine Initiative des KfH Kuratorium für Dialyse und Nierentransplantationen e.V.
[33] Anzeige in der RHEINPFALZ 54 (1998) 107 vom 09.05.1998.
[34] Anzeige in der RHEINPFALZ 54 (1998) 243 vom 20.10.1998.
[35] Die RHEINPFALZ 57 (2001) 173 vom 28.07.2001.

3. Das Hirntod-Kriterium

DIETER BIRNBACHER et. al. geben zu bedenken, dass der Arzt, dessen Aufgabe die Feststellung des Todes sei, vor allem nach „Zeichen" fragt, an denen der eingetretene Tod erkannt werden kann. Aufgrund der besonderen Bedeutung der Todesfeststellung und der Vieldeutigkeit des Begriffs „Zeichen", weisen die Autoren diesem Begriff verschiedene Rollen zu: *Definitionsmerkmal, Kriterium* und *praktischer Test*:

> *„Ein Testverfahren muß empirisch hinreichend überprüft sein, um zuverlässig anzuzeigen, daß das jeweils angewendete Kriterium erfüllt ist: ein Kriterium (beziehungsweise eine „operationale Definition") muß dem Stand des Wissens ... entsprechen, wenn es ... vertrauenswürdig sein soll; Definitionsmerkmale dagegen können weder empirisch noch im engeren Sinne wissenschaftlich gerechtfertigt werden, sondern müssen sich ... durch Überlegungen der Adäquatheit, beziehungsweise - bei noch nicht etablierten Begriffen - unter Gesichtspunkten der theoretischen und praktischen Zweckmäßigkeit begründen lassen."*[36]

Sie schlussfolgern, dass es illusorisch sei, von der Wissenschaft eine objektive Definition des menschlichen Todes zu erwarten und dass *„nur in Bezug auf eine vorausgesetzte Todesdefinition zu beurteilen ist, ob ein Todeskriterium akzeptabel ist."*[36]

3.1. Richtlinien der Bundesärztekammer

Zur Feststellung des Hirntodes hat der *Wissenschaftliche Beirat der Bundesärztekammer* Richtlinien erarbeitet, die aktuell (24.07.1998) in der dritten Fortschreibung mit Ergänzungen gemäß dem Transplantationsgesetz (TPG) vom 1. Dezember 1997 vorliegen. Diese Richtlinien stellen dabei *„verpflichtende Entscheidungsgrundlagen für den Arzt* [dar], *der die unteilbare Verantwortung* (Unterstreichung durch d. Verf.) *für die Feststellung des Hirntodes trägt."*[37] Weiter heißt es, „Mit dem Hirntod ist naturwissenschaftlich-medizinisch der Tod des Menschen festgestellt. *Wird vom Arzt ein äußeres sicheres Zeichen des To-*

---

[36] **Birnbacher**, D. et al., 1993, S. B-2170 f.
[37] **Wissenschaftlicher Beirat der Bundesärztekammer**, Richtlinien, 1998, S. B-1509.

des festgestellt, so ist damit auch der Hirntod nachgewiesen" (Fettdruck im Original zur Hervorhebung der Ergänzungen der dritten Fortschreibung der „Kriterien des Hirntodes" durch den Wissenschaftlichen Beirat der Bundesärztekammer von 1997, Anmerkung d. Verf.). Diese Richtlinien werden im folgenden Text näher beschrieben.

3.2. Voraussetzungen

Voraussetzungen zur Feststellung und Dokumentation des Hirntodes sind dabei: Bewusstlosigkeit (Koma), Hirnstamm-Areflexie und Atemstillstand (Apnoe). Die Bewusstlosigkeit (Koma) wird auch als non-responsivness bezeichnet, ein Zustand, in dem der/die PatientIn für alle äußeren Reize unempfänglich ist, keinen verbalen Aufforderungen folgt, keine spontanen Laute von sich gibt und weder auf starke Schmerzen reagiert, noch gezielte Bewegungsabläufe vollbringt. Ungezielte Bewegungsabläufe, die bei 75% aller „hirntoten" PatientInnen beobachtbar sind, werden als spinale Reflexautomatismen erklärt, wobei die Muskeleigenreflexe normal oder sogar gesteigert auslösbar sind. Unter Wegfall hemmender Einflüsse des Gehirns werden sie auf Rückenmarksebene gesteuert. Diese Bewegungsabläufe, z. B. langsames Hochheben der Arme oder Gehbewegungen, werden in Anlehnung an die Bibel (Johannes 11, 44)[38] auch als *„Lazarus-Zeichen"* definiert.[39]

Die diagnostizierte Hirnstamm-Areflexie wird gleichgesetzt mit dem Ausfall aller Hirnstammreflexe. Diese müssen gleichzeitig und auf beiden Seiten erloschen sein. Es werden fünf verschiedene Reflexmuster bei der klinischen Untersuchung geprüft (Abb. 4):

---

[38] Die Bibel: Johannesevangelium, 11,44: *„Da kam der Tote heraus, Füße und Hände in Binden gewickelt, und sein Gesicht war mit einem Schweißtuch umbunden. Jesus sagt zu ihnen: ‚Bindet ihn los und laßt ihn gehen'."*
[39] Vgl. **Schlake**, H.-P.; **Roosen**, K., 1995, S. 28 und S. 54.

Hirnstamm-Areflexie[40]	
Reflex entsprechender Hirnnerv (N.)	**klinische Untersuchung**
Pupillenreaktion N. opticus (II)	Bei plötzlichem Lichteintritt (Taschenlampe) verengen sich die Pupillen prompt und seitengleich, sowohl auf der belichteten Seite („direkte Lichtreaktion") als auch auf der Gegenseite („indirekte Lichtreaktion"). *Bei „hirntoten" PatientInnen sind die Pupillen mittelweit oder weit, oft entrundet und nicht seitengleich. Sie zeigen dabei weder eine direkte noch eine indirekte Reaktion auf Licht.*
Okulocephaler Reflex Gleichgewichtsnerv [N. stato-acusticus (VIII)] + Augenmuskelnerven [N. oculomotorius (III), trochlearis (IV) und N. abducens (VI)]	Bei rascher passiver Seitwärtsbewegung des Kopfes führen die Augen eine langsame Gegenbewegung durch. *Bei „hirntoten" PatientInnen kommt es zum sog. „Puppenkopfphänomen" (beim passiven Seitwärtsbewegen des Kopfes bleiben die Augen wie bei einer Puppe starr in der Ausgangsstellung).*
Cornealreflex 1. Trigeminusast + N. facialis (VII)	Eine Berührung der Hornhaut des Auges mit einem Wattetupfer führt zum unwillkürlichen Zusammenkneifen von Ober- und Unterlid. *Bei „hirntoten" PatientInnen ist dieser Reflex erloschen.*
Schmerzreaktionen im Gesicht N Trigeminus (V)	Schmerzreize im Gesicht (Kneifen, Stich mit Kanüle in Nasenscheidewand) führt zu erkennbaren Muskelzuckungen und zu Abwehrreaktionen. *„Hirntote" PatientInnen reagieren nicht. Die Schmerzreaktion wird im Gesichtsbereich geprüft, weil Reaktionen am übrigen Körper noch*

---

[40] Vgl. **Poeck**, K., 1992 und vgl. auch **Schlake**, H.-P.; **Roosen**, K., 1995.

Würgereflex N. Vagus (X)	*möglich sind und mit Rückenmarksverschaltungen erklärt werden.* Bei Berührung der Rachenhinterwand kommt es zu einer Würgereaktion; Fremdkörper in der Luftröhre verursachen zu einem Hustenreiz. *Bei „hirntoten" PatientInnen fehlen beide Reflexe.*

Abb. 4

Als letzte Voraussetzung zur Hirntodfeststellung wird der Atemstillstand (Apnoe) im sogenannten Apnoe-Test überprüft. Da alle diese PatientInnen beatmet sind, muss der Respirator hierbei entweder diskonnektiert, oder eine Hypoventilation[41] eingestellt werden. *„Wegen der physiologischen Wirkungen der Hyperkapnie*[42] *[kann der Apnoe-Test] erst als letzte klinische Untersuchung des Hirnfunktionsausfalls durchgeführt werden."*

3.3. Hirntod: Definition und Diagnose

Laut Bundesärztekammer (BÄK) wird der Hirntod definiert, *„als Zustand der irreversibel erloschenen Gesamtfunktion des Großhirns, des Kleinhirns und des Hirnstammes. Dabei wird durch kontrollierte Beatmung die Herz- und Kreislauffunktion noch künstlich aufrechterhalten."* Folgende Voraussetzungen müssen erfüllt sein:

„1.1. Vorliegen einer akuten schweren primären oder sekundären Hirnschädigung.
Bei den primären Hirnschädigungen ist zwischen supratentoriellen und infratentoriellen Schädigungen zu unterscheiden (Anmerkung 1)." [Anmerkung 1: *„Primäre Hirnschädigung insbesondere Hirnverletzungen, .. Blutungen ... Nachweis eines Null-Linien-EEGs (Anmerkung 6) oder des zerebralen Zirkulationsstillstandes (Anmerkung 8) ist zwingend erforderlich."*[37]

---
[41] Hypoventilation: Reduktion der Atemfrequenz oder des Atemvolumens, jedoch ohne Abfall des Sauerstoffgehaltes im Blut.
[42] Hyperkapnie: Anstieg des Kohlendioxid-Druckes (p_aCO_2) im arteriellen Blut über die Norm (35 - 45 mm Hg), d.h. CO_2 wird nicht mehr abgeatmet. Die physiologische Wirkung hier bedeutet, dass eine Hyperkapnie reflektorisch zum Anstieg des Hirndrucks führt. Wäre nun die Vordiagnostik noch nicht durchgeführt worden, könnte gerade eine Steigerung des Hirndrucks die PatientInnen erheblich gefährden.

Anmerkung 6 enthält Kriterien, unter denen die EEG-Ableitung erfolgen soll. Anmerkung 8 führt aus, dass es bei großen offenen Schädel-Hirn-Verletzungen und vereinzelt bei sekundären Hirnschäden nicht zu einem zerebralen Zirkulationsstillstand kommt, so dass in diesen Fällen entweder die Verlaufsbeobachtung oder neurophysiologische Befunde den irreversiblen Funktionsausfall des Gehirnes nachweisen. Als Nachweismethoden des Perfusionsausfalls werden in allen anderen Fällen die transkranielle Dopplersonographie[43], die Perfusionsszintigraphie[44] und die Angiographie[45] aufgezählt.

1.2. Ausschluß von Intoxikationen, dämpfender Wirkung von Medikamenten, neuromuskulärer Blockade, primärer Unterkühlung, Kreislaufschock, Koma bei endokriner, metabolischer oder entzündlicher Erkrankung als möglicher Ursache oder Mitursache des Ausfalls der Hirnfunktion im Untersuchungszeitraum."[53]

Hier wird auf Anmerkung 2 im Text verwiesen, die auf die Bedeutung zentral dämpfender Medikamente näher eingeht und u.a. expliziert: „*[es] gibt .. derzeit für die Beurteilung medikamentöser Einflüsse auf bestimmte Befunde keine gesicherten Konzentrations-Wirkungsbeziehungen der meisten zentral dämpfenden Medikamente.*"[37]

Im Weiteren werden in den o.a. Richtlinien der BÄK die klinischen Symptome des Ausfalls der Hirnfunktion erläutert, wobei „*die übrige neurologische und vegetative Symptomatik .. zu berücksichtigen* [ist] *(Anmerkung 4).*" In der Anmerkung wird auf *spinale Reflexe* und *Extremitätenbewegungen* bei „hirnto-

---

[43] Transkranielle Dopplersonographie: Bei dieser Diagnostik werden die hirnversorgenden Arterien außerhalb des Schädels und die Hirnbasisarterien innerhalb des Schädels beschallt. Bei intaktem Blutfluss lassen sich charakteristische Strömungsgeräusche nachweisen, bei fehlender Durchblutung wird ein Signalverlust registriert. Die BÄK-Richtlinien beschreiben die exakte Durchführung der Untersuchung.

[44] Perfusionsszintigraphie: Hierbei wird ein Radiopharmakon (z. B. Tc-99m-Hexamethylpropylen-aminoxim [HMPAO]) intravenös injiziert. Anschließend werden die Gehirngefäße, die Hirndurchblutung und die Anreicherung der Substanz im Hirngewebe dargestellt. Bei fehlender Durchblutung ist eine entsprechende Darstellung nicht möglich. Zur in vivo Qualitätskontrolle wird die Darstellung der physiologischen Verteilung des Pharmakons im Gewebe von Brust und Bauch empfohlen.

[45] Angiographie: Indikation nur unter der Voraussetzung therapeutischer Konsequenzen (diese werden in den BÄK-Richtlinien nicht genannt). Es handelt sich um eine standardisierte, selektive Röntgenkontrastdarstellung der Hirngefäße, die bei Erwachsenen einen Blutmitteldruck von > 80 mm Hg und bei Kindern bis zur Pubertät > 60 mm Hg voraussetzt.

ten" PatientInnen hingewiesen, wie z. B. auf das *Lazarus-Zeichen*, oder spontane Entladungen im Elektromyogramm[46] der Gesichtsmuskeln, *"solange der Körper-Kreislauf und die Beatmung aufrechterhalten werden."*

Darüber hinaus wird darauf hingewiesen, dass das Fehlen eines Diabetes insipidus sowie das Fortbestehen einer Schwangerschaft die Diagnose des Hirntodes nicht ausschließt.

Beim Auftreten eines Diabetes insipidus ist die Niere nicht mehr dazu in der Lage, Harn zu konzentrieren und zurückzuhalten; daraus resultiert eine regelrechte Harnflut mit Mengen zwischen 5 - 25 l in 24 Stunden.[47] Ursache ist ein Mangel an Adiuretin. Neben anderen wird dieses Hormon im Hypothalamus (Teil des Zwischenhirns) synthetisiert und wandert in sog. Granula membranumschlossen bis in den Hypophysenhinterlappen (HHL, Teil der Hirnanhangsdrüse, sog. Neurohypophyse) und von dort direkt in den Blutkreislauf.[48] Bei „hirntoten" PatientInnen entwickelt sich aufgrund der fehlenden Durchblutung des Zwischenhirns häufig ein Diabetes insipidus jedoch nicht zwingend, wie oben ausgeführt.

Das Fortbestehen einer Schwangerschaft beim eingetretenen Hirntod der Mutter wird folgendermaßen erklärt:

„Auch ist für die Aufrechterhaltung einer Schwangerschaft keinesfalls eine komplexe Hormonregulation mit intakter Funktion der Hypophyse (Hirnanhangsdrüse) oder gar des übergeordneten hypothalamischen Zentrums im Gehirn der Schwangeren erforderlich. Vielmehr verfügt bereits der heranreifende Fötus über eine autarke Hormonproduktion und kann sogar den mütterlichen Organismus über die Placentaschranke mitversorgen."[49]

Zur Qualifikation der beiden ÄrztInnen, die den Hirntod diagnostizieren und dokumentieren, wird ausgeführt, dass sie *„über eine mehrjährige Erfahrung in der Intensivbehandlung von Patienten mit schweren Hirnschädigungen verfügen [müssen]"*, gemäß den Anforderungen der „Richtlinien zum Inhalt der Weiterbildung".[53] [B-1512] Darüber hinaus kann auch nach dem endgültigen, nicht behob-

---

[46] Elektromyogramm: Die von einem Muskel bei Kontraktion abgeleiteten Aktionsströme.
[47] **Herold, G.**, 1996, S. 631 f.
[48] **Silbernagel, S.; Despopoulos, A.**, 1991, S. 240 f.
[49] **Schlake, H.-P.; Roosen, K.**, 1995, S. 68 mit Hinweis auf Bockenheimer-Lucius G., Seidler E.: Hirntod und Schwangerschaft. Ferdinand Enke Verlag, Stuttgart 1993.

baren Herz-Kreislaufstillstand mit äußeren, sicheren Todeszeichen (z. B. Totenflecke, Totenstarre) jede/r approbierte Arzt / Ärztin den Hirntod indirekt nachweisen.

3.4. Nachweis der Irreversibilität und Beobachtungsdauer

Der Nachweis der Irreversibilität gilt als erbracht, wenn die Hirnstamm-Areflexie (Abb.4), die übrige neurologische und vegetative Symptomatik und die übrigen Voraussetzungen (Koma und Atemstillstand) übereinstimmend und unabhängig von zwei qualifizierten ÄrztInnen festgestellt und dokumentiert worden sind und:

⇒ bei Erwachsenen und Kindern ab dem dritten Lebensjahr[50]
 – mit primärer Hirnschädigung nach mindestens zwölf Stunden,
 – mit sekundärer Hirnschädigung nach mindestens drei Tagen
 erneut übereinstimmend nachgewiesen worden sind.

Alternativ zum *erneuten* Nachweis (nach 12 bzw. 72 Stunden) können ergänzende Untersuchungen die Irreversibilität des Hirntodes dokumentieren und damit die erforderliche Beobachtungszeit ersetzen:

- Null-Linien-EEG (hirnelektrische Stille bei standardisierter Ableitung)
- Erlöschen evozierter Potentiale[51]
- Zerebraler Zirkulationsstillstand (via transkranieller Dopplersonografie, Perfusionsszintigraphie oder Angiographie). Hierbei wird jedoch eine Einschränkung gemacht: Bei *„irreversibel erloschener Gesamtfunktion des Gehirns kann seine Zirkulation teilweise erhalten sein, wenn der intrakranielle Druck nicht stark genug angestiegen ist."*

---

[50] Auf Frühgeborene (unter 37 Wochen postmenstruell) wird dieses Konzept nicht angewendet. Bei reifen Neugeborenen und Kleinkindern bis zum vollendeten zweiten Lebensjahr werden besondere Kenntnisse und Erfahrungen von den Untersuchenden gefordert.

[51] Evozierte Potentiale: frühe akustische oder zerebrale und hochzervikale Komponenten der somatosensibel evozierten Potentiale (FAEP, SEP). Es handelt sich bei dieser Untersuchungsmethode um exakt standardisierte akustische oder elektrische Stimulationen von Nerven (Hörnerv oder periphere Armnerven). Die elektrischen Potentiale, die dabei entstehen, werden aufgezeichnet: die Stimulation selbst und die Antwort des Gehirn darauf (bzw. die fehlende Antwort). Die BÄK-Richtlinien fordern dazu eine/n in der Methode erfahrene/n Arzt / Ärztin und eine einwandfreie Dokumentation.

Apnoe-Test
Im letzten Glied der Diagnostik-Kette wird der Atemstillstand nachgewiesen: Durch Hypoventilation am Beatmungsgerät oder durch ein Abhängen vom Respirator wird unter Beachtung einer ausreichenden Sauerstoffzufuhr (intratracheale Sauerstoffinsufflation bzw. Beatmung mit reinem Sauerstoff) der p_aCO_2-Wert auf ≥ 60 mm Hg angehoben. Setzt danach keine Eigenatmung ein, liegt ein Atemstillstand vor. Bei PatientInnen mit Herz-Lungen-Vorerkrankungen, die an einen p_aCO_2-Wert von über 45 mm Hg angepasst sind, ist der Apnoe-Test nicht aussagefähig. Hier werden andere apparative Untersuchungen gefordert. Das gleiche gilt auch bei Verletzungen im Brustbereich.

Hinweis
[Bei] *etwaigen Zweifeln an* ... [den] *Untersuchungsbefunden* [ist] *in jedem Fall* [eine] *weitere Beobachtung und Behandlung* [erforderlich].[53]

Todeszeitpunkt
„*Festgestellt wird nicht der Zeitpunkt des eintretenden, sondern der Zustand des bereits eingetretenen Todes. Als Todeszeit wird die Uhrzeit registriert, zu der die Diagnose und Dokumentation des Hirntodes abgeschlossen sind.*"[53]

3.5. Dokumentation

Es wird darauf hingewiesen, dass der Nachweis des Hirntodes unabhängig von einer danach medizinisch möglichen Organentnahme ist und dass die Protokollierung über Ort, Zeit und TeilnehmerInnen des zu führenden Gespräches mit den Angehörigen notwendig ist. Ein Musterprotokollbogen zur Dokumentation der Hirntodfeststellung schließt den Artikel im Deutschen Ärzteblatt ab (siehe Anhang I). Er enthält folgende Angaben:
- Name, Vorname, geb. Datum und Alter des/der PatientIn,
- die Klinik, das Untersuchungsdatum, die Uhrzeit und die Protokollbogen-Nr.,
- die Voraussetzungen (genaue Diagnose und Ausschluß von Intoxikation, Relaxation, primärer Hypothermie, usw.),
- die klinischen Symptome des Ausfalls der Hirnfunktion,
- die Dokumentation des Irreversibilitätsnachweises, sowie abschließend
- Datum und Uhrzeit der Todesfeststellung, mit Namen und Unterschrift des / der untersuchenden Arztes / Ärztin.

Hirntod-Diagnostik im Überblick

	Voraussetzungen		
1.	Akute schwere Hirnschädigung	Keine anderen Ursachen	
	und		
2.	Klinische Symptome Koma + Hirnstamm-Areflexie + Apnoe		
	und		
3.	Irreversibilitätsnachweis		

		Beobachtungszeit			ergänzende Befunde
		Hirnschädigung			⬇
		Primär		sekundär	Null-Linien EEG
	Supratentoriell			⬇	⬇
Erwachsene				⬇	alternativ:
Kinder > 2 J.	Kinder < 2 J.	Neugeborene		⬇	erloschene EP
⬇	+ eine ergänzende Untersuchung			⬇	alternativ:
⬇				⬇	
⬇	⬇	⬇		⬇	Zerebraler Zirkulations-stillstand
⬇	⬇	⬇		⬇	
Diagnose nach 12 Stunden	*Diagnose* nach 24 Stunden	*Diagnose* nach 72 Stunden		*Diagnose* nach 72 Stunden	*Diagnose* sofort

Abb. 5

Nachdem die Voraussetzungen 1. + 2. + 3. festgestellt worden sind, wird die Diagnose Hirntod (Punkt 4) entweder nach einer festgelegten Beobachtungszeit oder sofort gestellt, wenn es die ergänzenden Befunde erlauben.

4. Pro- und Kontra-Diskussion

Nachdem sich das Hirntodkonzept von 1968 nahezu weltweit durchgesetzt und als Basis der Transplantationsmedizin zu deren Etablierung als Therapiemöglichkeit beigetragen hat, wird es heute dennoch von vielen Seiten infrage gestellt.

Nach *HANS-PETER SCHLAKE* und *KLAUS ROOSEN* richtet sich die überwiegende Kritik an der Gleichsetzung des Hirntods mit dem Tod des Menschen jedoch *„nicht gegen die wissenschaftliche Validität des Hirntods als Kriterium, sondern gegen die zugrundeliegende Todesdefinition."*[52] Sie zielt auf Fragen wie: Wann ist der Mensch tot? Was bedeutet Sterben? Gibt es einen Zusammenhang von Leib, Geist und Gehirn, d.h. „Was ist der Tod des Menschen? Ist er der Tod des `Körpers´ oder der Tod der `Person´?"[52]

Dies sind auch die Fragen, die sich insbesondere den Pflegenden stellen, die durch ihre Arbeit auf der Intensivstation und im OP direkten Kontakt zu „hirntoten", zur Organentnahme vorgesehenen PatientInnen haben. Fragen, die einschließlich der sich unter Umständen daraus ergebenden Konsequenzen für jeden(n) Einzelne(n) einer Klärung bedürfen.

Bei der Verfolgung der Diskussionen zum Thema Hirntod und der Debatte um eine Definition des Todes ist festzustellen, dass es offensichtlich keinen Konsens darüber gibt, in welchem Sinn „hirntote" Menschen Verstorbene sind Angehörige der medizinisch - naturwissenschaftlichen Richtung stehen sich ebenso gegenüber, wie VertreterInnen verschiedener philosophisch-ethischer und theologischer Anschauungen.

Zur Verdeutlichung der Problematik werden nachfolgend unterschiedliche Standpunkte aus den verschiedenen Bereichen dargestellt. Ansichten und Meinungen von Pflegenden, die im Rahmen dieser Arbeit im Mittelpunkt stehen, finden sich in Zusammenhang mit deren persönlichen Erleben bei der Betreuung „hirntoter" PatientInnen in Kapitel 7. Zunächst mit den medizinischen Argumenten für und wider die Anerkennung des Hirntods als Tod des Menschen beginnend, folgt im Anschluss daran ein Überblick über diesbezügliche kirchliche Stellungnahmen. Anthropologische Aspekte, die auf allen Seiten im Rahmen der geführten Diskussionen von großer Bedeutung sind, runden den

[52] **Schlake, H.-P.; Roosen, K.**, 1995, S. 57.

geführten Diskussionen von großer Bedeutung sind, runden den Überblick über die verschiedenen Meinungsbilder ab.

4.1. Medizinische Argumentationen

Bei den folgenden Ausführungen handelt es sich jeweils um die Definition und die Kriterien des *Ganzhirntodes*, dem auch die Richtlinien in der Bundesrepublik Deutschland zugrunde liegen.[53] Diskussionen um den *Teilhirntod* und darin wiederum um den *Großhirn-* und *Stammhirntod* werden im Rahmen dieser Arbeit nicht explizit dargestellt; geht es dabei doch um die gedankliche Weiterführung des Hirntod-Kriteriums, indem das Vorhandensein von Bewusstsein als Ausdruck der Individualität und Personalität des Menschen gilt. Die daraus folgende Konsequenz wäre, so deren Kritiker, auch diejenigen Menschen als tot zu bezeichnen, deren Denken, Bewusstsein und Urteilsfähigkeit – bei intakter Funktion des Hirnstamms einschließlich erhaltener Spontanatmung – für immer erloschen ist.

Die *BUNDESÄRZTEKAMMER (BÄK)* geht wie Schlake und Roosen von der Annahme aus, dass in der allgemeinen Diskussion *„nicht die sichere Feststellung des endgültigen Ausfalls der gesamten Hirnfunktion (Hirntod) in Zweifel gezogen* [wird]*, sondern seine Bedeutung als sicheres Todeszeichen des Menschen".*[54] In einer Stellungnahme des *WISSENSCHAFTLICHEN BEIRATS DER BUNDESÄRZTEKAMMER* unter dem Titel *„Der endgültige Ausfall der gesamten Hirnfunktion (Hirntod) als sicheres Todeszeichen"* soll deshalb *„die gedankliche Grundlage der Feststellung des Todes mit dem endgültigen Funktionsausfall des gesamten Gehirns ..."* dargelegt und auf diese Weise verständlich gemacht werden, *„daß sich an der in unserem Kulturkreis gültigen Auffassung vom Tod des Menschen nichts geändert hat."*[55] So wird unter anderem festgehalten:

„Der Tod des Organismus wird herkömmlich durch den endgültigen Stillstand von Herz, Kreislauf und Atmung markiert und mit den später auftretenden sicheren Todeszeichen (Totenflecken, Totenstarre oder Fäulnis) zweifelsfrei festgestellt. Er bleibt aber nach außen hin verborgen, wenn die

---

[53] **Wissenschaftlicher Beirat der Bundesärztekammer**, 1998, S. B-1509 f.
[54] **Wissenschaftlicher Beirat der Bundesärztekammer**, 1993, S. 130.
[55] a.a.O., S. 131.

Herzaktion und der Kreislauf durch intensivmedizinische Maßnahmen ... erhalten bleiben. Der Organismus ist tot, wenn die Einzelfunktion seiner Organe und Systeme sowie ihre Wechselbeziehungen unwiderruflich nicht mehr zur übergeordneten Einheit des Lebewesens in seiner funktionellen Ganzheit zusammengefaßt und unwiderruflich nicht mehr von ihr gesteuert werden. Dieser Zustand ist mit dem Tod des ganzen Gehirns eingetreten .... Beim Menschen bedeutet dieser Ausfall [des gesamten Gehirns] den Verlust der unersetzlichen physischen Grundlage seines leiblich-geistigen Daseins in dieser Welt".[54]

In einer der Veröffentlichungen zur Kritik an der Validität des Kriteriums „Hirntod" legt dagegen MARTIN KLEIN wissenschaftliche Ergebnisse vor, die für noch vorhandene Hirnfunktionen bei "hirntoten" Menschen sprechen.[56] Seine Kritik richtet sich vor allem gegen die Aussage, beim Hirntod handle es sich um den unwiederbringlichen Ausfall *aller* Hirnfunktionen, da seiner Meinung nach der irreversible Ausfall des *gesamten* Gehirns überhaupt nicht feststellbar sei. Auch habe man weder Kenntnis über *alle* Hirnfunktionen, noch sei es neurologisch möglich, alle zu messen.[57]

Kritiker des derzeit gültigen Hirntodkonzeptes wie JOHANNES HOFF und JÜRGEN IN DER SCHMITTEN stimmen dem WISSENSCHAFTLICHEN BEIRAT DER BÄK bezüglich der Integrationsfähigkeit des Organismus zwar zu, dass diese mit Eintritt des Hirntods beträchtlich eingeschränkt sei und dass auch die Reaktionsmöglichkeiten auf Umweltveränderungen abnähmen.

„Aber die geforderte Einheit und Integration des Organismus ist damit noch nicht zerstört. Der Körper ist im Sterben begriffen, nicht aber tot."[58]

In der Stellungnahme des WISSENSCHAFTLICHEN BEIRATS DER BUNDESÄRZTEKAMMER heißt es jedoch weiter:

„Nach dem Tod des Menschen sterben seine Organe und Zellen in unterschiedlicher Reihenfolge und unterschiedlich rasch ab. Bestimmte Zellen können abhängig von äußeren Umständen in der Leiche bis zu Tagen überleben.

---

[56] Vgl. **Klein, M.**, 1995, S. 7.
[57] Vgl. **Wuttke, G.**, 1996, S. 240.
[58] **Hoff, J.; in der Schmitten, J.**, 1995, S. 334.

> *Es gibt aber nur einen Tod des Menschen. In unserer Kulturtradition wird darunter schon immer das Ende des Menschen als Lebewesen, als Organismus in seiner Ganzheit, verstanden. Dazu war und ist nicht der Tod eines jeden einzelnen Organs und jeder einzelnen Zelle erforderlich ...*
>
> *Früher wurde das Aufhören des Herzschlages mit dem Tod gleichgesetzt. Das war richtig, solange es unmöglich war, Herzschlag und Kreislauf wieder in Gang zu bringen ... Nachdem aber Möglichkeiten entwickelt worden sind, unter bestimmten Bedingungen die Herztätigkeit wieder in Gang zu bringen, zeigt der Herzstillstand nicht mehr in jeder Situation den Tod an.*
>
> *Andererseits bedeutet aber auch der Herzschlag nicht immer, daß der Mensch noch lebt. Denn die Möglichkeit, intensivmedizinisch die Herz- und Kreislauftätigkeit aufrechtzuerhalten, hängt nicht davon ab, ob der Organismus noch oder nicht mehr als Funktionseinheit, als Ganzes besteht. Der Organismus als Ganzes endet mit dem Absterben des Gehirns, das beim Menschen zugleich die unersetzliche physische Voraussetzung seines Gefühls- und Geisteslebens ist. Deshalb ist der irreversible Ausfall der gesamten Hirnfunktion als sicheres Todeszeichen gut begründet."*[59]

NeurophysiologInnen und HirnforscherInnen wie GERHARD ROTH und URSULA DICKE widersprechen jedoch der These, nach der mit dem Ausfall des Gehirns der Organismus in seiner funktionellen Einheit zerfalle. Einer organismischen Sicht[60] des Körpers entsprechend stellen sie fest, dass ein Organismus nachweislich auch ohne funktionierendes Gehirn fähig ist, integrative Leistungen zu erbringen, insbesondere solche, die vom Rückenmark ausgehen oder sich auf der Ebene nichtneuronaler Prozesse abspielen.[61]

Der gleichen Ansicht sind auch HOFF und IN DER SCHMITTEN und ergänzen im Blick auf „hirntote" PatientInnen:

> *„Stoffwechsel, Atmung und Verdauung und nicht zuletzt das Reifenlassen eines Embryos – was ist das anderes als Ausdruck der Integrationsleistung eines Ganzen?"*[62]

---
[59] **Wissenschaftlicher Beirat der Bundesärztekammer**, 1993, S. 132.
[60] In der das Gehirn die gleiche Wertigkeit wie andere Organe hat und nur in Verbindung mit allen anderen Organen an der Aufrechterhaltung des Lebens beteiligt ist.
[61] Vgl. **Knoche, M.**, 1995, S. 33.
[62] **Hoff, J.; in der Schmitten, J.**, 1995, S. 335.

Ähnlich argumentierte 1995 auch eine Gruppe von Wissenschaftlern in ihrer Forderung nach einem verfassungsgemäßen Transplantationsgesetz:

„Falsch ist es ... wenn behauptet wird, die Existenz des Organismus als eines integrativen Ganzen ende dort, wo der eigenständige Beitrag des Gehirns ... dazu entfalle. Nichts berechtigt dazu, dem intensivmedizinischen Ersatz lebensnotwendiger (vegetativer) Funktionen des Organs `Gehirn' (zum Beispiel Atemantrieb, Hormonsteuerung) eine grundsätzlich andere Bedeutung beizumessen als dem Ersatz vegetativer Funktionen anderer Organe (Herzschrittmacher, Hormonsteuerung, Stoffwechselsteuerung ...). Die Vorstellung von einem `Zentralorgan Gehirn', das auf der einen Seite für das `Bewußtsein', auf der anderen Seite für die Aufrechterhaltung der biologischen Lebensfunktionen des Organismus unverzichtbar sein soll, mag einem Menschenbild entgegenkommen, das das Menschsein des Menschen an den Leistungen seines `Kopfes' mißt. Aus Sicht der modernen Biologie kann jedoch nicht begründet werden, warum ein bestimmtes der lebenswichtigen Organe als für die Funktion des Organismus unersetzliches `Zentralorgan' gelten soll. Das Gehirn ist mit Blick auf die Aufrechterhaltung der Lebensfunktionen eines Organismus im Prinzip ersetzbar."[63]

Dem Vorwurf vonseiten vieler KritikerInnen des Hirntodkonzeptes, ein neues Todeskriterium eingeführt und den Todeszeitpunkt im Sterben eines Menschen aus Gründen der Organbeschaffung vorverlegt zu haben, begegnet der *WISSENSCHAFTLICHE BEIRAT DER BÄK* in seiner Stellungnahme mit dem Hinweis darauf, dass mit dem irreversiblen Ausfall der gesamten Hirnfunktion weder ein neuer Todesbegriff eingeführt, noch der Tod aus pragmatischen oder anderen Gründen umdefiniert werde.

So heißt es,

„Der Tod eines Menschen darf nur bescheinigt werden, wenn er wirklich eingetreten ist, nicht aber, weil andere Menschen (z. B. zur Beendigung der Behandlung oder zur Organentnahme) ein Interesse daran haben könnten, daß er tot sei."[64]

---

[63] **Wissenschaftler für ein verfassungsgemäßes Transplantationsgesetz**, S. 1018.
[64] **Wissenschaftlicher Beirat der Bundesärztekammer**, 1993, S. 132.

Dem widerspricht *LINUS GEISLER*, der das grundlegendes Dilemma der Transplantationsmedizin darin sieht, *„daß sie hirntote Menschen, also Menschen in ihrem unumkehrbaren Sterbeprozeß wider jede unverstellte Anschauung zu Toten, zu Leichen erklären muß, um ihre Handlungsweise zu legitimieren."*[65]

Auch für *DETLEV B. LINKE* ist es

> *„erstaunlich, daß es immer noch Mediziner gibt, die wider alle Vernunft tatsächlich der Ansicht sind, daß es sich beim Hirntod um den naturwissenschaftlich belegten Tod des Menschen handle und nicht um eine philosophische Definition. Natürlich werden bei der Bestimmung des Hirntodes naturwissenschaftliche Geräte zur Messung eingesetzt. Natürlich ist die Auswahl der Kriterien für die Messung an naturwissenschaftlichen Parametern orientiert ... Zuschreibung des Hirntodes zum Tod des Patienten steht jedoch völlig außerhalb jeder Naturwissenschaft und macht gerade das Mark und das `Herzstück' des Hirntodkonzeptes aus."*[66]

Besonders deutlich wird die Problematik des „noch lebenden Organismus" nach Meinung von *L. GEISLER* am Beispiel „hirntoter" schwangerer Frauen, die als „Tote" in der Lage sind, ein Kind auszutragen. Offensichtlich ist

> *„eine intakte Hirnfunktion für einen guten Verlauf der Schwangerschaft nicht erforderlich ... wenn die anderen Lebensfunktionen der Mutter mit intensivmedizinischen Maßnahmen aufrechterhalten werden können. Eine biologisch so komplexe Leistung wie das Heranreifenlassen eines Kindes ist also ohne funktionsfähiges Gehirn möglich."*[67]

Im sogenannten „Erlanger Fall" gelang es beispielsweise, die bestehende Schwangerschaft einer jungen Frau 40 Tage lang nach der Diagnosestellung Hirntod zu erhalten. Damit wurde die Grundlage der Transplantationsmedizin – der bis dahin von der Gesellschaft kaum angezweifelte Konsens bezüglich der Gleichsetzung von Hirntod mit dem ganzen Tod des Menschen – infrage gestellt. Der zuständige Amtsrichter weigerte sich, den Totenschein zu unterzeichnen mit der Begründung, er könne eine Frau nicht für tot erklären, die Monate

---

[65] **Geisler**, L., 1996a, S. 216.
[66] **Linke**, D. B., 1996, S. 123.
[67] **Geisler**, L., 1996a, S. 217.

später ihr Kind zur Welt bringe[68] und später nicht die Geburt eines Menschen beurkunden, dessen Mutter schon lange tot sei.[69]

Um mögliche in der Bevölkerung aufkommende Bedenken zu zerstreuen, betonte HEINZ ANGSTWURM jedoch:

„Entscheidend ist vor allem, daß die über den vollständigen und endgültigen Hirnausfall hinaus von außen lebend erhaltenen Körperteile nicht mehr als selbständige und selbsttätige Einheit zusammenwirken können. Die entsprechenden Merkmale des Organismus zeigen sich beim Menschen ... nur durch die Hirntätigkeit. Auch das Rückenmark kann sie nicht zustande bringen. In diesen Zusammenhang gehört auch die menschlich so verständliche und irrige Vorstellung, eine über den nachgewiesenen Hirntod hinaus fortbestehende Schwangerschaft zeige, daß die Frau noch lebe. In Wahrheit und Wirklichkeit hängt unter intensivmedizinischen Bedingungen das Reifen des neuen Lebens im Mutterleib nicht mehr entscheidend vom Leben der Mutter ab."[70]

Als ein weiterer Vertreter eines zerebrozentristischen Menschenbildes[71] unterscheidet auch JOHANN FRIEDRICH SPITTLER in seiner Diskussion *„Der Hirntod ist der Tod des Menschen"* das „Gehirn" vom „übrigen Körper" (mit seinen Organen) und bringt den anthropologischen Begriff der „Person" in die Diskussion. Für ihn zeichnet sich das Gehirn durch zwei grundlegende Eigenschaften gegenüber den übrigen Organen aus, nämlich dadurch, dass es zum einen nicht amputier- oder austauschbar sei und zum anderen nicht dem Stoffwechsel, sondern der zentralen Informationsverarbeitung diene. Unter Informationsverarbeitung fällt für Spittler das *„Erleben, Empfinden, Denken, Wollen und Handeln, Lieben und Streiten, unsere 'geistig-seelischen' oder 'mentalen' Funktionen..."*, die nicht unabhängig von einem Gehirn zu beobachten seien.

„Der Hirntod bedingt den Tod des Menschen als Person, als erlebendes und handelndes Ich. Deswegen brauchen die übrigen Körperorgane selbstverständlich nicht abgestorben zu sein."[72]

---

[68] Vgl. **Wuttke**, G., 1992, S. 30.
[69] Vgl. **Manzei**, A. 1997, S. 10, Fn 10.
[70] **Angstwurm**, H., 1994a, S. 46 f.
[71] In dem das Gehirn eine höhere Wertigkeit als andere Organe hat.
[72] **Spittler**, J.-F., 1995a, S. 326.

> „*Allein die maschinelle Beatmung, das schlagende Herz, das strömende Blut und die rosige Haut haben wenig mit dem Menschen als Person, Persönlichkeit und lebendigem Wesen zu tun. Wenn das Gehirn seine Funktion unwiederbringlich endgültig verloren hat, dann gibt es diese Person, diese Persönlichkeit, dieses menschliche Wesen auf dieser Welt nur in der Widerspiegelung unserer Erinnerungen.*"[73]

L. GEISLER sieht dagegen in der Diskussion um den Personbegriff Parallelen zur „Hirntodforschung im Dritten Reich" und – Bezug nehmend auf einen entsprechenden Bericht an die Max-Planck-Gesellschaft zur Förderung der Wissenschaften – mahnt er an:

> „*Was, so drängt sich zwangsläufig die Frage auf, unterscheidet dann Hirntote, diese Wesen, die tot sein sollen, allenfalls ein biologisches Leben aufweisen, keine Personen sind und kein Ich haben, in denen kein 'Du' mehr angesprochen werden kann, noch von jenen 'leeren Menschenhülsen' oder 'geistig Toten' einer finsteren Vergangenheit? ... Das menschliche Leben nur auf die Leistungen seines Gehirns zu reduzieren, erweist sich als Tanz über dem Abgrund. Eine grundsätzliche Unterscheidung des 'Geistes'zustands hirntoter Menschen von demjenigen anderer tief komatöser (z. B. anenzephaler oder apallischer) Patienten läßt sich dann schwerlich begründen. Der Schritt zum Teilhirntod ist gebahnt, wenn nicht sogar unvermeidlich.*"[74]

Im Gegensatz zu Spittler und Geisler verzichtet WILHELM RIMPAU bei seiner Definition des Todes bewusst auf Begriffe wie Geist, Seele oder Person und hält allein biologische Kriterien sowohl für die Erkennung des Lebens als auch für die Definition des Todes für ausreichend. Seiner Meinung nach ist es vom neurologischen Standpunkt aus

> „*nicht gerechtfertigt, den Neokortex als Sitz des 'Eigentlich-Menschlichen' anzusehen, und es ist zu verneinen, daß das Gehirn die entscheidende Instanz zur Aufrechterhaltung des Lebens des Menschen ist. 'Leben' ist abhängig von den Interaktionen der verschiedenen Organe, also von Leber, Niere, Gehirn, Herz etc. Deshalb ist die Gleichsetzung von Hirntod und Individualtod unzulässig. Sie birgt die Gefahr in sich, daß die*

---

[73] **Spittler**, J.-F., 1995b, S. 57.
[74] **Geisler**, L., 1996a, S. 219.

so deklarierte Leiche als eine Sache zur beliebigen Verwendung betrachtet und daß Menschen mit angeborenen oder erworbenen Hirndefekten ... nicht als menschliche Lebewesen angesehen und für tot erklärt werden, weil ihnen personale Äußerung und Reaktion fehlen. ... Versuche, den Funktionsverlust des Bewußtseins als Erkennungsmerkmal des Todes heranzuziehen, ist vom biologisch-naturwissenschaftlichen Standpunkt aus untauglich."[75]

Aufgrund der Tatsache, dass die Transplantationsmedizin in den wissenschaftlich nicht voll erfassbaren Grenzbereich zwischen Leben und Tod eingreife, fordert er

„... an der anthropologischen Bestimmung des Todes und des Sterbens festzuhalten, in der der Hirntod lediglich einen entscheidenden Schritt im ganzheitlichen Sterbeprozeß darstellt, wobei nach diesem Verständnis vital konservierte Organe nicht Toten, sondern Sterbenden entnommen werden."[76]

Für JOHANNES BONELLI schließlich ist der Hirntod aus folgendem Grund gleichbedeutend mit dem Tod des Menschen, *„weil er medizinisch-biologisch als Individuum tot ist, weil also die naturwissenschaftlichen Kriterien eines Lebewesens nicht erfüllt sind."* [77] Die seiner Meinung nach ausschlaggebenden Kriterien sind abgeschlossene Ganzheit, Integrationsfähigkeit und Identität. Da diese an das Gehirn gebunden seien, führe dessen Destruktion daher zum Tod des Individuums. BONELLI gesteht zwar zu, dass *„der Hirntote für den medizinischen Laien tatsächlich den Anschein eines Lebenden"* habe. Aus medizinisch-wissenschaftlicher Sicht sei dies jedoch nicht relevant, da es sich *„einfach um verschiedene Stadien des Verwesungsprozesses"* handele[77], oder, wie SCHLAKE und ROOSEN es ausdrücken, um eine *„residuale Lebensform, welche sich auf der Ebene einfacher vegetativer Restfunktionen verwirklicht."*[78]

Aus dem bisher Zitierten wird deutlich, worin das eigentliche Dilemma besteht: Um erfolgreich Organe verpflanzen zu können, bedarf es, mit Ausnahme von Hornhaut, Gehörknöchelchen, Knochenmark und Gewebeteilen, „lebensfri-

---

[75] **Rimpau, W.**, 1996, S. 74.
[76] a.a.O., S. 75.
[77] Bonelli, J., nach **Schadt, F.**, 1997, S. 466.
[78] **Schlake, H.-P.; Roosen, K.**, 1995, S. 69.

scher" Organe. Diese dürfen jedoch nur toten Menschen entnommen werden, da anderenfalls die Entnahme einer Vivisektion gleichkäme. Bereits 1968 wurde, wie bereits erwähnt, der Hirntod als der Tod des Menschen festgelegt, wenn auch, nach Aussage der Verfasser, ursprünglich zu einem anderen Zweck als dem eines Legitimationskriteriums für Organentnahmen. Tatsache ist, dass es mit dieser Festlegung der Transplantationsmedizin ermöglicht wurde, PatientInnen, deren Hirnfunktionen unwiederbringlich erloschen sind, Organe zu Transplantationszwecken zu entnehmen.

VertreterInnen des derzeit gültigen Hirntodkonzeptes argumentieren damit, dass nach dem Absterben des Gehirns – als dem unersetzlichen Zentrum der biologischen Integration des Organismus und dem Träger der spezifischen geistig-intellektuellen Wesensmerkmale des Menschen – der Organismus als Ganzes ende, der Hirntod demnach mit dem Tod des Menschen in eins zu setzen sei. Dies sei pathophysiologisches Faktum und als solches eindeutig nachweisbar. Nach Eintritt des Hirntodes sei lediglich der Körper des Menschen noch übrig, nicht der Mensch selber. Zwar wird zugestanden, dass das Hirntodkonzept eine (gesellschaftliche) Übereinkunft zur Lösung von Problemen sei, die durch menschliches, in dem Fall medizinisch-technisches, Handeln entstanden seien. Der Zustand „Hirntod" sei jedoch die Grenze, von der an es erlaubt sei, einen Menschen seinem Sterben zu überlassen, wenn sein Leben nicht mehr zu retten ist. Der Zeitpunkt des Hirntodes sei andererseits auch als möglicher Beginn einer Phase anzusehen, innerhalb der eine Organentnahme durchgeführt werden kann.

Für die KritikerInnen des Hirntodkonzeptes ist dagegen die Diagnose Hirntod kein sicheres Todeszeichen, sondern eine willkürliche Festlegung, da nicht alle Funktionen des Gehirns nachweisbar bzw. messbar seien. Sie werfen der Transplantationsmedizin vor, einen bestimmten Zeitpunkt im Sterbeprozess eines Menschen als Tod zu definieren, um den Zugriff auf dessen Körper und seine Organe zu ermöglichen. Nach ihrer Ansicht hört mit Ausfall der Funktionsfähigkeit des Gehirns der Mensch als Person nicht auf zu existieren, da auch andere Organe fähig seien, integrative Leistungen zu erbringen. In der Reduktion des Menschseins auf ein funktionierendes Gehirn sehen sie dagegen Vorstellungen von unwertem Leben begünstigt, die es zu verhindern gilt.

So kommt am Beispiel schwangerer „hirntoter" Patientinnen die Widersprüchlichkeit des geltenden Todeskriteriums sehr deutlich zum Ausdruck. Hier stellt sich zwangsläufig die Frage, wer, wenn nicht ein lebender Mensch, das Kind zur Welt bringen soll, oder, wie *HANS JONAS* es formuliert hat:

> *"Denn was bewirkt die erzwungene Atmung und läßt, im Verein mit Ernährung, alles Nötige dem werdenden Kinde zukommen? Welche Fülle von ineinandergreifenden, reziproken, kreativen Funktionen! ... Die `Beatmung´ macht die Lunge atmen. Die atmende Lunge macht das Herz schlagen. Das schlagende Herz macht das Blut zirkulieren. Das zirkulierende Blut badet alle Organe und in ihnen alle Zellen, hält die letzteren am Leben, die Organe am Wirken ... Konglomerat, ...? Brutkasten, ...? Leichnam, ...?"*[79]

Wer sich dieser Argumentation anschließt, ist davon überzeugt, dass auch nach dem Absterben des Gehirns der übrige Körper mehr ist als lediglich das Funktionieren von „Restzellen", wenn in ihm so hochkomplexe Prozesse wie das Heranreifen eines Embryos möglich sind. Leben ist offensichtlich weder an ein bestimmtes Potenzial von Empfindungs- oder Wahrnehmungsfähigkeit gebunden, noch ist der Verlust wesentlicher Bedingungen für eigenständiges Leben mit dem Verlust des Lebens selbst gleichzusetzen.

Wir schließen uns der Meinung der KritikerInnen des Hirntod-Konzeptes an, nach der „hirntote" Menschen Sterbende sind, die ihr Sterben noch nicht beendet haben, die sich jedoch in einem unumkehrbaren Sterbeprozess befinden. Mit der Feststellung des Hirntodes sind die Kriterien erfüllt, die durch die Definition des Zustands „Hirntod" festgelegt sind. Dass MedizinerInnen den Hirntod feststellen, liegt in deren Aufgabenbereich. Dass sie jedoch auch Definitionsmerkmale dafür bestimmen, wann ein Mensch als tot gilt, überschreitet unseres Erachtens jedoch deren (und unser aller) Erkenntnisvermögen und wäre an anderer Stelle zu hinterfragen.

Der Zweck beeinflusst die Mittel. Auch die Transplantationsmedizin hat einen Zweck und verfolgt ihn mit entsprechenden Mitteln. Die Gefahr, die möglicherweise dahinter steht, symbolisiert folgende Fabel von *G.E. LESSING*:

---

[79] **Jonas**, H., 1994, S. 22.

Die Geschichte des alten Wolfs.

Wäre ich nicht so alt! knirschte der Wolf. Aber ich muß
mich leider in die Zeit schicken. Und so kam er zu dem fünften
Schäfer.
    Kennst du mich, Schäfer? fragte der Wolf.
Deines gleichen wenigstens kenne ich, versetzte der Schäfer.
    „Meines gleichen? Daran zweifle ich sehr. Ich bin ein
so sonderbarer Wolf, daß ich deiner und aller Schäfer Freundschaft wohl werth bin."
    Und wie sonderbar bist du denn?
    „Ich könnte kein lebendiges Schaf würgen und fressen,
und wenn es mir das Leben kosten sollte. Ich nähre mich
bloß mit todten Schafen. Ist das nicht löblich? Erlaube mir also
immer, daß ich mich dann und wann bei deiner Heerde
einfinden und nachfragen darf, ob dir nicht —"
Spare der Worte, sagte der Schäfer. Du müßtest gar
keine Schafe fressen, auch nicht einmal todte, wenn ich dein Feind
nicht seyn sollte. Ein Thier, das mir schon todte
Schafe frißt, lernt leicht aus Hunger kranke Schafe für todt, und
gesunde für krank anzusehen. Mache auf meine Freundschaft also
keine Rechnung und geh! [80]

---

[80] **Lessing** (Fabeln. Drittes Buch), zitiert nach **Hoff, J.; in der Schmitten, J.**, 1994, Umschlagseite innen.

4.2. Die Haltung der Kirchen

In der Zeit von 1978 bis 1995 gaben die Evangelische Kirche Deutschlands (*EKD*) und die katholische Deutsche Bischofskonferenz (*KDB*) mehrere Erklärungen zum Thema Organverpflanzung heraus. Dabei wurden unterschiedliche Entwicklungen deutlich, die im Folgenden skizziert werden.[81]

Nach *HOFF* und *IN DER SCHMITTEN* zählten 1978, als die Einführung einer gesetzlichen Regelung zur Organspende scheiterte, die beiden Kirchen zunächst zu den Gruppierungen, „*die sowohl gegenüber der angestrebten engen 'Widerspruchslösung' als auch – so zumindest im Falle der Katholischen Kirche – gegenüber dem der Organtransplantation zugrundeliegenden «Hirntod» - Kriterium Vorbehalte anmeldeten (Ohnesorge 1978).*"[82]

Mehr als zehn Jahre später (1989) äußerten sich der Rat der *EKD* und die *KDB* in einer gemeinsamen Erklärung „*Gott ist ein Freund des Lebens. Herausforderungen und Aufgaben beim Schutz des Lebens*" auch zum Thema Organspende, wobei sich nun die ursprüngliche Grundhaltung geändert hatte. So heißt es einleitend: „*Die Kirchen wollen auch weiterhin die Bereitschaft zur Organspende wecken und stärken*" und weiter: „*Aus christlicher Sicht ist die Bereitschaft zur Organspende nach dem Tod ein Zeichen der Nächstenliebe und Solidarisierung mit Kranken und Behinderten.*"[83]

Mit diesen Aussagen wurde die der Organtransplantation als Therapiemöglichkeit zugrundeliegende Haltung der beiden Kirchen deutlich gemacht und ethisch gerechtfertigt. Das von der Medizin festgelegte Todeskriterium „Hirntod" wurde anerkannt:

„*Die Festlegung der Todeszeitbestimmung und der Methoden der Todesfeststellung fällt in die Zuständigkeit der medizinischen Wissenschaft und ist nach medizinischen Kriterien zu definieren.*"[81]

und bezüglich der umstrittenen Frage nach dem Zusammenhang zwischen medizintechnisch feststellbarem Erlöschen der Hirnströme und dem Tod des Menschen festgehalten, dass der Hirntod das Zeichen des Todes der Person sei.

---

[81] Vgl. **Wegener, H.**, 1996.
[82] Hoff, J.; in der Schmitten, J., 1995, S. 167.
[83] **Erklärung der KDB und des Rates der EKD**, 1990, S. 27.

1990, in Zusammenhang mit erneuten Bestrebungen von TransplantationsmedizinerInnen, eine gesetzliche Regelung der Organtransplantation und einer damit erstmaligen gesetzlichen Festschreibung des Hirntodkriteriums als „Tod des Menschen" zu erwirken, veröffentlichten die *EKD* und die *KDB* eine Erklärung, die ausschließlich dem Thema Organtransplantation und der damit verbundenen Hirntodproblematik gewidmet war. In Zusammenarbeit mit Vertretern der Stiftung Organtransplantation, der Arbeitsgemeinschaft der deutschen und europäischen Transplantationszentren und der Arbeitsgemeinschaft der *BÄK*, die die Hirntodkriterien erarbeitet hat, wurde in dieser Erklärung die Organtransplantation und die Voraussetzung ihrer Durchführung, das Hirntodkriterium, offiziell befürwortet.

So heißt es darin unter anderem:

„Der Hirntod bedeutet ebenso wie der Herztod den Tod des Menschen",

und weiter:

„Der Nachweis des Hirntods ist der Nachweis eines bereits bestehenden Sachverhalts, keine Beurteilung eines erst künftigen Krankheitsverlaufs, keine bloß rechtliche Todeserklärung."[84]

Zur Begründung der Gleichsetzung von Hirntod und dem Tod des Menschen übernahmen die Kirchen, wie bereits auch 1989, die Position der *BÄK*, nach der der menschliche Geist ausschließlich an das Gehirn gebunden ist und demzufolge mit dem Hirntod dem Menschen die unersetzliche körperliche Grundlage für sein geistiges Dasein in der Welt fehlt. Eindeutig wurde jedoch betont, dass weder Teilhirntod noch Anencephalie, sondern nur das vollständig und endgültig abgestorbene Gesamthirn als Tod anerkannt wird.

Bezüglich der rechtlichen Regelung hielten der Rat der *EKD* und die *KDB* sowohl die Zustimmungslösung als auch die Informationslösung[85] für ethisch vertretbar. In Zusammenhang mit Fragen zum Thema „Leben und Tod im christlichen Verständnis", insbesondere bezüglich der Frage, ob sich die Ex- oder Implantation von Organen auf die Auferstehung der Toten bzw. auf die Integrität und Identität des Auferstehungsleibes auswirke, wiesen die Kirchen darauf hin,

---

[84] **Erklärung der KDB und des Rates der EKD**, 1990, S. 257.
[85] Zu den Begrifflichkeiten „Zustimmungs- und Informationslösung" vgl. TPG.

dass im Glauben an die Auferstehung auch die Organspende von Toten gewürdigt werden könne, denn *„nicht an der Unversehrtheit des Leichnams hängt die Erwartung der Auferstehung der Toten".*[86]

Auch die „Tat der Nächstenliebe" wurde in die Erklärung von 1990 aufgenommen und zur Förderung der Bereitschaft zur Organspende an die christliche Opferbereitschaft unter Berufung auf Johannes 15,13 (*„Eine größere Liebe hat niemand, als die, daß er sein Leben für seine Freunde hingibt"*[87]) appelliert.

Gegen diese Positionen der Amtskirchen wurde vor allem vonseiten evangelischer Theologen Kritik geübt. So veröffentlichen KLAUS-PETER JÖRNS und WILTRUD KERNSTOCK-JÖRNS eine Thesenreihe, in der insbesondere die Missachtung der Persönlichkeit und Seele des sterbenden Menschen kritisiert wird. Der Mensch werde durch die auf der Hirntodtheorie aufbauende Organtransplantationspraxis „entindividualisiert", indem der menschliche Geist ausschließlich mit dem Gehirn verbunden werde, und unter Hinweis auf das Nächstenliebegebot zu einem Objekt des Begehrens gemacht.[88]

Ebenso wie JÖRNS bemängelt auch der an der *Evangelischen Akademie Iserlohn* bestehende *Arbeitskreis Arzt und Seelsorger* die Stellungnahme der Kirchen. Der Arbeitskreis kritisiert die Überbetonung der Organspende als Christenpflicht im Vergleich zur Position der Verweigerung, Organe zu geben. Dies könne zu der Wertung führen, die Verweigerung sei unchristlich. Im Anschluss an eine Tagung wurden daher Thesen vorgelegt, die neben einem Plädoyer *gegen* das Hirntodkonzept und *für* die enge Zustimmungslösung erstmals die Ablehnung der Organspende als ethische Möglichkeit anerkannte und schöpfungstheologisch begründete:

„Denn eine Ablehnung der Organspende ist gleichermaßen aus der vor Gott verantworteten Entscheidung ableitbar, über den von ihm empfangenen Leib nicht verfügen zu dürfen."[89]

---

[86] **Wegener, H.**, 1996, S. 257.
[87] **Die Bibel**, Joh. 15,13.
[88] Vgl. **Geisler, L.**, 1996a, S. 220.
[89] **Arbeitskreis Arzt und Seelsorger**, 1993, S. 15.

Auch *HANS GREWEL*, der sich als Theologe unter anderem mit den gesellschaftlichen Auswirkungen der Hirntodkonzeption auseinandersetzt, forderte deshalb aus den gleichen Gründen von den christliche Kirchen,

> *„daß sie die skandalös einseitige und die Problematik verharmlosende Parteinahme für Organspende als Christenpflicht in der gemeinsamen Stellungnahme ... widerrufen und eine gründlichere Stellungnahme erarbeiten lassen."*[90]

Auf katholischer Seite lehnten die Tübinger Moraltheologen *MIETH* und *WILS* das von der Gemeinsamen Erklärung der *EKD* und der *DBK* akzeptierte Hirntodkriterium ab und schlossen sich der Initiative *„Wissenschaftler für ein verfassungsgemäßes Transplantationsgesetz"* an, die den Hirntod nicht als Todes-, sondern lediglich als Entnahmekriterium für Organe propagiert.[91]

Im Zuge der Auseinandersetzungen um die Erklärungen von 1989 und 1990 brachte die *Synode der Westfälischen Landeskirche* im Jahre 1994 Folgendes zum Ausdruck:

> *„Für Christinnen und Christen ist sowohl die Zustimmung zur Organtransplantation als auch die Ablehnung eine ethisch verantwortbare Möglichkeit. Die jeweilige Entscheidung ist zu respektieren ... Der gesicherte Befund des vollständigen und unumkehrbaren Erloschenseins der gesamten Hirntätigkeit (Hirntod) ist außer bei `Lebendspenden´ die Grundvoraussetzung für eine Organentnahme. Seine Bedeutung ist aber aus anthropologischen und theologischen Gründen umstritten. Deshalb kann zwar der gesicherte Befund `Hirntod´ als Zeitpunkt für die Organentnahme akzeptiert werden. Er darf aber nicht als Definition des Todes (Tod des Menschen) im Gesetz festgeschrieben werden."*[92]

1995 legte schließlich das Kirchenamt der *EKD* anlässlich einer Anhörung des Gesundheitsausschusses des Deutschen Bundestages zur „Vorbereitung eines Transplantationsgesetzes" eine Stellungnahme vor, die von der Referentin für Fragen öffentlicher Verantwortung der Kirchen, *RENATE KNÜPPEL*, erarbeitet worden war. In diesem Text werden die Erklärungen von 1989 und

---

[90] **Grewel, H.**, in: **Geisler, L.**, 1996a, S. 220.
[91] Vgl. dazu **Höver, G.**, 1997, S. 33.
[92] **Plieth, M.**, 1997, S. 11.

1990 als repräsentativ für den „damaligen Stand der Einsicht" relativiert. Der Hirntod wird darin nicht mehr als Tod des Menschen, sondern als ein im gesellschaftlichen Konsens gefundenes Entnahmekriterium verstanden. Theologische Aussagen über das Verständnis des Todes und inwieweit das Personsein des Menschen an seine Hirnleistung geknüpft ist, bleiben erstmals offen.

Weiterhin wird jedoch der Hoffnung Ausdruck gegeben, *„bislang noch bestehende emotionale Vorbehalte zu entkräften und eine größere Bereitschaft zur Organspende zu wecken."*[93] Die „Bereitschaft zur Organspende als Zeichen der Nächstenliebe" wird wiederholt, dabei jedoch ausdrücklich festgehalten, dass Zustimmung wie Ablehnung der Organspende als ethisch verantwortbare Möglichkeit zu respektieren seien. Wörtlich heißt es:

„Nach christlichem Verständnis ist das Leben und damit der Leib ein Geschenk des Schöpfers, über das der Mensch nicht nach Belieben verfügen kann, das er aber aus Liebe zum Nächsten einsetzen darf."[94]

Auch vonseiten katholischer Vertreter wird im Zweiten Band des Katholischen Erwachsenenkatechismus der Hirntod nicht mehr explizit mit dem Tod des Menschen gleichgesetzt, sondern lediglich als *„sicheres Anzeichen dafür* [angesehen], *daß der Zerfall des ganzmenschlichen Lebens nicht mehr umkehrbar ist."*[95] Generell wird jedoch das Hirntod-Kriterium unter der Bedingung der engen oder erweiterten Zustimmungslösung akzeptiert.

Im September 1996 äußerte sich jedoch der Sachverständige REITER als Vertreter des Kommissariats der Deutschen Bischöfe in einer öffentlichen Anhörung des Ausschusses für Gesundheit bezüglich der Frage nach einer möglichen Meinungsänderung der Kirchen zur Hirntodkonzeption dahingehend, dass die beiden Amtskirchen an ihrer Stellungnahme in den gemeinsamen Erklärungen festhielten und demnach der Hirntod sicheres Zeichen für die Todesfeststellung des Menschen sei, der Hirntod also mit dem Tod des Menschen gleichbedeutend sei.[96]

---

[93] **Wegener**, H., 1996, S. 262.
[94] **Knüppel** nach **Wegener**, H., 1996, S. 262.
[95] **Höver**, G., 1997, S. 34.
[96] Vgl. **Reiter**, 1996, S. 27.

Mit dieser Aussage lässt sich abschließend festhalten, dass sich die Haltung der beiden großen Kirchen zum Hirntod-Konzept im Lauf der Jahre gewandelt hat und in ihren Stellungnahmen tendenziell von zunehmender Zurückhaltung geprägt ist. Wurde 1989 und 1990 das von den MedizinerInnen vorgegebene Hirntod-Kriterium noch übernommen und mit dem Hinweis auf den hohen ethischen Wert einer Organspende (Organspende als Tat der Nächstenliebe) befürwortet, so wurde 1995 die Gleichsetzung von Hirntod mit dem Tod des Menschen nicht mehr uneingeschränkt vertreten. Der Hirntod wird nun als Entnahmekriterium verstanden, die Grundtendenz, Organspende als Zeichen der Nächstenliebe zu werten und die Spendebereitschaft in der Bevölkerung zu fördern, wird jedoch beibehalten. Dennoch gibt es von Landessynoden und anderen kirchlichen Verbänden, bei denen die gemeinsamen Erklärungen der Amtskirchen auf Widerstand gestoßen sind, nachdenklichere Stimmen, die differenziertere Überlegungen und eine kritischere Prüfung des naturwissenschaftlichen Kriteriums des Hirntodes fordern.

Die Haltung der beiden großen Kirchen erstaunt nicht, wenn deutlich wird, wer an den beratenden Gesprächen zur Erarbeitung der Stellungnahmen der Kirchen teilgenommen hat (Vertreter der Stiftung Organtransplantation, der BÄK und der Arbeitsgemeinschaft der deutschen und ausländischen Transplantationszentren). Wir würden uns jedoch breitere Diskussionen in den Kirchen und der Gesellschaft zu den Fragen und Problemen der Transplantationsmedizin wünschen und halten es für erforderlich, dass die Kirchen die herausgegebenen Erklärungen noch einmal überdenken. Darüber hinaus ist jedoch der moralische Druck zur Organspende (Organspende als Akt der Nächstenliebe) eindeutig abzulehnen, da dieser eine freiwillige und selbstverantwortliche Entscheidung für oder gegen eine Organspende unter Umständen nicht mehr gewährleistet.

4.3. Anthropologische Aspekte

Die Transplantationsmedizin stellt die Gesellschaft und die in ihr lebenden Menschen vor eine Reihe von existentiellen Fragen. Sie fragt nach dem Sinn des Menschseins, nach dem Verhältnis des Menschen zur Technik ebenso wie nach dem zur Natur. Und sie fragt danach, wie wir als Menschen mit Leiden und Mitleiden in unserer Gesellschaft umgehen, wie mit dem Alter, wie mit dem Tod und was Krankheiten und ihre Behandlungsmöglichkeiten für unser Leben bedeuten. Sie will Antwort darauf, in welchem Verhältnis das Ende körperlicher

Lebensfähigkeit und das Ende der Person zueinander stehen und worin die Beziehung zwischen dem Tod des Organismus als Ganzem und dem Tod einzelner seiner Teile besteht.[97]

Aufseiten der OrganempfängerInnen geht es um Fragen der nationalen und internationalen Verteilungsgerechtigkeit, darum, wer „berechtigt" ist, ein Organ zu bekommen, wenn der Bedarf an Organen größer ist als die zur Verfügung stehende Zahl. Es geht um die Fragen, was medizinisch nötig, was gerecht ist und darum, ob es ein Recht auf Organe gibt, wenn die eigenen nicht mehr so funktionieren, wie sie sollten oder auch wie es wünschenswert wäre. Es ist darüber hinaus zu fragen, ob die Lebenserhaltung kranker Menschen mehr zählt als das Recht von Sterbenden auf einen würdevollen Tod. Und es geht um das Problem des Organhandels, ob es erlaubt ist, sich Organe von Menschen zu kaufen, die aus Armut gezwungen sind, sich ihr Überleben zu erkaufen. Es bleibt auch unbeantwortet, was es auf psychischer und existentieller Ebene für einen Menschen bedeutet, mit den Organen eines anderen Menschen zu leben, was es heißt, zu wissen, dass der Tod eines Mitmenschen die Voraussetzung für die Verlängerung des eigenen Lebens ist.

Und schließlich geht es um die Beantwortung der wohl am häufigsten diskutierten und mit den meisten Ängsten und Unsicherheiten verbundenen Frage nach der Bedeutung des Hirntodes für die davon Betroffenen, den Fragen danach, wie tot der „hirntote" Mensch ist, ob die Entnahme von Organen wirklich an Leichen geschieht und ob die Achtung vor dem Tod und die Beachtung der Totenruhe dabei einzuhalten sind?

Im Folgenden werden Stellungnahmen von VertreterInnen aus Theologie, Philosophie und Medizin bezüglich einiger dieser Fragen wiedergegeben. Das ganze Spektrum von Problemen, Gewissensfragen zu erfassen und Kritikpunkte zu vertiefen, würde den Rahmen dieser Arbeit bei weitem überschreiten. Ansichten und Haltungen von Pflegenden finden sich aus Gründen des thematischen Schwerpunkts in Kapitel 7.

Das Menschenbild einer Gesellschaft kommt in ihrem Umgang mit dem menschlichen Körper und dem Verständnis von ihm zum Ausdruck. Was bedeutet in unserer Gesellschaft „Menschsein"? Ein ermüdungs- und schmerzfreies,

---

[97] Vgl. **Wiesemann**, C., 1995, S. 23.

nicht zuletzt ein todesfreies Funktionieren, wobei es keine Rolle spielt, ob fremde oder eigene Organe dieses Funktionieren gewährleisten?[98]

Nach *SYBILLE FRITSCH-OPPERMANN* werden unheilbare Krankheit und Tod in unserer Gesellschaft, in der Leistung, Schönheit und Jugend gefragt sind, als Feind des Menschen und der Medizin empfunden, ja als persönlicher Misserfolg der Ärzte und Ärztinnen gezählt. Der Zusammenhang von seelischem und körperlichen Leiden wird häufig übersehen und das Leiden als Besinnung auf das Eigentliche, auf unsere Unvollkommenheit und als Erinnerung an unsere Sterblichkeit fast gänzlich aus unserem Vorstellungsvermögen verbannt. Gesundheit bedeutet Leistung und ist technisch herstellbar. Die Fähigkeit zu leiden und mitzuleiden, wo Leid eben nicht abwendbar ist, geht damit verloren.[99]

In ihrem Buch über die seelischen Folgen der Organtransplantation schreibt *ELISABETH WELLENDORF*:

„Die Transplantationsmedizin scheint ihre eigene Ethik zu haben. Sie schätzt die Organspende höher ein als die Unversehrtheit des Leichnams und sie hält das Leben mit einer schweren Krankheit für `nicht lebenswert'. Sie setzt das Heilen mit Reparatur gleich und läßt die Menschen oft zu einem Apparat werden. Sie räumt der Machbarkeit einen Wert an sich ein, und sie setzt den Erfolg an die oberste Stelle, ohne darauf zu achten, mit welchen Opfern vonseiten der Menschen, die in erster Linie daran beteiligt sind, dieser erkauft wurde."[100]

Dem fügt *GISELA WUTTKE* hinzu:

„Tatsächlich leben und arbeiten wir, als hätten wir sieben Leben. Wir täuschen uns damit, indem wir krankmachende Faktoren mit Medikamenten und Alkohol niederkämpfen ... Über die Ursachen ... wird kaum mehr ein Wort verloren. Statt dessen schaffen wir den Reparaturbetrieb Mensch."[101]

Die Transplantationsmedizin fördert dieses mechanistische Menschenbild, in dem nach *JÜRGEN DAHL* der Körper des Menschen zum Wertgegenstand wird,

---

[98] Vgl. Gerber, U., 1996, S. 194 ff.
[99] Vgl. **Fritsch-Oppermann**, S., 1996, S. 154 f.
[100] **Wellendorf**, E., 1993, S. 13.
[101] **Wuttke**, G., 1991, S. 27.

den man am Leben erhalten kann und dessen Teile sich wie Ersatzteile einer Maschine in eine andere noch funktionierende Maschine einfügen lassen.

„Der Überzeugung, daß der Körper des Menschen nichts weiter sei als Materie, derer man sich, da sie ja doch binnem kurzem zu Staub zerfällt, ungestraft bedienen darf ... entspricht andererseits die Auffassung, daß die gesamte Existenz einer menschlichen Person nichts anderes und nicht mehr ist als eben die Lebensäußerung dieser Materiezusammenballung. Das Herz, die Nieren, die Milz eines Menschen sind Organe, nützlich, solange das als Sitz der Persönlichkeit gedachte Gehirn noch lebt, vollkommen gleichgültig, sobald das Gehirn keinen Strom mehr erzeugt; dann sind sie Gegenstände, deren einziger Unterschied zu anderen Gegenständen nur darin besteht, daß sie, obwohl Materie, derzeit aus Materie noch nicht beliebig herstellbar sind; wer sie verwenden will, ist also darauf angewiesen, sie dem Leichnam zu entnehmen."[102]

Der Mensch als System von Funktionen und Einzelteilen, dessen Steuerung allein das Gehirn übernimmt – diesem rational-funktionalistischen Menschenbild steht nach *HANS GREWEL* ein ganzheitliches Verständnis des Menschen gegenüber: der Mensch als Individuum, als unteilbare Ganzheit vom Beginn seines Lebens bis zur Vollendung seines Sterbens. Zu keinem Zeitpunkt dürfe der Mensch daher in Funktionen oder Einzelteile zerlegt werden, auch dann nicht, *„wenn er sein Subjekt-Sein (als Selbst-Bewußtsein) noch nicht oder nicht mehr für uns erkennbar (!) selbstbestimmt gestalten kann. ... [Er ist] kein Objekt, das uns zur beliebigen Verfügung und Verwertung berechtigt."*[103]

Die Kritik am Hirntod-Konzept hängt darüber hinaus auch eng mit der Debatte über Möglichkeiten und Grenzen der Transplantationsmedizin zusammen. Organentnahmen sind nur möglich, wo es „hirntote" Menschen gibt, Menschen, deren sämtliche Gehirnfunktionen ausgefallen zu sein scheinen und deren Atmung und Kreislauf mit Hilfe intensivmedizinischer Maßnahmen aufrechterhalten werden können. Für die GegnerInnen dieses Konzepts sind diese Menschen keine Leichen, sondern Sterbende und damit Lebende, denen ein Recht auf körperliche Unversehrtheit und Menschenwürde zukommt. Für die BefürworterInnen bedeutet dagegen die Organentnahme ein rein humanistischer Akt der Le-

---

[102] **Dahl, J.,** 1991, S. 46.
[103] **Grewel, H.,** 1994a, S. 72 f.

bensrettung, weshalb sie es für legitim halten, „hirntote" Menschen zu Toten zu erklären.[104]

Es liegt auf der Hand, so *HANS GREWEL*, dass sich die Hirntodvereinbarung von 1968, das naturwissenschaftliche Messkriterium, in eine anthropologische Bewertungskategorie verwandelt hat.

> „*Das `Hirntod`-Kriterium, ursprünglich eine Vereinbarung über die ärztliche Behandlungsgrenze, ist zu einer Berechtigungs- oder Verfügungsgrenze geworden, von der an man sich berechtigt glaubt, über den Körper dieses Menschen in fremdem Interesse zu verfügen.*"[105]

GREWEL kritisiert, dass in der von einem utilitaristischen Denken bestimmten Transplantationsmedizin nicht nur verschiedene Menschen gegeneinander aufgewogen werden, indem ein „*durch Transplantationsmedizin zu rettendes Leben ungleich schwerer wiegt als das Leben eines Menschen, der schon `so gut wie tot´ ist, der sogar noch ein letztes gutes Werk tun kann, indem er einem anderen Leben schenkt*[106]", sondern dass ein und derselbe Mensch in `Wertzonen´ zerlegt wird, die unterschiedlich gewichtet werden. Dabei wird das Gehirn oder eine nachweisbare Gehirntätigkeit ungleich höher bewertet als der übrige Körper. Die seiner Meinung nach entscheidende Grundfrage, wieso der Tod eines Menschen dazu berechtigt, seinen Körper zu verteilen, wird nicht gestellt. Der Mensch gilt als Mensch nur, „*wenn und solange er Gehirntätigkeit nachweisen kann ... Danach wird er als eine Sache zur beliebigen Verfügung erklärt.*"[107]

Die Reduktion des menschlichen Lebens auf Leistungen des menschlichen Gehirns ist auch nach Meinung anderer Wissenschaftler anthropologisch fragwürdig.

> „*Wenn nach dem Ausfall des Gehirns keine Bewußtseinsäußerungen mehr beobachtet werden können, kann daraus noch nicht auf das Ende der menschlichen Existenz geschlossen werden. Ob und was ein (komatöser) Mensch empfindet, ist objektiv nicht zu beantworten, denn die Frage betrifft sein subjektives Erleben ... Es ist fragwürdig, die Grenzen wissen-*

---

[104] Vgl. **Manzei**, A., 1997, S. 7 f.
[105] a.a.O., S. 70.
[106] **Grewel**, H., 1994a, S. 70.
[107] **Grewel**, H., 1994a, S. 71.

schaftlich Beschreibbaren ohne weiteres mit den Grenzen der Wirklichkeit in eins zu setzen.[108]

Als Mitglied der BÄK gibt *HEINZ ANGSTWURM* auf die Frage nach dem Todesbegriff und dem zugrundeliegenden Menschenbild jedoch folgende Antwort:

„Tot ist ein Mensch, der für immer die Merkmale des Lebewesens Mensch und zugleich die notwendige und unersetzliche körperliche Grundlage für all sein Geistiges, all sein Seelisches und all sein Personales verloren hat ... Dieses irdische Lebensende, der Tod, ist eingetreten, wenn das Gehirn des betroffenen Menschen abgestorben und damit vollständig und endgültig ausgefallen ist ... Der ärztlich dargelegte Todesbegriff ergibt sich aus der sowohl biologisch wie anthropologisch ganzheitlichen Betrachtung des Menschen, Ganzheit verstanden als Einheit des Lebewesens Mensch, nicht als bloße Summe seiner Körperteile, ihrer Tätigkeiten und Wechselbeziehungen. Diese können vor oder mit oder nach dem Tod des Menschen absterben. Dieser ihr 'Sterbeprozeß' wird durch die ganzheitliche Sicht des Menschen unterschieden von seinem Sterben. Tod des Menschen bedeutet also Lebensende als Lebewesen Mensch, nicht jedoch notwendigerweise gleichzeitig Tod jedes menschlichen Körperteils und daher nicht notwendigerweise gleichzeitig Tod des ganzen menschlichen Körpers."[109]

Auch der US-Philosoph *JEFF McMAHAN*, der den Persönlichkeitstod als Kriterium für die Organentnahme propagiert, äußerte sich in diesem Sinn. Für ihn sind auch anencephale Kinder, denen das Großhirn – für die Wissenschaft Sitz des Denkens, Bewusstseins und Fühlens – fehlt, potenzielle OrganspenderInnen. Da diese Kinder nie zu einer Person werden könnten, *„weil also niemand da ist, kann auch niemandem Schaden zugefügt werden"*.[110]

„Es schaudert einem etwas", so *L. GEISLER* anlässlich einer öffentlichen Anhörung des Ausschusses für Gesundheit im Deutschen Bundestag,

---

[108] **Wissenschaftler für ein verfassungsgemäßes Transplantationsgesetz**, S. 1017.
[109] **Angstwurm, H.**, 1994b, S. 38.
[110] **McMahan, J.**, nach **Gerber, U.**, 1996, S. 195.

"... wenn man ... Patienten nur deshalb, weil ihr Gehirn nicht funktioniert, aber unendlich viele andere Dinge, die wirklich als integrativ zu bezeichnen sind, funktionieren, das Menschsein absprechen will."[111]

Ein weiterer Aspekt, den es in Zusammenhang mit Organentnahmen bei "hirntoten" Menschen zu bedenken gilt, ist der der Sterbebegleitung. Sie ist in ihrer traditionellen Form aufgrund des vorgesehenen Eingriffs nicht mehr möglich. Bei der Betrachtung verschiedener Sterbekulturen und Begräbnisrituale wird deutlich, dass es in vielen Kulturen eine Wartefrist zwischen dem Tod eines Menschen und seiner Bestattung gibt, die je nach Kultur unterschiedlich lang ist. Gemeinsam ist allen, dass der Tod kein plötzliches Ereignis ist, sondern am Ende eines Prozesses steht, bei dem die Übergänge vom Leben in den Sterbeprozess und vom Leben in das endgültige Todsein fließend sind. Die Zeit, die dafür gebraucht wird, wird gewahrt. Die sichtbare Gestalt der Sterbenden und Toten wird als eine Wirklichkeit des Menschen verstanden, die das rein Organismische weit überschreitet.[112] Die Anwendung des Hirntodkriteriums führt jedoch zu veränderten Vorstellungen vom Tod und beeinflusst damit zwangsläufig die jeweilige Todeskultur einer Gesellschaft. Nach HANS GEORG GADAMER hat *„die Menschwerdung des Menschen ... mit der Bestattung der Individuen angefangen."*[113] Sterbebegleitung gehört in vielen kulturellen Traditionen zu den wichtigsten Aufgaben von Angehörigen gegenüber ihren Anverwandten, und Bestattungsrituale sind Ausdruck dafür, dass die Würde der menschlichen Person auch mit dem Tod nicht verloren geht. Diese Würde und den tiefen Respekt des Arztes vor dem menschlichen Leib beschreibt eindrucksvoll ein Gedicht von HERBERT ZBIGNIEW:

Mein Professor der Gerichtsmedizin der alte Mancewitz
verneigte sich wenn er die Leiche des Selbstmörders
aus dem Formalinteich holte
tief vor ihm als wollte er ihn um Vergebung bitten
und öffnete dann mit geübter Hand den herrlichen Brustkorb
die verstummte Kathedrale des Atems
fast zärtlich.[114]

---

[111] **Protokoll Nr. 64**, 1996, S. 17.
[112] Vgl.Geisler, L., 1996a, S. 212 f.
[113] **Gadamer** nach **Jörns**, K. P., 1994, S. 96 f.
[114] Vgl.Geisler, L., 1996a, S. 214.

Mit der Kultur des Sterbens und der sozialen Rolle, die den Hinterbliebenen dabei traditionell zufalle, gerate der Organzugriff jedoch in Konflikt, wie *GÜNTHER FEUERSTEIN* betont, denn „*die Akzeptanzfähigkeit dieses neuen Todes setzt ... nicht nur ein kognitiv fixiertes Menschenbild voraus, sondern verlangt aufgrund des kontraintuitiven Erscheinungsbildes „Hirntoter" vor allem auch die Überwindung psycho-emotionaler Barrieren.*"[115]

Die Trauer, die zur Verarbeitung des durch den Tod eines nahestehenden Menschen empfundenen Verlustes notwendig ist, kann nach Meinung von *JOHANN-CHRISTOPH STUDENT* jedoch erst beginnen, wenn die Realität des Todes, dessen sinnliche Wahrnehmung, für die Hinterbliebenen wahrnehmbar geworden ist.[116] Das Erscheinungsbild eines auf der Intensivstation liegenden "hirntoten" Menschen entspricht jedoch in keiner Weise dem eines toten Menschen und ist deshalb schwer mit den medizinischen „Tatsachen" in Einklang bringen. Waren bisher Pulslosigkeit, Blässe, Atemstillstand, Bewegungsstarre und Totenflecken die sinnlich erfahrbaren Bilder des Todes, so wird heute dagegen der Mensch bereits für tot erklärt, wenn der irreversible Ausfall der Hirnfunktionen instrumentell nachgewiesen werden kann.

MICHAEL ARNOLD führt dazu aus:

„*Die medizinische Technik dient nicht mehr dazu, in Zweifelsfällen eine vorschnelle Annahme des Todes (wie beim Scheintod) auszuschließen, weil keine Lebensphänomene mehr ohne weiteres wahrzunehmen sind, sondern umgekehrt den Tod festzustellen, obwohl vertraute Lebensphänomene erkennbar sind.*"[117]

Dem setzt *DIETER BIRNBACHER* entgegen, dass sich

„*in der Tat ... «lebendige» Leichname, deren Kreislauf maschinell aufrechterhalten wird, äußerlich nicht wesentlich von lebenden Schwerkranken [unterscheiden]. Aber bloße Eindrücke und spontane Reaktionen sind als Grundlage darüber, ob ein Mensch tot ist oder lebt, unzureichend. Wenn für die Frage nach Leben und Tod nicht das ausschlaggebend wäre, was man **weiß**, sondern was man **sieht**, dann müßte man doch wohl auch*

---

[115] **Feuerstein**, G., 1995, S. 14.
[116] Vgl. **Student**, J.; Chr., 1996, S. 49.
[117] **Arnold**, M., 1995, S. 309.

einen Lebenden, der lediglich tot **wirkt**, für tot erklären dürfe ... Ob ein Mensch lebt oder tot ist, kann nicht davon abhängen, ob **andere** ihn als lebendig oder tot sehen oder sehen wollen."[118]

Aufseiten der potenziellen OrganempfängerInnen gibt es Probleme anderer Art. Organe stehen nicht in dem Maße zur Verfügung, wie sie benötigt werden[119]; die Wartelisten sind lang. Nicht alle lebensbedrohlich Erkrankten können demnach behandelt werden, es muss also zu einer Auswahl der PatientInnen kommen, die die Chance zur Lebensrettung erhalten. Damit stellt sich zwangsläufig die Frage nach der Verteilung der vorhandenen Organe: Wie können sowohl sozial gerechte, als auch medizinisch sinnvolle Entscheidungen miteinander vereinbart werden? Über die Indikationsstellung zur Organtransplantation sind überwiegend medizinische Kriterien (Dringlichkeit, Erfolgsaussicht) vorgesehen; dem Anspruch auf Gerechtigkeit genügen sie jedoch nicht, da unter diesem Gesichtspunkt grundsätzlich alle PatientInnen auf der Warteliste die gleiche Chance haben müssen, auch diejenigen mit den medizinisch definierten schlechteren Voraussetzungen.

Ein möglicher Einfluss normativer Entscheidungen ist bei der Vergabepraxis ohnehin nicht immer auszuschließen. Die Frage ist: Wer kommt als EmpfängerIn überhaupt in Betracht? Werden ältere Menschen, behinderte Menschen, AsylbewerberInnen[120] und Menschen aus den sogenannten Drittweltländern gleichberechtigt in Erwägung gezogen oder (insbesondere die zuletzt genannten) etwa nur als potenzielle SpenderInnen beachtet? Der in den reichen Industrieländern hervorgerufene „Bedarf" an menschlichen Organen hat dazu geführt, dass sich Menschen mit den entsprechenden finanziellen Mitteln das eigene Leben in Ländern erkaufen, wo Not und Armut herrschen, wo gesunde, meistens junge, immer aber arme Menschen ihre Organe „freiwillig" verkaufen, um ihre wirtschaftliche Lage zu verbessern. Auch wenn z. B. in Indien der Organverkauf offiziell genehmigt ist und angeblich kontrolliert wird, ob die Bezahlung durchgeführt wird und wohin das Geld fließt,[121] so ist doch anzuzweifeln, dass die „SpenderInnen" ausreichend auf die gesundheitlichen (Spät-)Folgen aufmerksam gemacht wurden.

---

[118] **Birnbacher, D.**, 1994, S. 38.
[119] Welche Kriterien auch immer dieses „Benötigen" bestimmen mögen.
[120] Vgl. dazu: "Gericht lehnt Lebertransplantation für Asylbewerber ab." In **Dr. med. Mabuse** 109, 1997, S. 10.
[121] Vgl. **Van der Woude**, F. J., 1997, Vortrag zum Thema „Ethische Probleme in der Praxis der Organtransplantation, 6.12.1997, Klinikum Mannheim.

Aus dem „Mangel" an Organen gegenüber dem nach medizinischen Kriterien erhobenen „Bedarf" an Organen ist der geltendgemachte Anspruch und das „Recht auf ein lebensrettendes Organ" manch wartender potenzieller EmpfängerInnen nicht zu übersehen . Nach *HANS GREWEL* wird in der *„allgemeinen Diskussion ... die Verflechtung von Organtransplantation und Menschenbild"* kaum zur Kenntnis genommen.

„Sie wird von dem Drängen auf Organbeschaffung beherrscht – als handele es sich um einen Engpaß in der Versorgung einer Werkstatt mit Ersatzteilen. Dabei wird unterstellt, daß die lebensbedrohliche Erkrankung eines Menschen bereits den zureichenden Grund dafür angibt, daß er einen Anspruch auf Ersatzorgane von einem hirntoten Menschen geltend machen und geradezu die Pflicht des Organ«spenders» zur Weitergabe seiner Organe postulieren kann."[122]

Moralische Appelle, die die Spendebereitschaft der Bevölkerung steigern sollen, befremden zuweilen in ihrer Intensität. *JOHANN FRIEDRICH SPITTLER* bringt dies folgendermaßen zum Ausdruck:

„wenn ich auf der Mitnahme meiner Organe in ein Grab bestehe und ein anderer Mensch mit ihnen überleben könnte, mache ich mich mit der Verweigerung einer Entnahme schuldig an dem Sterben eines wartenden Empfängers."[123]

Der Mensch als Recyclingobjekt, das nach Verlust seiner ursprünglichen Bestimmung für andere Zwecke nutzbar gemacht werden kann, dieses Menschenbild kritisiert *L. GEISLER,* der den Körper eines Menschen nach dessen festgestelltem Hirntod zum „herrenlosen" Gut, zum Objekt sozialer Verfügbarkeit und fremder Ansprüche gemacht sieht. Die Transplantationsmedizin wecke Begehrlichkeiten, die durch die Medizin zunehmend weniger befriedigt werden können und wodurch die angeblich herrenlose Materie zum heiß gesuchten Wirtschaftsgut werde.

„Die umkämpften `Rohstoffe´, so Jobst Paul, liegen heute nicht mehr in Afrika oder Südamerika, sondern im körperlichen sowie genetischen `Material´ von Menschen. Im Fadenkreuz eines expandierenden Pragmatismus

---
[122] **Grewel, H.**, 1994b, S. 339.
[123] **Spittler, J. F.**, 1995a, S. 327.

gerät die Transplantationsmedizin in eine klassische Fortschrittsfalle. Ihre systemabhängige Expansion führt trotz Ausweitung ihrer Kapazitäten zu immer längeren Wartelisten. Ihre Triumphgesänge ('Italiener erhält fünf neue Organe' : Leber, Pankreas, Darm, Magen und eine Niere) zeigen, daß das Spiel ohne Grenzen bereits angesagt ist."[124]

„Mangel", „Bedarf" – diese Begriffe geben nach GISELA WUTTKE vor, das Leben unendlich machen zu können. Trotz steigender Transplantationsfrequenz, bedingt durch die Erweiterung der Indikation zur Transplantation auf multimorbide und ältere PatientInnen aufgrund verbesserter Therapiemöglichkeiten, steigt dieser ungleich schneller an,

„weshalb in der Transplantationsmedizin, wie es immer wieder heißt, 'auf der Warteliste gestorben' werden muß. Wer also vergeblich darauf hoffte, transplantiert zu werden, stirbt nicht infolge einer Krankheit, wie andere Menschen auch, sondern, weil ein 'passendes' Organ nicht rechtzeitig 'gefunden' wurde."[125]

Die Transplantationsmedizin sieht die Grenze dieser ihrer medizinischen Behandlung jedoch nicht durch das technisch Machbare bestimmt, sondern durch die mangelnde Akzeptanz dieser Möglichkeit durch die Bevölkerung. Aber

„Sterben sie wirklich", fragt HANS GREWEL, „weil sie nicht rechtzeitig ein Ersatzteil bekommen? Sterben sie nicht deshalb, weil ihr Körper ihnen den Dienst versagt oder weil eine vergiftete Umwelt sie so schwer geschädigt hat, daß sie nicht weiterleben können?"[126]

Nach Schätzungen der UNESCO wird nach der Jahrtausendwende jeder zweite Eingriff eine Transplantation von Organen, Geweben oder Zellen sein. Diese Prognose veranlaßte die Mitglieder der Bioethik-Forschungsgruppe an der Universität Kopenhagen zur folgenden Äußerung:

„Nach unserer Auffassung scheint es ganz natürlich zu sagen, daß die Organe lebender Menschen lebenswichtige Gesundheitsressourcen sind, die wie alle anderen lebenswichtigen Ressourcen in fairer Weise verteilt

---

[124] **Geisler, L.**, 1996a, S. 216.
[125] **Wuttke, G.**, 1996, S. 243.
[126] **Grewel, H.**, 1994b, S. 333.

werden müssen. Wir könnten uns daher gezwungen sehen, darauf zu bestehen, daß alte Menschen getötet werden, damit ihre Organe an jüngere, kritisch kranke Personen umverteilt werden können, die ohne diese Organe bald sterben müßten. Schließlich benutzen die alten Menschen lebenswichtige Ressourcen auf Kosten der bedürftigen jüngeren Menschen. Weder das Prinzip der Fairneß noch Nützlichkeitserwägungen scheinen dagegen zu sprechen".[126]

KLAUS-PETER JÖRNS wandte sich entschieden gegen dieses Anspruchsdenken und führte aus:

„Denn wenn ernstgenommen wird, daß der Mensch nicht verobjektiviert werden darf, weil seine personale Integrität dem entgegensteht, dann ist es unmöglich, ein Recht der Gesellschaft auf die Organe des einzelnen Menschen zu Therapiezwecken zu behaupten, also das Recht quasi eines `Über-Wir` einzuführen, das sich dann die Organe der Einzelnen vereinnahmt, einverleibt ... Wer `Leben bewahren` will, der muß auch das In-Frieden-Sterben-Können bewahren: Sterben als etwas, was frei ist von den Zwecken ... und Interessen anderer. Und mögen diese Interessen noch so fundamental, noch so durch Tragik und Leiden und Therapiemöglichkeiten begründet sein. Es muß gesehen werden, daß das in einen absoluten ... Konflikt führt."[127]

Durch die bisherigen Darstellungen wird deutlich, dass in der Transplantationsmedizin, in der das Leben und die Gesundheit eines Menschen unlösbar an den Tod eines anderen Menschen gekoppelt ist, kritische Fragen zu stellen sind. Ist diese Koppelung zweier einander fremder Menschen überhaupt zulässig, in welchem Umfang und insbesondere innerhalb welcher Grenzen? Organtransplantation bedeutet nur für den, der Leben erhält, Hoffnung. Die lebenserhaltenden Maßnahmen dienen nicht den Sterbenden, sie orientieren sich darüber hinaus auch häufig nicht an deren Würde[128]; vielmehr kann/muss nach Meinung einiger VertreterInnen des Transplantationswesens ein Mensch selbst im Sterben noch Nutzen bringen. Der Mensch, reduziert auf ein System von Gehirn- und Organfunktionen, zerlegt in Einzelteile, wird nach Bedarf verteilt. Durch die Trennung von personalem menschlichen Leben (mit Sitz im Gehirn) und biologischem menschlichem Leben wird der Zeitpunkt des Hirntodes als derjenige

---

[127] **Jörns**, K. P., 1994, S. 97 f.
[128] Vgl. Interviewaussagen von Pflegenden, **Feuerhack**, M., 1998, S. 23 f.

bestimmt, von dem an nur noch biologisches Leben vorhanden ist. Über dieses kann zu Transplantationszwecken verfügt werden.

Grundsätzliche Fragen werden dabei nicht gestellt. Über die Ursachen von Krankheiten und damit verbundene mögliche präventive Überlegungen wird kein Wort verloren. Es geht auch nicht darum, wieso Lebenserhaltung höher zu bewerten sei als das Recht eines sterbenden Menschen auf einen würdevollen Tod, nicht darum, ob alles, was technisch machbar ist, auch verwirklicht werden sollte, und schon gar nicht darum, ob der medizinische Fortschritt, der vorgibt, den Tod bewältigen zu können, an sich human ist.

Unserer Meinung nach ist es jedoch erstrebenswert, eine Haltung zu finden, die auch den Verzicht des technisch Machbaren als mögliche Alternative zulässt, damit das Schlusswort eines Transplantationskoordinators (anlässlich eines Vortrags zum Thema Organtransplantation) nicht mehr lauten muss: „*Ohne Transplantationsmedizin gibt es nur Verlierer!*"[129]

4.4. Relevanz der Hirntod-Problematik für die Pflege

Bei kritischer Betrachtung der zitierten Haltungen zur Transplantationsmedizin und dem darin je eigenen Menschenbild sind mögliche Auswirkungen des Hirntod-Konzeptes auf die (Mit-)Menschlichkeit in der Medizin in Betracht zu ziehen. Im Mittelpunkt dieser Arbeit steht jedoch die pflegerische Praxis und darin der Einfluss dieses Konzepts auf die psychische, moralische und motivationale Verfassung der an der Transplantationsmedizin beteiligten Pflegenden. Für sie, insbesondere für die in den Bereichen Anästhesie, Intensivstation und OP beschäftigten, sind die bisher angeschnittenen Probleme und Fragen von unter Umständen zentraler Bedeutung. An erster Stelle steht dabei die Auseinandersetzung mit und die eigene Einstellung gegenüber dem geltenden Hirntod-Kriterium. Es geht um die entscheidende Frage, ob ein „hirntoter" Mensch wirklich ein toter Mensch ist, insbesondere dann, wenn möglicherweise das bei der Pflege dieses Menschen wahrgenommene eigene Empfinden nicht mit den medizinischen „Fakten" in Einklang zu bringen ist. Denn wenn der Hirntod mit

---

[129] **Krenzel**, Chr., Vortrag zum Thema „Ersatzteillager Mensch", 23.6.1998, Klinikum Mannheim.

dem Tod des Menschen gleichzusetzen ist, dann ist es *„schlichtweg makaber, die Vitalfunktionen eines Toten zu kontrollieren."*[130]

Pflegende, für die „hirntote" PatientInnen sterbende PatientInnen sind, und deren Pflegeziel eine der Lebenslage angemessene Pflege ist, stellen sich eine Reihe weiterer Fragen: Wie lässt sich die Nichtakzeptanz des Hirntods als Tod des Menschen mit der Betreuung von OrganspenderInnen vereinbaren? Wie die Achtung vor dem Sterben, vor der Würde und den Grundrechten des Menschen mit der „Spenderkonditionierung", die ein Sterben in Würde geradezu ausschließt?

Kann der moralische Zwiespalt ausgehalten werden, einerseits einen sterbenden Menschen unter humanen Bedingungen sein Leben beenden zu lassen, andererseits um die Not eines anderen schwer kranken Menschen zu wissen, der mithilfe einer Organentnahme bei diesem Menschen die Chance hätte, weiterleben zu können?

Wie ist mit dem Konflikt umzugehen, wenn die Anspruchshaltung von TransplantationsmedizinerInnen und wartenden OrganempfängerInnen mit der eigenen Haltung zur Transplantationsmedizin kollidiert? Wenn Pflegende der Meinung sind, dass nicht alle Behandlungsmöglichkeiten, die die heutige Medizin zur Verfügung hat, unter allen Umständen immer und jederzeit anzuwenden sind, sondern dass auch das Sterben-müssen zu akzeptieren ist?

Nicht zuletzt sehen sich auch Pflegende, ebenso wie alle anderen Mitglieder einer Gesellschaft, in der sich die Organtransplantation als Therapiemöglichkeit etabliert hat, unabhängig von ihrer beruflichen Tätigkeit mit Fragen konfrontiert, die mit dem der Transplantationsmedizin zugrundeliegenden Menschenbild beginnen und mit der Todesdefinition – dem Hirntod-Konzept – noch längst nicht enden.

---

[130] Zitat einer Pflegenden im Intensivbereich anlässlich einer Veranstaltung zumThema „Organtransplantation", 16.11.1998. Veranstalter: Transplantationszentrum Kaiserslautern.

5. Initiativen bis zum Transplantationsgesetz

Zwingende Voraussetzung für die Organentnahme bei einer/m Verstorbenen ist der sichere, dokumentierte Tod des/r SpenderIn. Selbst nach ausdrücklicher Zustimmung eines noch lebenden Menschen zu einer Explantation mit möglicher Todesfolge wäre ein solcher Eingriff ein strafbares Tötungsdelikt.[131] Zur Legalisierung der Organexplantationen bei sogenannten „hirntoten" PatientInnen war es notwendig geworden, eine gesetzliche Regelung festzuschreiben, die das Hirntod-Kriterium anerkannte, da diese PatientInnen nach herkömmlicher Sichtweise eben (noch) nicht tot waren.

5.1. „Organmangel" – eine neue Situation

Besorgniserregende Organbeschaffungsmethoden, die in den letzten Jahren an die Öffentlichkeit geraten sind, haben große Unsicherheiten und Ängste hervorgerufen. Der sogenannte „Organmangel" in den reichen Industrieländern induzierte beispielsweise einen regelrechten Organhandel mit Ländern der Dritten Welt und den sogenannten Schwellenländern (Staaten auf dem Weg vom Entwicklungsland zum Industriestaat). Menschen in großer Not, besonders in Indien, Brasilien, Guatemala, Paraguay, auf den Philippinen, in Honduras und Ägypten, waren und sind bereit, für Geld ein Organ, meist eine Niere, zu verkaufen. Der steigenden Nachfrage zahlungskräftiger Kunden aus Europa, Amerika und den Golfstaaten folgte ein krimineller Beschaffungsmarkt. Menschen in Brasilien, Pakistan, Indien und in der Türkei wurden überfallen und regelrecht ausgeschlachtet.[132]

Der steigende „Organbedarf" lässt sich in Deutschland sehr anschaulich anhand der Diskrepanz zwischen PATIENTINNEN AUF DER WARTELISTE und DURCHGEFÜHRTEN TRANSPLANTATIONEN darstellen (Abb. 5). Nach Daten der DSO[29] standen beispielsweise für eine Nierentransplantation 2000 11.973 PatientInnen auf der Warteliste, 2.219 Organtransplantationen wurden durchgeführt. Bei der Herztransplantation warteten 627 PatientInnen auf ein neues Organ, während 418 Transplantationen durchgeführt wurden (bei dieser Transplantation sind die Zahlen seit 1998 rückläufig, laut DSO hat sich die Indikationsstellung offen-

---

[131] Vgl. **Nagel**, E.; **Schmidt**, P., 1996, S. 23 und auch **Strafgesetzbuch**, §§ 211 - 216.
[132] Vgl. **Schoeller**, B., 1994.

sichtlich geändert). Gezielte Öffentlichkeitsarbeit der Transplantationszentren versuchte, diese Diskrepanz zu minimieren.[133]

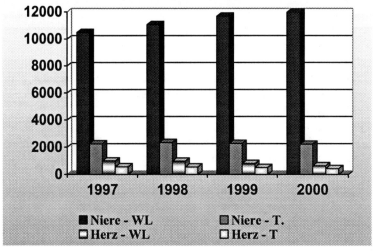

Quelle: DSO, 2001

(WL = Warteliste, T = Transplantation)

Abb. 6

Nach der ersten Herztransplantation 1967 durch Christiaan Barnard und der wenige Monate später folgenden Erklärung der Harvard-Kommission eröffnete sich für die Transplantationsmedizin eine neue Perspektive: Der Todeszeitpunkt wurde durch das Hirntod-Kriterium faktisch vorverlegt. Dieser Konzeption folgte auch die Bundesärztekammer und veröffentlichte im Deutschen Ärzteblatt erstmals am 9. April 1982 Richtlinien als Entscheidungshilfen zur Feststellung des Hirntodes, mit insgesamt drei Fortschreibungen, zuletzt am 24. Juli 1998 als DRITTE FORTSCHREIBUNG MIT ERGÄNZUNGEN GEMÄSS TRANSPLANTATIONSGESETZ.[134]

Nach Feststellung des irreversiblen Ausfalls der mess- und prüfbaren Hirnfunktionen waren die medizinischen Voraussetzungen für eine Organentnahme gegeben. Grundsatzfragen, wie beispielsweise die folgenden, waren damit jedoch noch nicht beantwortet:

---

[133] Vgl. **Deutsche Stiftung Organtransplantation**, 1997b.
[134] **Wissenschaftlicher Beirat der Bundesärztekammer**, Richtlinien, 1998, S. B-1509 f.

- Ist die medizinische Annahme, dass der Hirntod gleichbedeutend ist mit dem Tod des Menschen sei, akzeptabel?

- Ist die Diagnose Hirntod lediglich ein Legitimierungsversuch der TransplantationsmedizinerInnen, um auf diesem Weg über „lebensfrische" Organe in ausreichender Zahl verfügen zu können?

- Soll eine Organentnahme nur dann möglich sein, wenn sich der „hirntote" Mensch schon zu Lebzeiten, etwa durch einen Organspendeausweis, ausdrücklich dafür entschieden hat?

- Soll gegebenenfalls im Nachhinein die fehlende Zustimmung durch Angehörige ersetzt werden können?

- Nach welchen Kriterien erfolgt die Organverteilung?

- Ist ein Organhandel ausgeschlossen?

Eine juristische Lösung war nur durch ein entsprechendes Gesetz möglich. Im Vorfeld wurde in der Auseinandersetzung um ein Transplantationsgesetz über drei Modelle diskutiert[135]:

1. DIE (ENGE) WIDERSPRUCHSLÖSUNG: Grundsätzlich steht jedeR im Falle ihres/seines Todes zur Organspende zur Verfügung, wenn sie/er nicht zu Lebzeiten ausdrücklich widersprochen hat.

2. DIE INFORMATIONSLÖSUNG: Die Angehörigen werden lediglich informiert, dass eine Organtransplantation durchgeführt wird. Ein Schweigen wird als Zustimmung interpretiert.

3. DIE ZUSTIMMUNGSLÖSUNG: Die Organentnahme ist nur dann erlaubt, wenn der/die SpenderIn zu Lebzeiten ausdrücklich zugestimmt hat (enge Zustimmungslösung) oder die Angehörigen stellvertretend ihre Zustimmung geben (erweiterte Zustimmungslösung).

---

[135] Vgl. **Herrmann**, U., 1996, S. 113 und auch **Schmidt**, V. H., 1996, S. 153 f.

5.2. Entwicklungen zum Transplantationsgesetz

Die Verteilungskriterien der Spenderorgane gewinnen bei zunehmender Indikationsstellung für eine Transplantation besondere Bedeutung. Das Procedere der Allokation verlangte ebenso wie die Organentnahmekriterien nach einer bundesweiten gesetzlichen Festschreibung.[136] Vom ersten Gesetzesentwurf im April 1979 (11 Jahre nach der *HARVARD-DEKLARATION*) bis zum In-Kraft-Treten des Transplantationsgesetzes vergingen noch 18 Jahre:

- **Justizministerium: Entwurf 1978**
  Empfehlungen einer Bund-Länder-Arbeitsgruppe von 1974 zufolge sollte die *WIDERSPRUCHSLÖSUNG* favorisiert werden. In öffentlichen Diskussionen wiesen KritikerInnen darauf hin, dass dieses Gesetz zu weitreichende Eingriffe in die Persönlichkeitsrechte des Menschen, die auch über den Tod hinauswirken, vornähme. Um etwaige Vorbehalte geltend zu machen, sollten nach entsprechenden Befragungen der InhaberInnen bei der Ausstellung von Personalausweisen verdeckte Eintragungen vorgenommen werden. Die Umstrittenheit des Vorhabens veranlasste die Bundesregierung vorzuschlagen, eine Denkpause einzulegen und zu prüfen, ob eine gesetzliche Regelung überhaupt notwendig sei.

- **Erster Gesetzesentwurf im Deutschen Bundestag am 26.04.1979**
  Am 26.04.1979 scheiterte der erste Gesetzesentwurf einer bundeseinheitlichen Regelung zur Organtransplantation. Der damalige Bundesjustizminister Jochen Vogel (SPD) erhielt nicht die erforderliche Mehrheit im Bundestag, um den Entwurf, der die *WIDERSPRUCHSLÖSUNG* favorisierte, durchzusetzen. Das Hirntod-Kriterium kam erst nach einer Großen Anfrage der Fraktion DIE GRÜNEN am 26.09.1990 in die politische Diskussion, wobei die Vorgaben der Richtlinien der Bundesärztekammer infrage gestellt wurden.

- **Mustergesetzesentwurf: im Auftrag der Gesundheitsministerkonferenz November 1989**
  Die Gesundheitsministerkonferenz beauftragte im November 1989 eine Arbeitsgemeinschaft leitender Ministerialbeamter, einen Mustergesetzesentwurf vorzubereiten, nachdem die MedizinerInnen zunehmend eine gesetzliche Festschreibung aus folgenden Gründen forderten:

---

[136] Vgl. **Schmidt**, V. H., 1996 und auch **Herrmann**, U., 1996, des Weiteren **Oduncu**, F., 1998, S. 132 f.

- Zunehmende öffentliche Aufmerksamkeit bei der steigenden Zahl von Transplantationen und vermehrte Anfragen, ob es bei der Entnahme und Übertragung von Organen stets „mit rechten Dingen zugehe".

- Medienberichte aus dem Ausland über Skandale und Missstände, wie z. B. „Raubtransplantationen" und „Ausschlachtung" entführter Kinder in Lateinamerika.

- Angebote von Organhändlern auch an deutsche Kliniken.

- Mangelnde Akzeptanz des Hirntod-Kriteriums bei medizinischen Laien, aber auch bei manchen Ärztinnen/Ärzten (die Autorität des Rechtes sollte die Ausführungen der Wissenschaft stützen).

- Die Einführung einer gesetzlichen Meldepflicht, um möglichst viele potenzielle SpenderInnen zu erreichen.

- Unsicherheiten bei allen Beteiligten.

- **Arbeitsgemeinschaft der Transplantationszentren: Entwurf 1990**
  1990 legte die Arbeitsgemeinschaft der Transplantationszentren einen Entwurf vor, der u.a. Modalitäten der Organentnahme (bei Verstorbenen und Lebenden), die Todesfeststellung und die Problematik des Organhandels beinhaltete. Der Organentnahme sollte die *INFORMATIONSLÖSUNG* zugrunde gelegt werden, wobei die Angehörigen innerhalb einer „angemessenen" Frist hätten widersprechen können; insofern eine modifizierte Informationslösung. Dieses Modell blieb Grundlage sämtlicher Regierungsentwürfe.

- **Entwurf der Länder, November 1992**
  Im November 1992 befasste sich ein Entwurf der Länder u.a. mit der Organverteilung. Die Vermittlung bzw. Verteilung verfügbarer Spenderorgane sollte dabei einer zentralen Einrichtung übertragen werden. In einer Expertenanhörung (bestehend aus Ärztinnen/Ärzten, Krankenversicherungen, PatientInnen, politischen Parteien und *EURO-TRANSPLANT*) wurde dieser Vorschlag im Dezember negativ eingeschätzt.

- **Musterentwurf der Länder: zweite Fassung, April 1993**
  Im April 1993 hieß es in der zweiten Fassung, das Problem sei durch die Stiftung *EUROTRANSPLANT* umfassend und zweckmäßig geregelt.

- **Musterentwurf der Länder: dritte Fassung, Juni 1994**
  Im Juni 1994, in der dritten und letzten Fassung, erschien schließlich wieder die Forderung nach einer zentralen Meldestelle, die die Organe an geeignete EmpfängerInnen nach den Regeln der medizinischen Wissenschaft vermitteln sollte.

- **Landesgesetze in Bayern und Rheinland-Pfalz, 1994**
  Im Sommer 1994 wurde in Bayern und in Rheinland-Pfalz ein eigenes Landesgesetz auf den Weg gebracht, das die *WIDERSPRUCHSLÖSUNG* favorisierte. Zwei Monate nach Bekanntwerden wurde es jedoch aufgrund bundesweiter Proteste wieder zurückgezogen.

- **Grundgesetzänderung, 27.10.1994**
  Am 27.10.1994 wurde durch ein Gesetz zur Änderung des Grundgesetzes (BGBl I: 3146) die Voraussetzung einer bundeseinheitlichen Regelung geschaffen. Bei der bis dato gültigen Gesetzgebungskompetenz für das Gesundheitswesen auf Länderebene bestand die Möglichkeit, dass einzelne Landesregierungen aus dem Musterentwurf für die Organtransplantation ausscherten. Mit der Verabschiedung der Grundgesetznovelle änderte sich Art. 74 Nr. 26 GG (konkurrierende Gesetzgebung zwischen Bund und Ländern). Dem Bund wurde u.a. das Gesetzgebungsrecht für „Regelungen zur Transplantation von Organen und Geweben" übertragen.

- **Bundesministerium für Gesundheit: Gesetzesentwurf vom 17.03.1995**
  Am 17.03.1995 wurde der Öffentlichkeit schließlich der erste Gesetzesentwurf des Bundesministeriums für Gesundheit vorgelegt, der die *INFORMATIONSLÖSUNG* durch die *ERWEITERTE ZUSTIMMUNGSLÖSUNG* ersetzte.

- **Bundestag: Expertenanhörung, 1995**
  Ende 1995 wurde in einer öffentlichen Experten-Anhörung vor dem Gesundheitsausschuss und dem Rechtsausschuss des Bundestags das Problem der Todesbestimmung thematisiert. Teile der SPD-Bundestagsfraktion waren der Auffassung, der Hirntod könne nicht als definitiver Todeszeitpunkt gewertet werden; damit müsse eine *ENGE ZUSTIMMUNGSLÖSUNG* gefordert werden. Dar-

aufhin klammerte das Gesundheitsministerium in einem gemeinsamen Gesetzesentwurf der Fraktionen der Regierungskoalition und der SPD die Frage der Zulässigkeit von Organentnahmen zunächst aus. Der *nicht behebbare Ausfall der gesamten Hirnfunktion* wird im Entwurf als zwingend vorausgesetzt, aber nicht explizit als Todeskriterium bezeichnet.

- **Rechtsausschuss-Beschluss, 1996**
  Am 13.11.1996 beschloss der Rechtsausschuss, *„die ihm zur Mitberatung überwiesenen Entwürfe für ein Transplantationsgesetz sowie entsprechende Anträge zum Gegenstand einer öffentlichen Anhörung zu den juristischen und verfassungsrechtlichen Aspekten zu machen."*[137]

- **Öffentliche Anhörung im Rechtsausschuss am 15.01.1997**
  In einer öffentlichen Anhörung wurden im Rechtsausschuss am 15.01.1997 von Rechtswissenschaftlern einerseits *„verfassungsrechtliche Probleme der Organverpflanzung im Verhältnis zum Schutz des Lebens und zur Wahrung der Menschenwürde ..* [vorgetragen und andererseits] *die Meinung .., daß das irreversible Aufhören der Gehirnfunktionen den Tod des Menschen darstelle, auch wenn nach Ausfall der Hirnfunktion Lebenszeichen vorhanden seien. Der Hirntod stelle ein Kriterium dar, das die Entnahme lebenswichtiger Organe bei einem sterbenden Menschen erlauben könnte."*[138] Sieben Juristen äußerten sich zu den Kriterien der vorgeschlagenen Gesetzesentwürfe für ein TPG, die von den BÜNDNISGRÜNEN, der CDU/CSU, der SPD, der FDP und von Abgeordnetenanträgen eingebracht worden waren:[138]

- DEUTSCH, ERWIN, Göttinger Hochschullehrer: *Vorrangig sollte die Durchführung von Transplantationen und die Organverteilung gesetzlich geregelt werden und nicht die Voraussetzung für die Organentnahme. Das irreversible Koma kann mit dem Hirntod gleichgesetzt werden und gestattet eine Organentnahme.*

- SCHREIBER, HANS-LUDWIG, Göttinger Hochschullehrer: *Der Gesetzgeber kann den Tod definieren. Die Feststellung des Hirntodes ist nicht nur ein Kriterium für die Organentnahme, sondern die Feststellung des absoluten Todes des Patienten. Angehörige oder ein Vertreter können in eine Transplantation einwilligen.*

---

[137] **Deutscher Bundestag, Pressezentrum,** Anhörung, 1996.
[138] **Deutscher Bundestag, Pressezentrum,** Hirntod, 1997.

- *GRÖSCHNER, ROLF*, Hochschullehrer in Jena: *Die Legaldefinition des Todes durch einen irreversiblen Ausfall der gesamten Hirnfunktion verstößt gegen das Grundgesetz. Der Hirntod ist lediglich formelles Entnahmekriterium, daher ist eine Organentnahme nur auf der Grundlage einer amtlich dokumentierten Einwilligung des Spenders zulässig.*

- *TRÖNDLE, HERBERT*, Professor aus Waldshut-Tiengen: *Nur die wirksame Einwilligung des Organspenders ist verfassungsrechtlich vertretbar.*

- *GALLWAS, HANS-ULLRICH*, Münchner Hochschullehrer: *Der verfassungsrechtliche Schutz des Lebens bei Hirntod ist bei der Transplantation eine Frage der Abwägung. Die Organentnahme ist nur durch eine schriftlich dokumentierte Einwilligung des Betroffenen gerechtfertigt.*

- *HÖFLING, WOLFRAM*, Professor aus Gießen: *Der Hirntote ist zwar sterbend, aber als noch lebend zu betrachten. Anthropologisch ist das Menschenbild verfassungswidrig und dem biologischen Ansatz der Hirntoddoktrin liegen unzureichende Kriterien zugrunde. Eine Organentnahme ist daher nur möglich, nach freiwilliger, zu gesunden Zeiten erklärter Einwilligung des Spenders.*

- *SACHS, MICHAEL*, Düsseldorfer Hochschullehrer: *Der Hirntote lebt noch, da es bei der Definition von Leben nicht auf die aktuellen Fähigkeiten wie die Möglichkeiten der zentralen Selbststeuerung des jeweiligen menschlichen Organismus ankommt. Die Organentnahme ist ein „Fall von Lebensbeendigung" und nur durch Einwilligung des Betroffenen gerechtfertigt.*

Konsens herrschte über eine umfangreiche Aufklärung, über die Voraussetzungen und Folgen der Transplantation und über eine gerechte Verteilung, damit jede/r Kranke die gleiche Chance hätte.

- **Transplantationsgesetz: Beschlussfassung im Deutschen Bundestag am 25.06.1997**
Am 25.06.1997 wurde im Bundestag mit fraktionsübergreifender Mehrheit das Transplantationsgesetz beschlossen. Die Abgeordneten entschieden sich mehrheitlich für die sogenannte **erweiterte Zustimmungslösung**, nach der die Angehörigen über eine Organentnahme nach dem „mutmaßlichen Willen" der/s Verstorbenen entscheiden müssen, wenn dieseR sich nicht zu Lebzeiten selbst geäußert hat. Innerhalb einer bestimmten Frist, die sie mit der Ärztin / dem Arzt vereinbaren, sollen die Angehörigen jedoch die Möglichkeit haben, ihre Entscheidung zu widerrufen. Das Gesetz hat keine Gültigkeit für die Übertragung von Blut und Knochenmark, sowie für embryonale und fetale Organe und Gewebe.[139]

5.3. Das Transplantationsgesetz (TPG)

Das am 25.06.1997 beschlossene Transplantationsgesetz trat am 1. Dezember 1997 in Kraft (Gesamttext im Anhang II). Die Gültigkeit des Gesetzes erstreckt sich auf die Spende und Entnahme menschlicher Organe, Organteile oder Gewebe zum Zwecke der Übertragung auf andere Menschen, auf die Organübertragung einschließlich der Vorbereitung dieser Maßnahme, sowie auf das Verbot des Handelns mit menschlichen Organen. Das TPG kommt nicht zur Anwendung bei Blut, Knochenmark und fetalen Organen und Geweben.

In einer Soll-Bestimmung werden vor allem die Bundeszentrale für gesundheitliche Aufklärung und die Krankenkassen dazu aufgefordert, die Bevölkerung über die Gesetzesinhalte aufzuklären und Organspendeausweise bereitzuhalten.

Die ERWEITERTE ZUSTIMMUNGSLÖSUNG wird im Gesetzestext wie folgt festgeschrieben:

„Wer eine Erklärung zur Organspende abgibt, kann in eine Organentnahme nach § 3 einwilligen, ihr widersprechen oder die Entscheidung einer namentlich benannten Person seines Vertrauens übertragen (Erklärung zur Organspende). Die Erklärung kann auf bestimmte Organe beschränkt werden. Die Einwilligung und die Übertragung der Entscheidung können vom vollendeten

---

[139] **Deutscher Bundestag, Pressezentrum**, Organentnahme, 1997a.

sechzehnten, der Widerspruch kann vom vollendeten vierzehnten Lebensjahr an erklärt werden".[140]

Beispiel eines Organspendeausweises[141]:

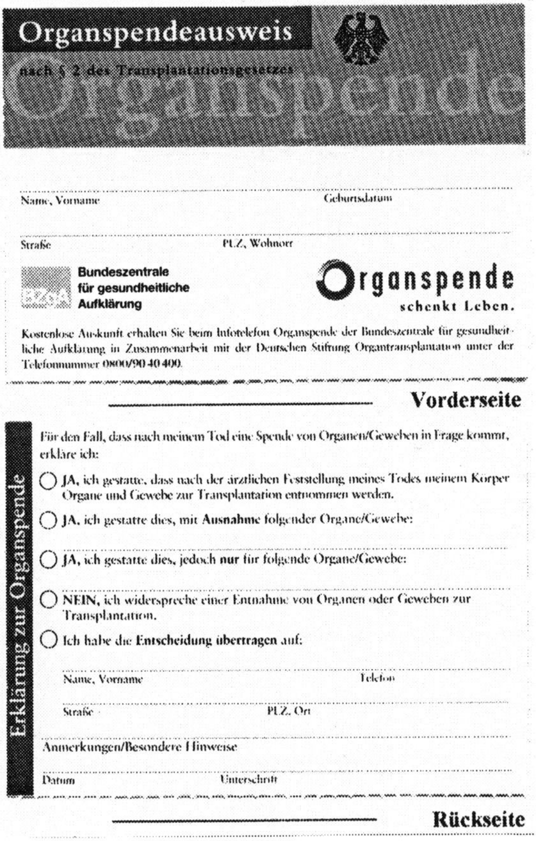
Organspendeausweis

nach § 2 des Transplantationsgesetzes

Organspende

Name, Vorname | Geburtsdatum

Straße | PLZ, Wohnort

Bundeszentrale für gesundheitliche Aufklärung

Organspende schenkt Leben.

Kostenlose Auskunft erhalten Sie beim Infotelefon Organspende der Bundeszentrale für gesundheitliche Aufklärung in Zusammenarbeit mit der Deutschen Stiftung Organtransplantation unter der Telefonnummer 0800/90 40 400.

Vorderseite

Erklärung zur Organspende

Für den Fall, dass nach meinem Tod eine Spende von Organen/Geweben in Frage kommt, erkläre ich:

○ JA, ich gestatte, dass nach der ärztlichen Feststellung meines Todes meinem Körper Organe und Gewebe zur Transplantation entnommen werden.

○ JA, ich gestatte dies, mit **Ausnahme** folgender Organe/Gewebe:

○ JA, ich gestatte dies, jedoch **nur** für folgende Organe/Gewebe:

○ NEIN, ich widerspreche einer Entnahme von Organen oder Geweben zur Transplantation.

○ Ich habe die **Entscheidung übertragen** auf:

Name, Vorname | Telefon

Straße | PLZ, Ort

Anmerkungen/Besondere Hinweise

Datum | Unterschrift

Rückseite

Abb. 7

---

[140] TPG, § 2 Abs. 2, 1997 [Wortlaut s. Anhang].

[141] Quelle: **BzgA** (**B**undeszentrale für gesundheitliche **A**ufklärung, 11/2000). Der Begriff „Hirntod" wird in diesem Dokument nicht erwähnt.

Die Organentnahme bei toten OrganspenderInnen wird im zweiten Abschnitt detailliert geregelt, wobei zur Todesfeststellung die Richtlinien der Bundesärztekammer zugrunde gelegt werden (TPG, § 3,1,2 *„Regeln, die dem Stand der Erkenntnisse der medizinischen Wissenschaft entsprechen"*). Des Weiteren werden die Organentnahme bei lebenden OrganspenderInnen, die Entnahme, Vermittlung und Übertragung bestimmter Organe, Meldungen, Datenschutz, Fristen, Richtlinien zum Stand der Erkenntnisse der medizinischen Wissenschaft (s.o.), Verbotsvorschriften (Organhandel) und Straf- und Bußgeldvorschriften geregelt. In den Schlussvorschriften wird auf Änderungen folgender Gesetze hingewiesen: Arzneimittelgesetz (neu aufgenommen wurde hier u.a. die Übertragung von Augenhornhäuten auf andere Menschen), das Fünfte Buch des Sozialgesetzbuches (u.a. § 115 a Abs. 2: Regelungen für die vor- und nachstationäre Behandlungsdauer bei Organübertragungen), das Siebte Buch des Sozialgesetzbuches (§ 2 Abs. 1 Nr. 13 Buchstabe b: [Gesetzliche Unfallversicherung] Neuformulierung: *Blut oder körpereigene Organe, Organteile oder Gewebe spenden,*") und das Strafgesetzbuch (u.a. wird im § 5 der Organhandel mit Bezug auf § 18 des TPG) unter Strafe gestellt.

Das seit 1997 existierende TPG legitimiert die bis dato gängige Praxis bei Organentnahmen sowie das Hirntod-Kriterium nach den Richtlinien der Bundesärztekammer. Ob sich die Erwartungen der Transplantationschirurgen allerdings erfüllen werden, und „[sich] *nicht nur unter den Bürgern, sondern auch bei der Ärzteschaft das Verständnis für das Problem der Organentnahme nach dem Tode* [verbessert] *und auf lange Sicht* [der bestehende] *Organmangel in Deutschland* [reduziert wird]"[142], bleibt abzuwarten. § 11 Abs. 4 (TPG) jedenfalls verpflichtet Krankenhäuser dazu, potenzielle OrganspenderInnen an das zuständige Transplantationszentrum zu melden.

Unserer Ansicht nach lässt sich die Akzeptanz des Hirntod-Kriteriums jedoch nicht durch gesetzliche Regelungen erhöhen und die ZweiflerInnen werden nach wie vor ihre Bedenken anmelden (siehe Kapitel 7).

---

[142] Friedrich Wilhelm Eigler: „Bereitschaft zur Hilfe in der Bevölkerung und der Ärzteschaft kann wachsen". In: **Deutsche Stiftung Organtransplantation**, 1997a, S. 8.

6. Situation der Pflege bei der Betreuung von „hirntoten" PatientInnen

Für Pflegende, die in das Organspendegeschehen involviert sind – von der SpenderInnen-Konditionierung bis zur Organexplantation – stellt sich die zentrale Frage: Ist der Hirntod gleichbedeutend mit dem Tod des Menschen? Die individuelle Beantwortung dieser Frage ist entscheidend für das weitere Handeln und den Umgang mit diesen PatientInnen. Die medizinische Hirntod-Definition, inzwischen in Deutschland gesetzlich verankert, konfrontiert die Pflege in der Praxis sowie auf abstraktem theoretischen Niveau mit einer bis dato nicht befriedigend gelösten Faktizität: PatientInnen werden für tot erklärt und intensivmedizinisch (zur Vitalkonservierung ihrer Organe) weiterbehandelt, wobei dieses Procedere ohne die Mitwirkung Pflegender nicht realisierbar ist. Quasi stillschweigend übernimmt hier eine Berufsgruppe traditionsgemäß eine (ärztlich) zugewiesene Aufgabe, zum Teil auch, indem sie sich mit den „erfolgreichen" TransplantationsmedizinerInnen identifizieren.

Mit zunehmender Professionalisierung hinterfragt die Pflege nach und nach kritisch die teils zugewiesenen, teils freiwillig übernommenen Aufgaben. *„Professionalisierung umfaßt Eigenständigkeit und diese wiederum Willens- und Handlungsfreiheit."*[143] Würde die Willens- und Handlungsfreiheit Pflegender bei der SpenderInnen-Konditionierung in vollem Umfang zum Tragen kommen, gäbe es erhöhten Diskussions- und Klärungsbedarf im intensivmedizinischen Bereich, wobei die ärztliche Seite gefordert wäre zusätzlich zu ihren naturwissenschaftlichen Argumenten auch zu ethischen Positionen Stellung zu nehmen. Neben der fraglichen Akzeptanz des Hirntod-Kriteriums sind gerade auch Pflegende unter anderem in der Dilemma-Situation, Prioritäten setzen zu müssen, wenn die aufwändige SpenderInnen-Konditionierung parallel zur Versorgung anderer IntensivpatientInnen geleistet werden soll.

In den folgenden Kapiteln wird zunächst eine pflegespezifische Ethik vor dem Hintergrund allgemeiner ethischer Aspekte am Beispiel zweier Ethik-Kodizes dargestellt und auf ihre Praxisrelevanz untersucht, um Bezüge zur Pflege „hirntoter" PatientInnen herzuleiten. Im Anschluss daran wird die Entwicklung von Pflegetheorien nachgezeichnet, die die Pflegepraxis beeinflusst haben.

---

[143] Nach Kant. Zitiert in: **Windels-Buhr**, D., 1997, S. 144.

6.1. Pflege-Ethik

Pflege-Ethik, als angewandte Ethik, befasst sich mit Fragen des moralischen Handelns und der Moralität als Prinzip des moralischen Handelns. Ebenso wie die Sozial-Ethik, die Ökologische-Ethik oder die Medizin-Ethik, untersucht die Pflege-Ethik berufsspezifisches Handeln auf ihren Moralitätsaspekt. Die Ziele, die dabei angestrebt werden, könnten allgemein wie folgt definiert werden:

- Reflexive Aufklärung von Pflegenden bezüglich der moralischen Bedingungen ihres Handelns
- Einübung in kritische, praktische Urteilskraft
- Erwerb von moralischer Kompetenz
- Artikulation ethischer Argumente in allen Diskussionen, die die PatientInnen und die Pflege betreffen, insbesondere auch durch eine Präsenz in Ethik-Kommissionen.

Es würde bei weitem den Rahmen dieser Arbeit sprengen, profunde ethischwissenschaftliche Bezüge herzuleiten, um so über allgemeine theoretische Hintergründe auf die besonderen pflegerelevanten Aspekte einzugehen. Im gedanklichen Horizont sind die exemplarisch ausgewählten ethischen Begründungen für moralisches Handeln als Verständnisgrundlage aufgezeigt, Ethik-Kodizes beziehungsweise ethisch-argumentative Standpunkte zu identifizieren, sodass an dieser Stelle lediglich unterschiedliche Ansätze dargestellt werden, die als Teilaspekt von Moral und Moralität zu interpretieren sind:[144]

- **Deontisch-logischer Ansatz**
Deontische Logik[145] überprüft Zusammenhänge normativer Sätze auf ihre Konsistenz und Widerspruchsfreiheit. Die Grundlage der deontischen Logik ist eine normative Ordnung, die die Naturordnung, in der alles möglich ist, in den Handlungsdimensionen *ERLAUBT, GEBOTEN* und *VERBOTEN* abbildet.
<u>Thematisches Beispiel</u>: Angehörige werden um die Erlaubnis zu einer Organspende befragt, nachdem die Hirntod-Diagnostik abgeschlossen ist. Diese Befragung (im gesellschaftspolitischen Kontext) ist zweifelsfrei erlaubt; sie ist (aus der Sicht der Transplantationsmedizin) auch geboten; sie ist jedoch verboten bei vorliegender Erklärung des/r potenziellen SpenderIn in

---
[144] Vgl. **Pieper, A.**, 1985, S. 115 f.
[145] Griech.: to deon = die Pflicht, das Gesollte.

Form eines schriftlich niedergelegten Widerspruchs zur Organentnahme (auch auf juristischer Ebene).

- **Diskursiver Ansatz**
  Der diskursive Ansatz[146] geht über die deontisch-logische Perspektive hinaus, indem zusätzlich nach der Rechtfertigung faktisch gültiger Normen der Gesellschaft gefragt wird und die allgemeine normative Verbindlichkeit infrage gestellt wird. DiskursteilnehmerInnen erreichen dabei idealerweise auf kommunikativer Ebene (bei rhetorischer Äquivalenz, Wahrhaftigkeit und Vernunft) einen gemeinsamen Konsens.
  Thematisches Beispiel: Im therapeutischen Team einer Intensivstation wird die SpenderInnenkonditionierung problematisiert, da sich eine Pflegende weigert, diese PatientInnen zu betreuen. Die ärztliche und pflegerische Seite argumentiert innerhalb einer Teambesprechung ihre jeweilige Ansicht vor dem Hintergrund des existenten Transplantationsgesetzes („gesellschaftliche Norm") und findet einen Konsens darin, dass eine Beteiligung von Pflegenden nur auf freiwilliger Basis erfolgen soll.

- **Dialektischer Ansatz**
  Ein argumentativer Dialog vermittelt zwischen normativen und faktischen Forderungen, um sich auf ein normatives Handlungsregulativ im Faktischen zu verständigen. Das nicht mehr hinterfragbare Letztprinzip, die Idee des Guten, stellt dabei die höchste normative Instanz dar. Die nun miteinander konkurrierenden Sichtweisen, das was sein SOLL und das was IST, nähern sich an und treffen sich auf einer Handlungsebene, auf der das Faktische dem Anspruch der Norm genügt.
  Thematisches Beispiel: Die Initiativen zum Transplantationsgesetz: Geleitet von der Grundannahme, dass es gut ist, schwerstkranken Menschen im Organversagen durch die Übertragung eines gesunden Spendeorgans zu helfen, setzten sich die BefürworterInnen in den Auseinandersetzungen mit den KritikerInnen durch und erreichten eine Festschreibung und damit eine Legitimation des Hirntod-Kriteriums. Die Faktizität, die Für-tot-Erklärung und Organentnahme, wurde in einem demokratischen Prozess, der schließlich in einem Gesetz kulminierte, normativ reguliert.

---

[146] Lat.: discursatio = das Hin- und Herrennen; argumentative Diskussion über Problemzusammenhänge.

- **Analogischer Ansatz**
  Der analogische Ansatz versucht in Einzelsituationen, durch bestehende Normen und Werte die in diesem besonderen Fall moralisch gebotene Handlung verbindlich festzustellen. Ähnliche Situationen mit den entprechenden Handlungen werden dabei vergleichend herangezogen – als Maßstab unter Beachtung der Verhältnismäßigkeit – ähnlich einem Präzedenzfall zur Urteilsfindung bei Gerichtsverfahren.
  Thematisches Beispiel: Einige Pflegende äußern Gewissenskonflikte bei der Mitwirkung an der SpenderInnenkonditionierung. Es wird die gleiche Lösung wie im diskursiven Ansatz gefunden, indem mit anderen Krankenhäusern Kontakt aufgenommen wird und die Situation dort mit der eigenen vor Ort verglichen wird.

- **Analytischer Ansatz**
  Die analytische Annäherung untersucht vordergründig die Sprache der Moral. Worte, Bedeutungen und Argumente mit moralischen Inhalten (wie: gut und böse, sollen, wollen, dürfen, Schuld usw.) werden in ihrem dazugehörigen Handlungskontext analysiert. Hierbei wird nicht die Moralität begründet, sondern die Faktizität auf der Handlungsebene beschrieben und systematisiert.
  Thematisches Beispiel: Die Aussage „*die Bereitschaft zur Organspende nach dem Tod [ist] ein Zeichen der Nächstenliebe*"[147] ist aus christlicher Sicht ein Appell an die Gläubigen, sich an der Organspende zu beteiligen und dadurch moralisch „gut" zu handeln. Im Gegensatz dazu zeigt die Aussage:

  „*Einen irreversibel gehirngeschädigten sterbenden Menschen verbal und in der Tat zu zerteilen in ein isoliert absterbendes, abgestorbenes, „totes" Gehirn und einen künstlich vital erhaltenen, somit belebten „Restkörper" mit lebensfähigen Organen, empfinde ich als makabre Ausgeburt medizinischen Erfindungsgeistes, als grotesken Auswuchs hightech-medizinischen Einsatzes.*"[148]

  ... dass bei einer solchen Ablehnung des Hirntod-Konzeptes kein Raum mehr möglich ist, im Transplantationsverfahren moralisch „gute" Aspekte herzuleiten.

---

[147] Erklärung der **Deutschen Bischofskonferenz und des Rates der Evangelischen Kirche in Deutschland,** 1990, S. 26.
[148] **Lermann, G.,** 1996, S. 106.

- **Hermeneutischer Ansatz**
 Im hermeneutischen[149] Ansatz wird versucht, die Fakten des Bestehenden, das sich aus Gewordenem entwickelt hat, zu interpretieren. Der Interpret selbst ist durch tradierte Vor-Urteile (kulturell und gesellschaftlich vermittelt) in gleichem Maße beeinflusst wie durch seine Neu-Auslegungen. Beide Aspekte werden zu einer Einheit integriert und bestimmen nun das Selbstverständnis dieser Person.
 Thematisches Beispiel: Die Probleme Pflegender, das Hirntod-Kriterium zu akzeptieren: Von Anfang an bemühten sich Pflegetheorien, im Paradigma MENSCH Ganzheitlichkeit zu vermitteln. Das Hirntod-Kriterium steht dazu im krassen Widerspruch. Von Pflegenden wird jedoch paradoxerweise vonseiten der ÄrztInnen und auch der KollegInnen erwartet, dass sie sich dennoch um die für-tot-erklärten Menschen kümmern. Diese Erwartungshaltung wird bei den Hirntod-BefürworterInnen aus einer verinnerlichten Neudefinition ihrer früheren Sichtweise generiert.

- **Transzendentaler Ansatz**
 Als Pendant zur Idee des Guten, der höchsten Instanz des Normativen, wird im transzendentalen Ansatz auf das Letztprinzip FREIHEIT Bezug genommen. KANT formulierte in diesem Sinne den *kategorischen Imperativ*:

 „Handle so, daß die Maxime deines Willens jederzeit zugleich als Prinzip einer allgemeinen Gesetzgebung gelten könne."[150]

 Dieser ausschließlich auf das Letztprinzip aufgebaute Ansatz benötigt zusätzliche Methoden, um zwischen dem Freiheitsprinzip und der Faktizität zu vermitteln.
 Thematisches Beispiel: Die mögliche Rechtfertigung der Transplantationsmedizin aus der Sicht eines Nierenempfängers: Seine *FREIHEIT* ist durch die Übertragung eines Spenderorgans wieder möglich, die Abhängigkeit von der Hämodialyse ist überwunden. Zusätzlicher analogischer Bezug: Viele seiner Bekannten, die ebenso wie er mehrmals wöchentlich für viele Stunden von der Dialyse abhängig waren, führen nach der Nierentransplantation ein *normales* Leben. Sie sind wieder (vom Dialysegerät) unabhängig geworden.

---

[149] Griech.: hermeneuein = erklären, auslegen.
[150] Zitiert aus: **dtv-Lexikon**, Bd. 9. Mannheim: Brockhaus, 1992, S. 243.

In Anbetracht dieser Auswahl der ethischen Ansätze ist u.E. die hermeneutische Herangehensweise dazu prädestiniert, Ethik-Kodizes der Pflege auf ihre praktische Anwendbarkeit hin zu untersuchen. Pflege kann auf diese Weise ihre bisherige Entwicklung und die gegenwärtige Pflegepraxis im Kontext zum Gesundheitswesen mit den gesellschaftspolitischen Anforderungen vergleichen und ethisch interpretieren.

Berufsethische Aussagen, die das Hirntod-Kriterium explizit abhandeln, wären wünschenswert. Die beiden nachfolgend ausgewählten Beispiele (ICN-Regeln, DGF-Kodex[151]) bleiben auf einer allgemeinen Ebene, ohne die besondere Thematik aufzugreifen. Sie formulieren jedoch erste Ansätze und bilden für weitere Ausführungen unserer Meinung nach eine gute Basis.

Vor 25 Jahren formulierte der Weltbund der Krankenschwestern und Krankenpfleger (*ICN*) für seinen Berufsstand nachfolgende ethische Grundregeln:

- *„Die Krankenschwester[152] hat vier grundlegende Aufgaben: Gesundheit zu fördern, Krankheit zu verhüten, Gesundheit wiederherzustellen, Leiden zu lindern.*
- *Der Bedarf an Pflege besteht weltweit. Zur Pflege gehört die Achtung vor dem Leben, vor der Würde und den Grundrechten des Menschen. Sie wird ohne Rücksicht auf die Nationalität, die Rasse, den Glauben, die Hautfarbe, das Alter, das Geschlecht, die politische Einstellung oder den sozialen Rang ausgeübt.*
- *Die Krankenschwester übt ihre berufliche Tätigkeit zum Wohle des einzelnen, der Familie und der Gemeinschaft aus: sie koordiniert ihre Dienstleistungen mit jenen verwandter Gruppen."[153]*

Nach diesem allgemeinen Vorwort wird auf die individuelle Situation zwischen der Pflegenden und den einzelnen PatientInnen eingegangen, wobei hier insbesondere auf den Vertraulichkeitscharakter persönlicher Informationen über den/die PatientIn hingewiesen wird. In Hinblick auf die Berufsausübung wird verdeutlicht, dass die fortlaufende Weiterbildung im persönlichen Verantwortungsbereich liegt und dass die Pflege auf dem höchstmöglichen Stand, entsprechend der Situation, zu halten ist. Bei der Übernahme oder Delegation von Ver-

---

[151] **DGF** = Deutsche Gesellschaft für Fachkrankenpflege e.V.
[152] Krankenpfleger entsprechend für Krankenschwester im gesamten Wortlaut.
[153] ICN: Ethische Grundregeln für die Krankenpflege. Frankfurt/M., 1973.

antwortung sollen die Fähigkeiten der Personen beurteilt werden. Wie diese Forderung konkret zu verstehen ist, geht aus dem Text nicht näher hervor. Das persönliche Verhalten, das in Zusammenhang mit dem Ansehen des Berufes steht, sollte nach den ICN-Regeln im beruflichen Handeln immer beachtet werden. Im gesellschaftlichen Bereich soll die Verantwortung für Maßnahmen zugunsten gesundheitlicher und sozialer Bedürfnisse der Bevölkerung mitgetragen werden. Ein Appell an gute kollegiale Zusammenarbeit sowie der Schutz des/r PatientIn bei Gefährdung durch MitarbeiterInnen oder andere Personen leitet zum letzten Absatz über, der eine Beteiligung bei der Erstellung von Richtlinien zur Berufsausübung und -ausbildung ebenso fordert, wie den Einsatz für gerechte soziale und wirtschaftliche Arbeitsbedingungen in der Krankenpflege.

Im Kontext der Pflege „hirntoter" PatientInnen erscheint besonders die Passage der *Beurteilung der Fähigkeiten von Personen bei der Übernahme oder Delegation von Verantwortung* interessant, da sich Pflegende bei der Hirntod-Diagnostik zum einen auf die ärztliche Kompetenz verlassen und zum anderen einem gesellschaftspolitischen Anspruch (Transplantationsgesetz) gerecht werden sollen – auch bei persönlichem Dissens. Zumindest berufsethisch sind Pflegende nach den ICN-Grundregeln exkulpiert, wenn die Transplantationsmedizin und ihr gesamtes Procedere als gesellschaftlicher Auftrag gesehen wird. Sämtliche Handlungen könnten dann als *„Maßnahme zugunsten der gesundheitlichen Bedürfnisse der Bevölkerung"* interpretiert werden, sozusagen aus volksgesundheitlicher Sicht. Individualgesundheitlich betrachtet konkurriert allerdings dann die Aussage, *„die Krankenschwester greift zum Schutz des Patienten ein, wenn sein Wohl durch ... eine andere Person gefährdet ist."*[154] Die individuelle Interpretation wird daher durch die Akzeptanz oder Nicht-Akzeptanz des Hirntod-Kriteriums bestimmt.

Über zwei Jahrzehnte später, 1996, veröffentlichte die DEUTSCHE GESELLSCHAFT FÜR FACHKRANKENPFLEGE E.V. (*DGF*) einen Ethik-Kodex für Intensivpflegende:

„Intensivpflegende und die Bevölkerung

[1.] Die/der Intensivpflegende ist primär den Menschen gegenüber verantwortlich, die Intensivpflege benötigen. Bei der Ausführung der Pflege för-

---
[154] ICN: Ethische Grundregeln für die Krankenpflege. Frankfurt/M., 1973.

dert sie/er eine Umgebung, in der Wertvorstellungen, Gewohnheiten und Glauben der einzelnen berücksichtigt werden.

[2.] Die/der Intensivpflegende erkennt das Recht der Patienten auf Selbständigkeit, Selbstbestimmung und Selbstfürsorge sowie deren individuelle Bedürfnisse an und begegnet ihnen mit Anteilnahme, Offenheit und Ernsthaftigkeit.

[3.] Die/der Intensivpflegende verteidigt das Recht der Patienten auf Privatsphäre, unter anderem durch den Schutz vertraulicher Daten gegenüber Personen, die diese Informationen nicht zur Behandlung benötigen, es sei denn, daß eine gerichtliche Anordnung dies erforderlich macht.

[4.] Die/der Intensivpflegende erhält die persönliche Integrität der Patienten, achtet auf die Einhaltung der Würde des Menschen, beschützt Patienten vor unethischen oder illegalen Handlungen und ist bestrebt, diese berufliche Freiheit in der Praxis zu etablieren.

[5.] Die/der Intensivpflegende vermeidet jeden Mißbrauch durch die besondere Beziehung zu Patienten und des Zuganges zu deren Eigentum und verweigert jedes angebotene Geschenk, welches als Beeinflussung zu bevorzugter Behandlung interpretiert werden könnte.

Der Intensivpflegende und die Praxis

[6.] Die/der Intensivpflegende versorgt ihren/seinen Dienst mit Respekt vor der menschlichen Würde und der Einzigartigkeit der Patienten, ohne von deren sozialen oder ökonomischen Status, persönlichen Eigenschaften oder des Wesens der Gesundheitsprobleme beeinflußt zu sein.

[7.] Die/der Intensivpflegende zeigt einen kontinuierlich hohen Grad an Kompetenz. Kompetenz ist eine Mischung aus individuellem, professionellen Wissen, Urteilsvermögen, Wertvorstellungen und technischen sowie zwischenmenschlichen Fähigkeiten.

[8.] Die/der Intensivpflegende ist verpflichtet und verantwortlich für individuelle, professionelle Urteile und Handlungen, sie/er ist der Advokat für die

Rechte der Patienten. Sie/er achtet auf die Einhaltung ethischer Prinzipien hinsichtlich Pflege, Diagnostik, Behandlung und Forschung.

[9.] Die/der Intensivpflegende erkennt Grenzen ihrer/seiner Kompetenz und weist in solchen Situationen die Übernahme von Tätigkeiten zurück, solange sie/er nicht eingewiesen und als kompetent beurteilt worden ist, um den Patienten vor Schaden zu schützen.

[10.] Die/der Intensivpflegende informiert die zuständige Person oder Institution über jede Situation, in welcher der Patient durch die Umgebung der Intensivpflege oder inadäquater Ressourcen gefährdet ist, oder die gegen die Sicherheitsstandards sprechen.

Intensivpflegende und die Gesellschaft

[11.] Die/der Intensivpflegende nimmt an den Bemühungen der Profession teil, die Öffentlichkeit vor Fehlinformation oder Fehlrepräsentation zu schützen und erhält so die Integrität des Berufsbildes.

[12.] Die/der Intensivpflegende unterstützt zusammen mit anderen Gruppen im Gesundheitswesen oder in der Kommune die Gesundheitsbedürfnisse in der Öffentlichkeit.

[13.] Die/der Intensivpflegende vermeidet es, ihre/seine Qualifikation einseitig zur Förderung von Produkten einzusetzen, um die Unabhängigkeit professioneller Beurteilung nicht zu beeinträchtigen.

Intensivpflegende und die Mitarbeiterinnen und Mitarbeiter

[14.] Die/der Intensivpflegende erhält kooperative Beziehungen zwischen Intensivpflegenden, Intensivmedizinern und anderen Angehörigen der Berufe im Gesundheitswesen, Krankenhäusern und Einrichtungen, die Interesse für Intensivpflege repräsentieren, aufrecht.

[15.] Die/der Intensivpflegende behandelt Kolleginnen und Kollegen mit Gerechtigkeit, Einheitlichkeit, Glaubwürdigkeit, Ehrlichkeit, Verläßlichkeit und Aufrichtigkeit und trägt individuell dazu bei, die Kollegialität im Gesundheitswesen zu verbessern.

[16.] Die/der Intensivpflegende gibt Wissen, Erfahrungen und Fachautorität an Kolleginnen und Kollegen weiter, um die professionelle Kompetenz entsprechend der Bedürfnisse weiterzuentwickeln.

Intensivpflege und die Profession

[17.] Die/der Intensivpflegende spielt eine maßgebende Rolle bei der Bestimmung und Verwirklichung wünschenswerter Standards für die Intensivpflegepraxis und -weiterbildung.

[18.] Die/der Intensivpflegende nimmt an Aktivitäten teil, die zur weiterführenden Entwicklung des beruflichen Fachwissens beitragen.

[19.] Die/der Intensivpflegende bemüht sich, den Berufsstand zu etablieren und Arbeitsbedingungen zu unterstützen, die einer qualitativ hochwertigen Intensivpflege dienlich sind.

[20.] Die/der Intensivpflegende informiert die zuständige Person oder Institution über jede gewissenhafte Beobachtung, die für die professionelle Praxis relevant ist."[155] *[Nummerierung d. Verf.]*

Die Implementierung geltenden Rechts in Ethik-Kodizes, wie in Punkt 3 der *Datenschutz* (Bundesdatenschutzgesetz vom 20.12.1990), in Punkt *9* die *Übernahme von Tätigkeiten bei fehlender Kompetenz* (Übernahmeverschulden[156]: Strafrecht, z. B. StGB, § 15), oder in Punkt 10 die *Beeinträchtigung von Sicherheitsstandards* (Medizinproduktegesetz), befremdet unserer Meinung nach in diesem Zusammenhang ebenso wie der Verweis auf *technische Fähigkeiten* in Punkt 7.

Der in Punkt 4 erwähnte *Schutz des Patienten vor unethischen oder illegalen Handlungen* bedarf sicher noch einer weiteren Präzisierung, da gerade von einem Ethik-Kodex mehr erwartet wird als reine Tautologie. Unklar bleibt auch in Punkt 8 der Anspruch, Intensivpflegende als *„Advokaten für die Rechte der Patienten"* zu erheben, mit dem Hinweis, auf die *„Einhaltung ethischer Prinzipien hinsichtlich Diagnostik, Behandlung und Forschung zu achten."* Diese Auffor-

---

[155] **Deutsche Gesellschaft für Fachkrankenpflege e.V.**, 1996.
[156] Vgl. **Brenner, G.**, 1997, S. 35.

derung bezieht sich wohl auf den Pflegebereich; sie müsste daher präziser formuliert werden: *Pflege-Diagnostik und Pflege-Forschung*. Ohne diesen Zusatz können leicht Missverständnisse entstehen. Unserer Ansicht nach sollte jedeR nur für sich selbst sprechen, sonst kollidiert die originäre Intention - das pflegerische Handeln auf den moralischen Aspekt hin zu untersuchen - mit berufsübergreifenden und eventuell sogar moralisierenden Ansichten. Die Aneinanderreihung äquivalenter Begrifflichkeiten in Punkt 15, wie *Glaubwürdigkeit, Ehrlichkeit, Verläßlichkeit und Aufrichtigkeit* als Umgangsform mit KollegInnen klingt sehr prosaisch und wenig substanziell.

Dennoch kann subsumiert werden, dass Pflegende hier essentielle ethische Aspekte publiziert haben, die kritisch reflektiert eine breite Basis individueller Überlegungen initiieren können und somit einen wichtigen Beitrag zur Ausformulierung einer Pflege-Ethik leisten.

Seit Ende 1997 ist in Deutschland durch das Transplantationsgesetz geklärt, dass die Organentnahme bei „hirntoten" PatientInnen unter definierten Voraussetzungen juristisch erlaubt ist. Im Pflegealltag wird die ethische Dimension bisher allerdings selten thematisiert. Verena Tschudin meint:

„Als Krankenschwestern haben wir es manchmal mit Situationen zu tun, wo eine Person über den Tod hinaus künstlich am Leben erhalten wird, damit ihre Organe für Transplantationen verwendet werden können. Dabei stellen sich unweigerlich ethische Fragen, die jede von uns für sich selber beantworten muss.

Der Grund, weshalb Transplantationen von bestimmten Menschen, sowohl Patienten wie Krankenschwestern, nur schwer akzeptiert werden können, ist der, daß sie das Konzept von Krankheit und Tod verzerren ... Eine Ansicht ist, daß Transplantationen eine Möglichkeit bieten, dem Tod ein Schnippchen zu schlagen ... Wenn ein Team vorhanden ist, mit dem wir solche Fragen besprechen, lässt sich viel vom Stress, den diese Situationen mit sich bringen, abbauen."[157]

TSCHUDINs Ausführungen lassen offen, wie der Stress abgebaut werden kann, wenn für *solche Fragen* kein Team vorhanden ist, oder wenn für *solche Fragen*

---

[157] **Tschudin, V.**, 1988, S. 132 f.

im vorhandenen Team keine Zeit zur Verfügung steht. Und: Wieviel Stress wird abgebaut, beziehungsweise wieviel Stress bleibt noch zurück?

Die Verortung der Thematik „Hirntod, Organtransplantation und Pflege" im Ethikunterricht in der Aus-, Fort- und Weiterbildung der Pflege wäre ein erster Schritt in der Annäherung an offene Fragen. Der Ethik-Kodex der *DGF* wird möglicherweise die Diskussionen aus berufsethischer Perspektive befruchten und weitere Entwicklungen vorantreiben.

Pflegeethik als theoretische Referenz sollte Bezug zur Praxis haben, um die konkreten Handlungen interpretierbar zu machen. Praxisrelevanz ist zu fordern, damit ethische Interpretationen auf der Handlungsebene nachvollzogen werden können.

Pflegende befinden sich in der Akutsituation „Betreuung eines/r ‚hirntoten' PatientIn" häufig hilflos in einer Extremsituation, wenn das Hirntod-Kriterium nicht akzeptiert werden kann, desgleichen bei einem Dissens gegenüber dem Transplantationsgeschehen. Größtenteils unbewusste Spielregeln werden eingehalten, in dem die medizinische Dominanz wider besseren (Ge-)Wissens akzeptiert wird. Wie in anderen sozialen Systemen werden auch auf Intensivstationen / Funktionsab-teilungen averbal Übereinkünfte der InteraktionspartnerInnen (hier: ÄrztInnen / Pflegende) geschlossen, die die gegenseitigen „Aktionsspielräume" ausbalancieren, um das Gesamt-System „Klinik-/Abteilungs-Bereich" im Gleichgewicht zu halten. In der Psychologie wird in diesem Zusammenhang vom Phänomen der *Kollusion* gesprochen, das das heimliche Einverständnis der InteraktionspartnerInnen, das „Spiel" der/s jeweils anderen zu spielen, meint.[158] Die Angehörigen von OrganspenderInnen sind ebenfalls InteraktionspartnerInnen dieses „Spiels", wenn später in ihre Überlegungen Schuldvorwürfe bezüglich der Einverständniserklärung einfließen, die darauf schließen lassen, dass im „Trauer-Schock" kein ausreichender Spielraum war, weitgehend frei zu entscheiden, sondern vielmehr auf die Fachkompetenz der MedizinerInnen vertraut wurde - in medizinischer und ethischer Hinsicht zugleich.

Erst in der ethischen Auseinandersetzung mit der Problematik wird Pflegenden deutlich, dass ein individueller Standpunkt gefunden werden muss, um die eigenen Handlungen moralisch einzuordnen und Stellung zu nehmen, unter Um-

---

[158] Vgl. **Wilker**, F.-W., **Bischoff**, C., **Novak**, P., 1994, S. 180 f.

ständen mit der Konsequenz, den Arbeitsplatz zu wechseln, wenn es nicht mehr möglich scheint, sich mit der Transplantationsmedizin zu identifizieren.

6.2. Pflege-Theorie

Wie jede andere wissenschaftliche Disziplin ist die Pflegewissenschaft ebenfalls bestrebt, Wissen zu vergrößern, indem pflegerelevante Aspekte in Theorien beschrieben, analysiert, erklärt, vorhergesagt und gegebenenfalls kontrolliert werden können. Pflegetheorien stehen in gegenseitiger Wechselwirkung mit Pflegeforschung, Pflegepraxis und Pflegeausbildung. Sie explizieren den Gesundheits- oder Krankheitszustand eines Menschen und dessen Auswirkungen auf ihn, sowie seine soziale und physische Umgebung.[159]

Je nach Reichweite und Abstraktionsebene können Pflegetheorien wie folgt eingeteilt werden:

1. GRAND THEORIES
GRAND THEORIES sind gekennzeichnet durch ihre große Reichweite und hohe Komplexität. Häufig müssen sie weiter spezifiziert und in theoretische Aussagen gegliedert werden, um sie empirisch zu überprüfen und zu verifizieren. Die jeweiligen Aussagen sind auf einem höchst möglichem Abstraktionsniveau formuliert, so dass es unter Umständen schwer möglich ist, eine Verbindung zur Realität herzustellen. GRAND THEORIES beinhalten zahlreiche Einzelkonzepte, die Theorien kleinerer Reichweite einschließen.

2. MIDDLE RANGE THEORY
MIDDLE RANGE THEORIES liegen von ihrer Reichweite und Komplexität her zwischen GRAND THEORIES und MICRO THEORIES. Ihre Reichweite ist nicht so groß, dass der Realitätsbezug Schwierigkeiten macht und nicht zu eng gefasst, um damit nicht komplexe Lebenssituationen erklären zu können.

3. MICRO THEORY
Die MICRO THEORIES sind die einfachsten und konkretesten Theorien. Sie sind eine Zusammenfassung theoretischer Aussagen mit realitätsbezogenen Hypothesen, die sich auf tatsächliche Situationen und Problemstellungen aus der Pflegepraxis beziehen. Als Synonym beschreibt der Begriff PRACTICE THEO-

---
[159] Vgl. **Käppeli, S.,** 1988a.

RY – Theorie für die Praxis – noch anschaulicher, auf welcher Ebene hier operiert wird.

Mit Ausnahme der MICRO THEORY oder PRACTICE THEORY haben Pflegetheorien nicht den Anspruch, direkt in die Praxis umgesetzt zu werden. Auf einem unterschiedlich hohen Abstraktionsniveau beschreiben Pflegetheorien wissenschaftlich fundiert das „SOLL" der Pflege. Der spezifische Wissens- und Tätigkeitsbereich der Pflege wird durch die Theorien definiert und erklärt. Darauf basierend verifiziert oder falsifiziert die Pflegeforschung Einzelaussagen und Konzepte beziehungsweise Propositionen, so dass sich die Gesamttheorie als tragfähig erweist oder als unhaltbar verworfen werden muss.

Erste Anfänge in Richtung einer Entwicklung von Pflegetheorien oder Pflegeforschung wurden bereits Mitte des vorigen Jahrhunderts durch Florence Nightingale initiiert. Ihrer Zeit weit voraus führt sie in ihrem 1859 publizierten Werk »NOTES ON NURSING. WHAT IT IS AND WHAT IT IS NOT«, beispielsweise die Einflüsse der Umwelt auf das Wohlbefinden und die Genesung der PatientInnen aus.[160, 161]

Zeichnet man den weiteren Weg der Entwicklungen von Pflegetheorie, Pflege-wissenschaft und -forschung nach, entsteht eine große Lücke. Erst Anfang der 60er Jahre dieses Jahrhunderts wurde in den USA damit begonnen, Pflegetheorien zu formulieren.

In sozialwissenschaftlichem Kontext entstanden Konzepte, zunächst aus den Bereichen der Psychiatrie und Gemeindepflege[162], vor allem um der Medizinalisierung der Pflegepraxis entgegenzuwirken. In weiteren Verlauf kam ein regelrechter Theorieboom auf. Frühe Abhandlungen waren einfache Weiterentwicklungen

---

[160] Florence Nightingales Ausbildung begann 1850 bei Theodor Fliedner in Kaiserswerth. Als Angehörige der Londoner Oberschicht war sie finanziell unabhängig und durch Privatunterricht von ihrem Vater in Naturwissenschaften, Philosophie und Sprachen ausgebildet; sie war demnach nicht im typischen soziokulturellen Umfeld der zeitgenössischen Kolleginnen einzuordnen. Im Alter von 33 Jahren leitete sie das HOSPITAL FOR INVALID GENTLEWOMEN in London und arbeitete von 1854 bis 1856 als Krankenschwester im Krimkrieg. Aus diesen Erfahrungen heraus entstand ihr NOTES ON NURSING. Auszug: „There are five essential points in securing the health of house: Pure air. Pure water. Efficient drainage. Cleanliness. Light."

[161] Vgl. Torres, G., 1994.

[162] Die entsprechenden AutorInnen hatten nach der Krankenpflegeausbildung häufig ein sozial- oder humanwissenschaftliches Studium absolviert und brachten dieses Wissen mit ein.

aus Diplomarbeiten und Promotionen der Bezugswissenschaften auf noch sehr allgemeinem Niveau. Erst das Postulat, zentrale Konzepte als konstitutive Elemente spezifisch pflegewissenschaftlicher Theorien nachzuweisen, gab den Theorieentwicklungen eine neue Richtung.

Vier Segmente wurden als relevant identifiziert, zu denen jeweils Aussagen gefordert wurden: Zur Person (PatientIn, Pflegende), zur Umgebung, zum Gesundheitsbegriff und zur Pflege selbst. Diese Komponenten wurden in Anlehnung an KUHN's Paradigmen-Begriff als Metaparadigma der Pflege bezeichnet.[163]

Exkurs: Das PARADIGMA der Wissenschaft

THOMAS KUHN postulierte 1962, dass sich die Wissenschaft nicht linear entwickelt, sondern von Phasen *revolutionärer Wissenschaft* zyklisch verändert wird[164]. Dem PARADIGMA wurden dabei zwei Dimensionen zugewiesen:

PARADIGMA$_1$ (soziologisch): Eine disziplinäre Matrix gemeinsamer Werte, Meinungen und Methoden in einer gegebenen Gesellschaft.
PARADIGMA$_2$ (philosophisch): Ein „Musterbeispiel", das in der Wissenschaftsgemeinschaft (*scientific community*) – quasi als Vorbild – explizite Regeln zur Lösung der übrigen Probleme ersetzen kann.

Das Paradigma, das in der Phase der *normalen Wissenschaft* die selbstverständliche Basis der Forschung bildet, als gemeinsame Grundlage der *scientific community,* wird durch ein neues Paradigma zuerst infrage gestellt und dann durch dieses ersetzt. Kuhn beschreibt 6 Entwicklungsphasen:

1. Prä- oder vorparadigmatische Phase: Hier ist die Forschung eher noch Einzelaktivität, eine *scientific community* besteht noch nicht. Da die wenigen Forscher dennoch von etwas geleitet werden, das einem Paradigma nahekommt, nannte Kuhn diese Entwicklungsstufe später Proto-Wissenschaft.

2. Die normale Wissenschaft: In dieser Phase besteht ein ausgeprägtes Netzwerk für die *scientific community* mit theoretischen, begrifflichen, methodologi-

---
[163] Vgl. **Schaeffer**, D. et al., 1997.
[164] Vgl. **Kriz**, J., **Lück** H. E., **Heidbrink**, H., 1996.

schen und instrumentellen Verpflichtungen. In dieses relativ unflexible Paradigma versuchen die Wissenschaftler nun die Natur zu zwängen, wobei keine neuen Phänomene mehr gesucht oder erklärt werden. Die mitgelieferten Probleme werden gelöst und *Aufräumarbeiten* getan.

3. **Kritische Phase**: Das Paradigma ist nicht mehr dazu geeignet, wichtige Rätsel zu lösen, es wird jetzt modifiziert, um es noch aufrechtzuerhalten.

4. **Theorieanwärter**: Die auch durch das modifizierte Paradigma nicht erklärbaren Anomalien veranlassen einzelne Wissenschaftler, nun neue Theorien zu generieren.

5. **Wissenschaftliche Revolution**: Das Paradigma der neuen Theorie löst das bestehende ab.

6. **Neues Paradigma**: Die letzte Phase des Zyklus: Die *normale Wissenschaft* beginnt wieder mit ihren Forschungen (Rätsellösen, Aufräumarbeiten) und strebt zugleich allmählich wieder nach dem o.a. Muster der kritischen Phase entgegen.

Dem Anspruch auf Wissenschaftlichkeit wurden nicht alle Pflegetheorien der USA gerecht. Einige wenige kristallisierten sich heraus, die Bestand hatten und akzeptiert wurden, so z. B. die Theorien von Dorothea E. Orem (Selbst-Pflege-Defizit-Theorie, 50er Jahre), von Virginia Henderson (14 Grundbedürfnisse, unumkehrbare Körper-Geist Einheit, 40er Jahre), von Madeleine Leininger (transkulturelle Pflege, 60er Jahre), von Rosemarie Rizzo Parse (Mensch-Leben-Gesundheit / Herausgeberin der Lehrzeitschrift „Nursing Science Quarterly", 60er/70er Jahre), von Hildegard E. Peplau (Psychodynamische Pflege, 50er/60er Jahre) oder von Martha E. Rogers (Einheitlicher Mensch, 70er Jahre).[165]

In Großbritannien konnte sich im allgemeinen Theorienskeptizismus lediglich *NANCY ROPER* durchsetzen. Sie entwickelte zusammen mit *WINIFRED W. LOGAN* und *ALISON J. TIERNEY* das erste britische Modell der Krankenpflege, das unter dem Titel: *THE ELEMENTS OF NURSING* 1980 publiziert wurde und das bis heute auch in Deutschland eine zentrale Rolle einnimmt. Letzteres insbesondere auch

---

[165] Vgl. **Marriner-Tomey, A.**, 1989, S. 5.

deshalb, weil hier die im deutschen Krankenpflegegesetz (§ 4) festgeschriebene, geplante Pflege unter anderem durch ROPERs Strukturelement, die 12 LA (Lebens-aktivitäten)[166], systematisiert werden konnte; darüber hinaus befindet sich ihr Modell auf einem nicht sehr hohen Abstraktionsniveau und wirkt daher relativ praxisnah.

Der „hirntote" Mensch im Metaparadigma der Pflege

Die als *Schlüsselkonzepte* des Metaparadigmas der Pflege identifizierten Segmente PERSON, GESUNDHEIT, UMWELT und PFLEGE[167] beinhalten keine direkten Aussagen bezüglich des Standpunktes der Pflege zum Hirntod-Konzept und zu den damit verknüpften Konsequenzen, beispielsweise der Rolle der Pflegenden bei der SpenderInnen-Konditionierung. Diese Problematik ist von zwei diametralen Perspektiven gekennzeichnet:

1. Das Hirntod-Kriterium wird akzeptiert und mit dem Tod des Menschen gleichgesetzt:
Die Profession Pflege kann demnach von ihrem Selbstverständnis her für das weitere Procedere der Vitalkonservierung von Organen nicht mehr zuständig sein, auch nicht mit der Intention, potenziellen, anonymen OrganrezipientInnen damit einen wertvollen Dienst zu erweisen, denn eines der Paradigmen der Pflege ist die Individualität und Ganzheitlichkeit des/r PatientIn. Mit dem Tod des/r PatientIn endet auch die Pflege.

2. Das Hirntod-Kriterium wird nicht akzeptiert:
Der/die PatientIn ist ein sterbender Mensch und somit ein noch lebender. Für Pflegende bedeutet diese Einstellung eine ethische Dilemma-Situation: Einerseits sollen sie den sterbenden Menschen auf dem Weg zu einem friedlichen und würdevollen Tod begleiten, andererseits wird von ihnen erwartet, dass sie die hektische Betriebsamkeit der high-tech Intensivmedizin professionell managen, um die SpenderInnenorgane in einem optimalen Zustand zu erhalten. Der sterbende Mensch wird auf seinem Weg (zum Tod) aufgehalten und zur

---

[166] Vgl. **Roper,** N., **Logan,** W. W., **Tierney,** A. J., 1993 [Die 12 LA (Lebensaktivitäten) sind im Einzelnen: 1. Für eine sichere Umgebung sorgen; 2. Kommunizieren; 3. Atmen; 4. Essen und Trinken; 5. Ausscheiden; 6. Sich sauber halten und kleiden; 7. Regulieren der Körpertemperatur; 8. Sich bewegen; 9. Arbeiten und spielen; 10. Sich als Mann/Frau fühlen und verhalten; 11. Schlafen und 12. Sterben.] und vgl. auch **Newton,** C., 1997.

[167] Vgl. **Krohwinkel,** M., 1988, S. 10.

Organexplantation vorbereitet. NANCY ROPER zitiert in diesem Zusammenhang ihre Kollegin VIRGINIA HENDERSON, die zur Rolle der Krankenschwester bei der Pflege Sterbender schreibt:

„*Die besondere Funktion der Krankenschwester besteht in erster Linie in der Hilfeleistung für den einzelnen, ob krank oder gesund, bei der Durchführung jener Handlungen, die zur Gesundheit (oder zu einem friedlichen Tod* [Hervorhebung d. Verf.] *) beitragen, welche der Kranke selbst vornehmen würde, wenn er über die nötige Kraft, den Willen und das Wissen verfügen würde.*" [168]

ROPER steht der Einführung des Begriffs „Hirntod" eher positiv gegenüber. Sie schreibt dazu: „*Um den vielen damit zusammenhängenden ethischen Problemen gerechtzuwerden, wurden die Begriffe «klinischer Tod» (Tod des Menschen), «biologischer Tod» (Tod des Gewebes) und «Hirntod» (irreversibler Ausfall aller Gehirnfunktionen) eingeführt; sie sind in vielen Ländern anerkannt.*"[169]

Zur ethischen „Absicherung" war die Einführung des Hirntod-Kriteriums unserer Meinung nach in keiner Weise notwendig – sie hat ganz im Gegenteil sogar zahlreiche Diskussionen entfacht, die noch nicht zu Ende geführt worden sind. ROPER ihrerseits stellt jedoch das Hirntod-Kriterium an sich nicht infrage.

DORIS WINDELS-BUHR beantwortet als Pflegende die Frage: „Wie lässt sich das Hirntod-Konzept in das Metaparadigma der Pflege integrieren?" folgendermaßen:

„*Sofern die medizinische und zum Teil gesellschaftlich akzeptierte Definition Hirntod = der Tod des Menschen zugrundeliegt, ist das Konzept* HIRNTOD NICHT KONGRUENT *mit den Paradigmen* MENSCH *und* PFLEGE. *Dieses erfordert* ENTWEDER *Veränderungen in den entsprechenden Paradigmen der Profession Pflege* ODER *den entsprechenden Paradigmen der Gesellschaft, um kongruent zu sein.*"[170]

---

[168] **Roper, N., Logan, W. W., Tierney, A. J.,** 1993, S. 716.
[169] a.a.O., S. 691.
[170] **Windels-Buhr, D.,** 1997, S. 149.

Das *gesellschaftliche Paradigma*, sofern in diesem Zusammenhang überhaupt davon gesprochen werden kann[171], wurde im Transplantationsgesetz (TPG) juristisch eindeutig festgelegt. KritikerInnen des Hirntod-Konzeptes wurden in einem demokratischen Gesetzesinitiativverfahren überstimmt. Selbst unter der Prämisse, das gesellschaftliche Paradigma wäre mit dem Hirntod-Konzept konform, bleibt es unserer Meinung nach dennoch fraglich, ob das Metaparadigma der Pflege in den Komponenten MENSCH und PFLEGE nicht inhaltlich verändert werden muss. Ethische Haltungen einer gesamten Berufsgruppe müssen sich entwickeln. Sie benötigen Zeit dazu. Eine Adaptation der Pflege-Paradigmen an ein gesellschaftspolitisches Novum wie das TPG erfordert fundierte intraprofessionelle Auseinandersetzungen mit der Thematik. Diese sind gerade erst im Entstehen. Eine Interimslösung ist nicht erkennbar, sodass Pflegende weiterhin individuelle Wege gehen müssen.

6.3. Pflege-Praxis

Pflegende, die im Intensiv- oder Funktionsbereich am Transplantationsgeschehen beteiligt sind und „hirntote" PatientInnen betreuen, dokumentieren in entsprechenden Publikationen neben technisch - medizinisch - organisatorischen Details häufig auch emotionale Aspekte. Zweifel am Hirntod-Kriterium und dessen Auswirkungen werden sensibel dargestellt und sind von großen Unsicherheiten geprägt. Eine Krankenschwester artikuliert ihre Emotionen folgendermaßen:

„In ihrem Zimmer verhielt ich mich ruhig und sprach nur leise mit ihr. Lediglich ein bis zweimal während meiner Schicht sprach ich sie laut und energisch an und schupste sie. Vielleicht zeigte sie mir doch noch irgendwelche neurologischen Reaktionen, die den niederschmetternden CT-Befund in Frage stellten und vom Tisch fegen würde. Bis zum Abschluß der Hirntoddiagnostik bzw. bis zum CT-Befund, einen Tag vor der Organentnahme, spürte ich ganz stark, daß in mir die Hoffnung lebte, sie könne sich plötzlich bewegen, obwohl ich die Diagnose und Prognose kannte."[172]

---

[171] Das Hirntod-Konzept wurde in keiner sehr breiten Öffentlichkeit sondern lediglich in einem relativ engen Expertenkreis (Mediziner, Politiker, Theologen und Juristen) diskutiert.
[172] **Lenz-Müller**, M., 1996, S. 11.

Einige der Konfliktsituationen, die sich im Pflegealltag hierbei ergeben, zeichnete ELKE STEIGER nach:

- *„Noch lebende, schwerkranke Patienten müssen zugunsten des Organspenders vernachlässigt werden, da die personelle Besetzung auf der Intensivstation häufig schlecht ist.*

- *Die Pflegenden haben Angst, Fehler zu machen und damit die Transplantation zu gefährden.*

- *Sie haben Schwierigkeiten, den hirntoten Patienten als Toten zu empfinden, da typische Totenzeichen wie Totenflecken und Leichenstarre fehlen.*

- *Für Pflegende wie für Angehörige bleibt kaum Zeit, Abschied zu nehmen, weil häufig eine Verlegung ins Transplantationszentrum notwendig ist.*

- *Schuldgefühle kommen auf, aktiv an einer Tötung beteiligt gewesen zu sein. Dies gilt besonders für Pflegepersonal im Operationssaal.*

- *Letztlich bleibt das Gefühl, wieder einmal funktioniert zu haben, wie es von Pflegenden verlangt wird."*[173]

Die hektische Betriebsamkeit im Intensivbereich lässt den Agierenden nicht genügend Zeit, sich mit Grundsatzfragen auseinanderzusetzen. Prioritäten müssen gesetzt werden, wenn parallel zur SpenderInnen-Konditionierung weitere PatientInnen mitversorgt werden müssen oder Notfälle hinzukommen. Es gilt zwar im Intensivbereich als ungeschriebenes Gesetz, dass Notfälle und kritische PatientInnen absoluten Vorrang haben, aber die Meldung eines/r OrganspenderIn an das zuständige Transplantationszentrum bedeutet für das gesamte Team, die Konditionierung des *Spenders* / der *Spenderin* mitzutragen zu müssen.

Organprotektive Interventionen sind weitgehend schematisiert beziehungsweise standardisiert und von der Arbeitsintensität her vorzugsweise in den Bereich der Pflege verlagert. Die Überwachung der Vitalparameter wie Puls, Blutdruck, Ausscheidung, Körpertemperatur und Beatmung sowie die medikamentö-

---

[173] Steiger, E., 1996, S. 709.

se Stabilisierung stehen ganz im Vordergrund. Originäre pflegerische Tätigkeiten, wie beispielsweise Lagerung oder Körperpflege, werden vor dem Hintergrund des Hirntod-Kriteriums zuweilen als grotesk empfunden, aber dennoch durchgeführt – mit der Motivation, den/die PatientIn als Menschen zu respektieren und seine Würde zu erhalten. Daneben spielen auch ästhetische Aspekte eine Rolle, damit die Angehörigen beim Abschiednehmen nicht den Eindruck bekommen, dass der/die ihnen Nahestehende rein zweckorientiert im Rahmen des Transplantationsgeschehens instrumentalisiert wird.

Konditionierung im Intensivbereich

„Konditionierung" bedeutet im Kontext der Organtransplantation, bei „hirntoten" SpenderInnen alle Maßnahmen durchzuführen, die dazu dienen, eine bestmögliche Organfunktion bis zum Zeitpunkt der Explantation oder bis zur Verlegung dieser PatientInnen in ein Transplantationszentrum aufrechtzuerhalten bzw. die Organe vor Schäden zu schützen („Protektion"). Medizinisch - technisch- organisatorische Aktionen dominieren den gesamten Ablauf[174]:

- **Herz- / Kreislauffunktion**
  Die Kreislauffunktion (Herzfrequenz, -rhythmus und Blutdruck) muss monitorisiert werden, um Blutdruckabfälle oder Herzrhythmusstörungen rechtzeitig zu erkennen. Die EKG- und Blutdruckmonitorüberwachung ist bei BeatmungspatientInnen obligat. Da es bei diesen PatientInnen sehr rasch zu einem Kreislaufversagen kommen kann, wird eine stabilisierende medikamentöse Therapie notwendig. Mehrere Spritzen- und Infusionspumpen kommen dabei gleichzeitig zum Einsatz, um die hochwirksamen Herz-Kreislauf-Pharmaka präzise zu dosieren. Die Wirkungen und Nebenwirkungen dieser hochpotenten Pharmaka erfordern eine exakte Überwachung.

---

[174] Vgl. **Steiger**, E., 1996; **Heuering**, C., 1998; **Lenz-Müller**, M., 1996; **Stengel**, D., 1989 ebenso auch in **Striebel**, H. W. / **Link**, J., 1991.

Häufig werden zusätzliche invasive Kreislaufüberwachungsparameter gefordert (invasive Blutdruckmessung und Pulmonalis-Katheter[175] zur Feinsteuerung der Herz-Kreislauf-Medikamente), um eine optimale Organdurchblutung mit einem ausreichenden Blutdruck zu erzielen. Das bedeutet eine weitere Zunahme der Arbeitsintensität für Pflegende.

- **Beatmung**
  Da alle diese PatientInnen auch beatmet sind, ist ein engmaschiges Kontrollieren der Gerätefunktionen ebenso unabdingbar wie eine Effektivitätsüberprüfung der eingestellten Parameter (Atemfrequenz, Sauerstoffkonzentration usw., via Blutgas-Analyse, peripherer O_2-Sättigungsmessung sowie optionaler Registrierung der $ETCO_2$[176]). Daneben muss ein Freihalten beziehungsweise Freimachen der Atemwege durch regelmäßiges endotracheales Absaugen gewährleistet sein.

- **Laborkontrollen / Gerinnungsstörungen**
  Zur Vorinformation benötigt das Transplantationszentrum die Blutgruppe und den Rhesusfaktor, die Virologie (HIV-Test, HBs-Antigen, CMV-IgG, Anti-HCV) und bakteriologisches Material (Blutkultur, Urinkultur, Trachealabstrich).[177]
  Weiterhin müssen regelmäßig (zweistündlich) Laborkontrollen durchgeführt werden; das heißt, Blutentnahmen und die Organisation der Analysen sind notwendig, um organschädigende Stoffwechselentgleisungen zu vermeiden.
  Bei mehr als der Hälfte der PatientInnen (57 %) treten durch Freisetzung von Plasminogen-Aktivatoren und anderen fibrinolytischen Substanzen aus dem nekrotischen Hirngewebe Gerinnungsstörungen auf. Die Gabe

---

[175] **Pulmonaliskatheter**: spezieller Venenkatheter, der mit seiner Spitze in der Arteria Pulmonalis, einem Lungengefäß, liegt; über eine Verbindung zu mehreren elektronischen Messeinheiten werden verschiedene Kreislaufparameter (wie z. B. Blut-Gefäßwiderstände, Auswurfleistung des Herzens, u.a.) ermittelt, die zur Feinsteuerung der Volumensubstitution und Pharma-Therapie Voraussetzung sind.

[176] **Blutgas-Analyse** = arterielle Blutentnahme und Analyse der Probe u.a. auf die O_2- und CO_2-Partialdrücke, als Index für eine suffiziente Beatmung / **periphere O_2-Sättigung** = nicht-invasive Messmethode, um die Sauerstoffsättigung im Blut zu monitorisieren / $ETCO_2$ = Endtidale CO_2-Konzentration. Nicht-invasive Messmethode zur Erfassung der ausgeatmeten prozentualen Kohlendioxydkonzentration.

[177] Vgl. **Deutsche Stiftung Organtransplantation, Rohling, R., S. 30.**

von Bluttransfusionen und fresh-frozen-Plasma muss in diesem Fall organisiert werden.[178]

- **Hypothermie**
  Die körpereigene Temperaturregulierung kann bei diesen PatientInnen versagen. Die resultierende Hypothermie[179] macht eine künstliche Aufwärmung erforderlich. Aus diesem Grund muss die Körpertemperatur kontinuierlich überwacht werden.

- **Flüssigkeits- und Elektrolythaushalt**
  Eine häufige Störung des Elektrolyt- und Flüssigkeitshaushaltes wird durch das Auftreten eines Diabetes insipidus hervorgerufen. Durch Ausfall des regulierenden Hormons Adiuretin (ADH)[180] verliert der Körper extreme Mengen an Elektrolyten und Wasser. Eine adäquate Substitutionstherapie gelingt dann nur noch unter ständiger Bilanzierung der Stunden-Diurese (Kontrolle und Anpassung von Einfuhr und Ausscheidung), stündlicher K^+-Kontrolle und ZVD-Messung.[181]

In dieses gesamte Procedere sind Pflegende sehr stark eingebunden. Die ärztliche Rolle besteht lediglich aus der Anordnung der einzelnen Maßnahmen, der pflegerische Anteil ist die konkrete Durchführung dieser komplexen zeitbindenden Tätigkeiten. Selbst Blutentnahmen durch ÄrztInnen sind im Intensivbereich eher die Ausnahme; der damit verbundene organisatorische Anhang (Ausfüllen der Begleitformulare, Etikettieren der Proben, Transport ins Labor, die Dokumentation der eingehenden Analysen, die Weitergabe pathologischer Befunde an die ÄrztInnen) verbleibt ebenso im Zuständigkeitsbereich der Pflegenden.

Innerhalb dieser Maximal-Therapie sollen die Angehörigen Abschied nehmen können – jeden der unzählbaren Handgriffe der Pflegenden wahrnehmend und häufig verständnislos fragend: Gibt es denn noch Hoffnung? In dieser Situation

---

[178] **Deutsche Stiftung Organtransplantation, Rohling,** R., S. 7 und 27.
[179] **Hypothermie** = die Körpertemperatur sinkt auf unter 34° C ab.
[180] **ADH**: Antidiuretisches Hormon, syn. Adiuretin.
[181] **Stunden-Diurese** = Urinmenge, die pro Stunde ausgeschieden wird / K^+ = Kalium, Elektrolyt (Blut-Labor Parameter), das beim Erreichen relativ enger Grenzwerte lebensbedrohliche Herzrhythmusstörungen auslöst / **ZVD** = **Z**entraler **V**enendruck: Maß für die Volumensituation im Blutgefäßsystem. Der Wert wird über einen Katheter ermittelt, dessen Spitze herznah, im Hohlvenenbereich, liegt.

der totalen Konzentration auf die professionellen, organprotektiven Maßnahmen und der häufig zusätzlichen parallelen Betreuung von mindestens einem/r weiteren intensivpflichtigen PatientIn, ist kein Spielraum vorhanden, adäquat auf Fragen oder Bedürfnisse der Angehörigen einzugehen. Selbst für eigene Reflexionen bleibt kaum Zeit.

> *„Von ärztlicher Seite wurde häufig verlangt, bei allen Maßnahmen an einem hirntoten Patienten zugegen zu sein und alle Anordnungen auszuführen. Eine Ablehnung meinerseits führte zu Diskussionen, die mir erneut wertvolle Zeit raubten. Es fand sich zwar immer ein Kompromiss, aber auch heute ist dieser Konflikt für mich noch aktuell. Zudem besteht immer ein im Unterbewußtsein vorhandenes schlechtes Gewissen gegenüber dem Organempfänger. Zwar ist und bleibt der Organempfänger unbekannt, seine Anwesenheit ist jedoch immer irgendwie vorhanden. Das Gewissen ist es dann auch, das mich zu Kompromissen führt, die ich eigentlich gar nicht eingehen will."*[182]

In dieser Dilemma-Situation kommt hinzu, dass manche Pflegende aus einer ganzheitlichen Sicht heraus den Anspruch haben, den Grundbedürfnissen dieser PatientInnen gerecht zu werden. Das heißt:

- Angemessene Körperpflege: Ganzwaschung, Rasur, Mund-, Augen-, Nasen- und Ohrenpflege, Kämmen
- Betten und Lagerung
- Erwärmung oder Kühlung bei Temperaturdysregulation
- Beseitigung von Exkrementen
- Erneuerung von Verbänden.
- Endotracheales Absaugen bei Sekretverhalt

Wenn der/die OrganspenderIn schließlich nach 12 bis 24 Stunden in den OP zur Explantation abgerufen wird, verspürt die betreuende Pflegeperson häufig eine regelrechte Erleichterung, eine große Last losgeworden zu sein. Nichtsdestotrotz muss diese Extrembelastung innerlich verarbeitet werden. Exemplarisch für den Weg, beispielsweise auf der rationalen Ebene nach diversen Möglichkeiten zu suchen, steht folgende Aussage einer Pflegenden:

---

[182] **Striebel**, H. W. / **Link**, J., 1991, S. 49.

Auch wenn "hirntote" potenzielle OrganspenderInnen im Intensivbereich nicht sehr häufig sind – je nach Klinik bis zu 0,5 - 2 % der PatientInnen[183] - so sind die Probleme bei der Übernahme der Pflege dennoch existent. Im Intensivbereich besteht unter Umständen die Möglichkeit, die Betreuung zu vermeiden, indem andere KollegInnen diese Aufgaben übernehmen. Im Funktionsbereich jedoch ist die Situation anders. Organexplantationen werden vorzugsweise außerhalb des Routineplanes terminiert, in der Regel am späten Nachmittag oder nachts, um den „Normal-Betrieb" nicht zu stören. Pflegende werden daher in ihrem Bereitschaftsdienst gerufen und haben nicht die Möglichkeit, sich vertreten zu lassen. Sie stehen der Situation häufig zum ersten Mal und hilflos gegenüber, denn nur selten wurde während ihrer Ausbildung die Thematik des Hirntod-Kriteriums und die Organexplantation ausreichend berücksichtigt.[11]

Fallbeispiel: Pflege einer „hirntoten" Organspenderin

Anhand eines realen Fallbeispiels lässt sich die Problematik, die sich bei der Pflege „hirntoter" PatientInnen ergibt, nachvollziehbar darstellen. Im Laufe der 18jährigen Berufserfahrung im Intensivbereich hat der Autor mehr als 50 „hirntote" PatientInnen gesehen. Seine Zweifel am Hirntod-Kriterium bestanden von Anfang an, ohne dass er eine schlüssige Begründung dafür hatte. Das in Kapitel 3.2. beschriebene „*Lazarus-Zeichen*" – Bewegungen, die von „hirntoten" PatientInnen ausgeführt werden – wird medizinisch als spinaler Reflexautomatismus erklärt, der nicht im Widerspruch zum Hirntod steht. Eine neurophysiologisch zwar schlüssige Interpretation, für Pflegende und Angehörige jedoch emotional sehr problematisch und nicht nachvollziehbar. Dieses Phänomen, Bewegungen „hirntoter" PatientInnen, waren für den Autor ein Grund mehr, das abstrakte Hirntod-Konstrukt in Zweifel zu stellen.

Als Fallbeispiel wurde eine erst kurze Zeit zurückliegende Krankengeschichte ausgewählt:

Samstag, 7. November 1998, 06:15 Uhr
Frühdienstbeginn auf einer medizinischen Intensivstation: Nach der Dienst-Übergabe von den KollegInnen des Nachtdienstes wurden fünf KollegInnen für die aktuell belegten 13 Betten eingeteilt. Fünf dieser PatientInnen waren beat-

---

[183] Eigene Einschätzung während langjähriger Tätigkeit in einem Krankenhaus der Maximalversorgung.

met. Ich selbst übernahm ein Zwei-Bett-Zimmer. Es war nur mit einem Patienten belegt, der beatmet und sehr kreislaufinstabil war. Die intensive Überwachung der Vitalparameter inklusive Beatmung und die Steuerung der kontinuierlichen Medikamententherapie lastet eine Pflegeperson völlig aus. Vier Infusionspumpen und sieben Spritzenpumpen applizierten parallel Medikamente und die künstliche intravenöse Ernährung. Drei dieser Spritzenpumpen mussten ständig in ihrer Dosierung den stark schwankenden Kreislaufverhältnissen des Patienten angepasst werden. Gegen 07:00 Uhr begann ich mit den Vorbereitungen zur Körperpflege, die jedoch durch einen Anruf der zentralen Aufnahme unterbrochen wurden: Der Notarzt ließ das Krankenhaus über die Rettungsleitstelle informieren, dass er in wenigen Minuten mit einer jungen komatösen Patientin eintreffen würde.

Mein Patient wurde von einer Kollegin mitübernommen. Ich versorgte zusammen mit dem diensthabenden Arzt der Intensivstation die „angekündigte" Patientin, die kurz nach 07:00 Uhr eintraf. Die Patientin, Frau A. B., war 28 Jahre alt, komatös und atmete noch spontan. Die Verdachtsdiagnose lautete: „*Hirnblutung bei hypertensiver Entgleisung*". Der erste Blutdruckwert, 270/150 mm Hg, war bedrohlich hoch und erforderte eine sofortige therapeutische Intervention. Die bereits vom Notarzt eingeleitete Infusionstherapie wurde fortgesetzt und ergänzt. Während ich die administrativen Aufnahmeformalitäten erledigte und parallel dazu die Infusionstherapie vorbereitete, schilderte der Notarzt kurz die Anamnese:

Frau B. lebt bei ihren Eltern. Sie klagte am Vorabend über heftige Kopfschmerzen und legte sich nach der Einnahme einer Kopfschmerztablette um 22:00 Uhr ins Bett. Gegen 06:00 Uhr weckte sie ihre Eltern, da die Kopfschmerzen erneut aufgetreten waren und Frau B. zusätzlich eine Lähmung des rechten Armes bemerkt hatte. Die Eltern verständigten daraufhin sofort den Notarzt, bei dessen Eintreffen um 06:30 Uhr Frau B. bereits komatös war. Der Blutdruckwert lag bei 290/155 mm Hg.

Um 07:30 Uhr veranlasste der hinzugezogene neurologische Konsiliararzt eine sofortige CCT.[184] Während dieser Untersuchung trat bei Frau B. ein Atemstillstand auf. Frau B. wurde deshalb unmittelbar intubiert und beatmet (Eine Notfallsituation, die einer sofortigen Intervention bedarf, weil für den/die PatientIn akute Lebensgefahr besteht). Das CCT-Ergebnis bestätigte die Verdachtsdiagnose: *Ausgedehnte intracerebrale Massenblutung mit*

[184] **CCT** = caranielle Computertomographie: Computergesteuerte Röntgenuntersuchung des Kopfes.

diagnose: *Ausgedehnte intracerebrale Massenblutung mit Ventrikeleinbruch und massives Hirnödem*[185]. Nach Ansicht des Neurologen ein infauster Befund.

Die Patientin wurde auf die Intensivstation zurückgebracht, auf den freien Platz in „meinem" Zimmer. Gedanklich wurde mir Folgendes klar: „Infauste Prognose" bedeutet, Frau B. wird wahrscheinlich nicht überleben Neurologen sind nach meiner Erfahrung bei Prognosen eher zurückhaltend; der Befund musste also fatal sein, wenn bereits zu einem so frühen Zeitpukt eine derartige Aussage gemacht wurde. Die Patientin wird also beatmet werden, bis sie an Kreislaufversagen stirbt oder bis der Hirntod festgestellt wird. Sie wird dann entweder als Organspenderin konditioniert werden oder die Therapie wird abgebrochen werden. Ich dachte an die Eltern – wie schon oft, würden auch sie mich bestimmt nach der ärztlichen Aufklärung immer wieder fragen, ob es denn wirklich so aussichtslos sei, bittend, hoffend, verzweifelt oder auch vorwurfsvoll. Es ist schwer nachvollziehbar, wenn Menschen, die äußerlich gesund aussehen und noch dazu so jung sind, keine Chance mehr haben sollen und sterben müssen.

Während ich Frau B. an ein Beatmungsgerät und das Monitoring anschloss, übergab mir die Kollegin den anderen Patienten, der weiterhin kreislaufinstabil war. Sie teilte mir mit, dass die Eltern von Frau B. den Wunsch hätten, ihre Tochter zu sehen. Ich informierte den Arzt, der die Eltern aufklärte und ihnen die Prognose als *sehr ernst* schilderte.

Jetzt waren zwei „kritische" PatientInnen zu versorgen – das hieß zunächst einmal Schwerpunkte zu setzen. Der Blutdruck von Frau B. war plötzlich abgefallen. Die Medikation musste sofort umgestellt werden. Die blutdrucksenken-

---

[185] **intracerebrale Massenblutung** = ausgedehnte Blutung im Gehirn, durch Zerreißen einer Hirn-Arterie aufgrund von z. B. Bluthochdruck / **Ventrikeleinbruch** = Durchbruch der Blutung in die Hohlräume des Gehirns / **Hirnödem** = Anschwellung des Hirngewebes, mit der Gefahr einer Zunahme des Hirndrucks bis zur völligen Kompression der versorgenden Blutgefäße und/oder bis zur Einklemmung des Kleinhirns ins Foramen magnum (knöcherne Öffnung an der Schädelbasis = einzige Ausweichmöglichkeit der weichen Hirnmasse bei Druckzunahme) mit Kompression des Hirnstammes (Lage des Herz-/Kreislaufzentrums). Folge: Herz-/Kreislaufstillstand. Vgl. Pschyrembel, W.: Klinisches Wörterbuch. Berlin, New York: de Gruyter, 1977, ebenso vgl. Larsen, R.: Anästhesie und Intensivmedizin für Schwestern und Pfleger. 3. überarb. u. erw. Aufl. Berlin / Heidelberg / New York / ...: Springer, 1994.

den Pharmaka wurden durch Katecholamine[186] ersetzt. Ein brodelndes Atemgeräusch signalisierte, dass die Patientin endotracheal[187] abgesaugt werden musste. Sie hustete sehr heftig dabei und stieg mit dem Blutdruck wieder an. Daneben war der Nachbarpatient zu versorgen, Infusionen umzuhängen, Vitalparameter zu dokumentieren und auch er musste abgesaugt werden. Die um 07:00 Uhr bei ihm begonnene Körperpflege konnte noch nicht weitergeführt werden, da die ärztlichen Therapieanordnungen für Frau B. vorlagen und vordringlich ausgeführt werden mussten (Medikamentengabe zu Behandlung des Hirnödems, zur Kreislaufstabilisierung, Vorbereitungen zu Blutentnahmen). Zusätzlich war ein Blasenkatheter zur Ausscheidungskontrolle zu legen.

Der gesamte Vormittag war geprägt von einem ständigen Pendeln zwischen den beiden Patienten mit dem Gefühl, keinem gerecht werden zu können.

Dann kamen die Eltern weinend zu Frau B. Sie schienen mit der Situation völlig überfordert zu sein und starrten ängstlich den EKG-Monitor an.

Um einen weiteren Anstieg des Hirndruckes[188] frühzeitig zu bemerken, musste bei Frau B. neben den Vitalparametern auch stündlich die Pupillenreaktion überprüft werden. Erst beim Eintreffen des Spätdienstes um 12:00 Uhr entspannte sich die Situation etwas, da sich die beiden Schichten 2 ½ Stunden überlappen. Jetzt war endlich genügend zeitlicher Spielraum, um mit einem Kollegen die Körperpflege des anderen Patienten durchzuführen, Zeit um die Schläuche der Beatmungsgeräte zu wechseln, Infusionen, Medikamente und Blutentnahmen vorzubereiten und um administrative Tätigkeiten zu erledigen.

Der Kollege, der Frau B. übernommen hatte, fragte gegen 13:00 Uhr, ob Frau B. sediert worden sei, da sie beim endotrachealen Absaugen keine Reaktionen mehr zeigte. Die Patientin war am Morgen nicht sediert worden. Alarmiert durch diesen Befund, überprüfte ich erneut die Pupillenreaktion bei Frau B.: Beide Pupillen waren jetzt weit, entrundet und reagierten nicht mehr auf Licht. Es war zu befürchten, dass der Hirndruck weiter angestiegen war und sich die Prognose des Neurologen sehr rasch bewahrheiten würde. Der nochmals hinzugezogene neurologische Konsiliararzt untersuchte die Patientin und diagnosti-

---

[186] **Katecholamine** = stark wirksame, blutdruckanhebende Pharmaka (z. B. Dopamin, Adrenalin u. ä.).
[187] **endotracheal** = in der Luftröhre: Absaugen durch den Tubus.
[188] Wegen der Gefahr eines zerebralen Zirkulationsstillstandes (Hirntod).

zierte den dringenden Verdacht auf Hirntod. Er veranlasste zur weiteren Diagnostik die Ableitung eines EEGs. Vor Beendigung meines Dienstes, um 14:30 Uhr, lag das Untersuchungsergebnis vor: Nach Auskunft des Neurologen quasi eine Null-Linie. Sicherheitshalber sollte die Untersuchung jedoch am nächsten Morgen wiederholt werden. Meine Befürchtungen hatten sich bewahrheitet. Man würde nun die Eltern bitten, einer Organentnahme zuzustimmen und nach Verständigung des Transplantationszentrums mit der Konditionierung beginnen.

Sonntag, 8. November 1998, 12:00 Uhr
Spätdienstbeginn: In der Übergabe erfuhr ich, dass bei Frau B. das zweite EEG sowie die ärztliche Untersuchung am Morgen die Diagnose Hirntod bestätigt hatten und die Eltern einer Organentnahme zugestimmt hatten. Die Konditionierung hatte bereits begonnen. Ich war wieder für die gleichen Patienten zuständig - ich konnte oder wollte mich nicht entziehen. Die anderen KollegInnen waren jünger und unerfahrener, hatten noch nie „hirntote" PatientInnen betreut und würden vielleicht nicht mit der Situation zurechtkommen, Prioritäten setzen zu müssen zwischen dem Konditionieren einerseits und der Parallel-Betreuung eines Beatmungspatienten andererseits.[189]

Frau B. unterschied sich auch an diesem Nachmittag nicht von anderen IntensivpatientInnen. Sie war gewaschen worden, gebettet und gekämmt. Die Augen waren geschlossen, ihre Haut rosig und trotz abgefallener Körpertemperatur warm. Aufgrund eines Diabetes insipidus mussten große Mengen an Flüssigkeit via Infusionen ersetzt werden. Das Beatmungsgerät und zahlreiche Infusions- und Spritzenpumpen erforderten höchste Konzentration. Wegen einer Körpertemperatur von 35,3° C war die Patientin mit drei Decken zugedeckt und die Infusionslösungen wurden angewärmt infundiert. Der Zustand des Nachbarpatienten war inzwischen stabiler, aber ich hatte den Eindruck, ihn durch die Bindung an Frau B. sehr zu vernachlässigen. Die Eltern von Frau B. wachten seit dem frühen Morgen am Bett ihrer Tochter. Sie beobachteten schweigend jeden meiner Handgriffe. Ich nahm ihre und auch meine Trauer wahr, fand aber keine Zeit, mit ihnen ins Gespräch zu kommen.

Um 14:30 Uhr wurde die Patientin in die OP-Abteilung zur Organentnahme gebracht.

---

[189] Grundsätzlich werden im Intensivbereich Supervisionssituationen mit „unerfahrenen" KollegInnen angestrebt, vorausgesetzt, die aktuelle Schichtbesetzung gestattet dies.

Vier Wochen später erhielt die Intensivstation vom Transplantationszentrum die Mitteilung, dass sämtliche Organe der Spenderin erfolgreich transplantiert werden konnten. Eine detaillierte Auflistung berichtete über die Transplantation der beiden Nieren, die an zwei PatientInnen vergeben worden waren, die kombinierte Herz-Lungen-Übertragung, u.s.w.

7. Forschungsergebnisse der Autorin / des Autors

Vor dem Hintergrund diverser Publikationen von Pflegenden und ÄrztInnen zur Problematik „PFLEGE HIRNTOTER PATIENTINNEN" und dem im Dezember 1997 in Kraft getretenen Transplantationsgesetz untersuchten die Autorin und der Autor mit eigenen empirischen Forschungen die gegenwärtige Einstellung von Pflegenden zur Transplantationsmedizin, wie sie über das Hirntod-Kriterium und seine Konsequenzen denken, welche Empfindungen und Gefühle sie beim Umgang mit „hirntoten" PatientInnen haben und wie sie die daraus eventuell resultierenden Belastungen bewältigen.[190] Aus den gewonnen Erkenntnissen lassen sich Aussagen darüber machen, wie sich der aktuelle IST-Zustand in der Pflege für die jeweils ausgewählte Population darstellt und welche Konsequenzen daraus abzuleiten sind.

7.1. Methodik der Forschungen

Qualitativer Ansatz

Die Autorin wählte eine qualitative Methode aus und entschied sich zur Datengewinnung für eine teilstrukturierte Interviewform auf der Basis eines zuvor entwickelten Gesprächsleitfadens. Der qualitative Ansatz wurde damit begründet, dass diese Methode *„ein umfassenderes Verständnis und einen tieferen Einblick in komplexe menschliche Verhaltensweisen [ermöglicht] als Informationen, die aufgrund von Erhebungen oder anderen linearen Meßmethoden subjektiver Wahrnehmungen gewonnen werden."*[191] Die Population bestand aus zwölf Pflegenden und einem in der Pflege tätigen Medizinstudenten im Alter von 25 bis 47 Jahren, davon neun Frauen und vier Männer. Alle verfügten über spezifische Erfahrungen in den Bereichen Intensivstation, Anästhesie und OP (Verweildauer: 2 – 17 Berufsjahre).

---

[190] Die nachfolgend erwähnten Zitate sind aus dem Forschungsprojekt der Autorin übernommen, die dargestellten Zahlen und Graphiken sind das Ergebnis der Untersuchungen des Autors.
[191] **LoBiondo-Wood**, G. / **Haber**, J., 1996, S. 290.

Quantitativer Ansatz

Der Autor entschied sich bei seiner Untersuchung für eine quantitative Methode, um Korrelationen und Unterschiede in den Aussagen Pflegender mit statistischen Verfahren nachzuweisen und die Ergebnisse im Kontext der Problematik darzustellen.[191] Die Datensammlung erfolgte via Fragebögen (siehe Anhang III), die an drei große Kliniken (> 1.000 Betten) verschickt wurden. Es wurden gezielt nur Pflegende befragt, die in den Bereichen Intensivstation, Anästhesie- oder OP-Abteilung arbeiteten und somit auch mit „hirntoten" PatientInnen in Kontakt kamen. Die Population bestand aus 123 Pflegenden (69 % weiblich / 31 % männlich). Die Altersverteilung schwankte zwischen 22 und 60 Jahren, der Median-Wert lag bei 32 Jahren. Die Auswertung ergab eine Verweildauer in den entsprechenden Abteilungen von 7 Jahren (Median). Zwei Drittel der Befragten gaben an, eine zweijährige Fachweiterbildung in Anästhesie und Intensivpflege oder OP-Funktionspflege abgeschlossen zu haben.

7.2. Ergebnisse

Die beiden Forschungsprojekte wurden zunächst unabhängig voneinander ausgewertet und anschließend bezüglich gemeinsamer Forschungsfragen zusammengeführt. Für den Interviewleitfaden der qualitativen Forschung waren elf übergeordnete, offene Fragen formuliert worden – der Fragebogen der quantitativen Erhebung bestand aus 19 geschlossenen Items. Daraus wurden für die Zuordnung, den Vergleich und die Interpretation der Aussagen insgesamt vier Forschungskomplexe gebildet, die im Folgenden dargestellt werden:

A. Das Hirntod-Konzept
B. Pro / Kontra Organentnahme bei „hirntoten" PatientInnen
C. Pflege von „hirntoten" PatientInnen
D. Auswirkungen und Konsequenzen des Hirntod-Konzeptes auf Pflegende

A. Das Hirntod-Konzept

Ist der Hirntod gleichbedeutend mit dem Tod des Menschen?

Die eigentliche Kardinalfrage: Ist der Hirntod gleichbedeutend mit dem Tod des Menschen? wurde erwartungsgemäß kontrovers beantwortet:

Knapp zwei Drittel der Befragten akzeptierten diese Definition, ein Drittel der Pflegenden lehnte sie ab, einige wenige legten sich nicht fest. In den Interviews kam dies wie folgt zum Ausdruck:

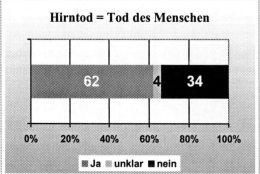

„*... mit Sicherheit ist hirntot nicht gleich tot ... Die Hirntoddiagnostik, die wir machen, ist zwar alles gut und schön, aber letztendlich alles Sachen, die von außen gemacht werden ... und sagt von daher nichts über die tieferen Strukturen aus. Und zum anderen hat man darüber, was dort abläuft, überhaupt sehr wenig Ahnung, zumindest was das Gefühlsleben angeht. Von daher halte ich es für sehr wohl möglich, dass Patienten noch etwas empfinden können. Aber für die Feststellung, dass der Patient nicht überleben wird, dafür ist die Hirntoddiagnostik vor allem aufgrund der Länge, wie sie durchgeführt wird, ausreichend. Nur was der Patient empfindet, das ist eine andere Sache.*"

„*Hirntod-Diagnostik ist soweit ich weiß, eindeutig. Wenn ich das black Gehirn sehe, dass ist eindeutig, das ist nichts mehr lebensfähig. Hirntot heißt tot.*"

„*Was mich am meisten stört, ist wirklich, wenn die Patienten sich bewegen, ... weil, wenn die Ärzte den Schnitt ansetzen, und dann bewegen sich die Patienten, dann sag' ich mir halt, auch wenn das nur Reflexe sind, da ist noch irgendwas.*"

Da sich vermutlich nicht alle der Befragten uneingeschränkt dem Hirntod-Konzept anschließen würden, stellte sich die Frage nach dem Vertrauen in die diagnostische Sicherheit zur Feststellung des Hirntodes.

Diagnostische Sicherheit

Die beiden dazu formulierten Fragen: „Halten Sie die aktuellen Verfahren zur Feststellung des Hirntodes für ausreichend?" und „Haben Sie manchmal Zweifel an der Diagnose Hirntod?" wurden wie folgt beantwortet: 70% der Befragten hielt die Verfahren zur Feststellung des Hirntodes für ausreichend, dennoch hatte gut die Hälfte Zweifel an der Diagnose. Hierzu folgende Zitate:

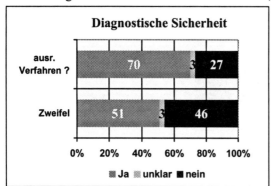

„*Für mich ist der Hirntod immer was, was die Ärzte festlegen. Der Patient ändert sich für mich in der Pflege erst mal nicht. Es ist schwer zu glauben, dass das ausreichend ist, das Verfahren, weil für mich war das immer so ein Zeichen, solange jemand noch warm ist und der sich in der Körpertemperatur ja nicht verändert, ist das für mich ein lebender Mensch.*"

„*Wenn diese Patienten zusätzlich noch ein Szintigramm gemacht kriegen, für mich das besser, wenn ich so ein Bildchen sehe, das kann ich mir dann besser vorstellen. Eben weil ich das schon so lange mache und so viele Bildchen gesehen habe und es noch nie der Fall war, dass da noch Hirndurchblutungen waren, bei dem Hirntoddiagnostik gemacht wurde, insoweit ist das sicher.*"

„*... Wir hatten zwar vor kurzem eine Fortbildung, ... durch welche Stationen so eine Diagnostik läuft und das halt diese Zuckungen, die uns manchmal auch schockieren während der OP, halt eine spinale Reaktion sind, die nicht mehr vom Gehirn geleistet wird. ...*"

Obwohl 70% der Befragten das verfahren der Hirntod-Diagnostik für ausreichend halten, kann daraus nicht abgeleitet werden, dass im Umkehrschluss lediglich 30% Zweifel an der Diagnose haben. Hier sind es vielmehr 51%, die einen Zweifel zum Ausdruck bringen. Offenbar hängt nicht für alle der Befragten das Verfahren an sich und die Sicherheit der Ergebnisse dieses Verfahrens unmittelbar zusammen. Um diese Diskrepanz zu klären und zu interpretieren wären weitere Untersuchungen notwendig. Die Konsequenz der Diagnose Hirntod könnte möglicherweise Einfluss auf die Sichtweise von Pflegenden auf die Zu-Pflegenden haben. Folgende Fragen sollten dies beantworten.

Sichtweise Pflegender nach der Diagnose „Hirntod"

In nur 11 von 209 Nennungen (5,3%) legten sich Pflegende klar fest, dass sie die PatientInnen als Leichen sehen. Diese KollegInnen kamen ausschließlich aus

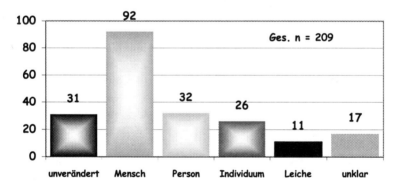

den Bereichen OP / Anästhesie. Im Intensivbereich bedeutet die Hirntod-Diagnose für die meisten keine Zäsur bezüglich der Pflege:

> „Wenn die Diagnostik anläuft, ... ich weiß nicht, ob da von jedem noch der Mensch gesehen wird. Ich denke, von Ärzten nochmals anders als vom Pflegepersonal, das direkt am Bett steht. ... Wenn ich das so sehe, dass ein Patient aufgedeckt wird ohne Rücksicht auf sein Schamgefühl, – natürlich ist er tot, ja, auch wenn man das zu dem Zeitpunkt noch gar nicht sagen kann, wenn die Diagnostik erst anläuft."

Die Konsequenz dieser Sichtweise auf die Auswirkungen der Pflege wurde genauer untersucht.

Auswirkungen der Diagnose auf die unmittelbare Pflege

Nach der einleitenden Frage, ob die Interviewten ihre PatientInnen nach der Diagnosestellung „Hirntod" anders pflegen, verneinten dies über zwei Drittel. Sie votierten für zwei mögliche Schwerpunkte:

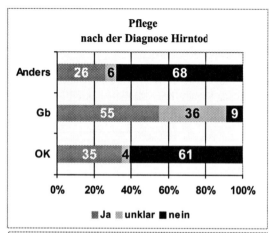

Gb: Grundbedürfnisse werden uneingeschränkt weiterbeachtet.
OK: Organ-Konditionierung steht im Vordergrund der Pflege.

1. Die Grundbedürfnisse des Menschen werden uneingeschränkt weiterbeachtet oder
2. Die Organkonditionierung steht ganz im Vordergrund der Pflege.

Fast alle der Befragten unterschieden hier zwischen der „Pflegetechnik" und der „Interaktion mit den Zu-Pflegenden". Bei der Pflegetechnik wurden von einigen, je nach Situation auf Station Abstriche zugunsten organerhaltender Maßnahmen angegeben. Eine Pflegende äußerte sich dazu so: „... *Von der Pflege her ist das schon korrekt durchgeführt worden, aber alles auf den medizinischen Bereich reduziert. ...*"
Oder:

> „*Das ist für mich ein Patient, wie jeder andere auch. Ich spreche mit dem wie mit jedem anderen auch, der wach ist oder im Koma liegt.*"

> „*Ich pflege sie netter! Ich lasse mir mehr Zeit, auch wenn der Patient tot ist. ... Der Körper ist tot, aber das heißt noch lange nicht, dass die Seele auch tot ist ...*"

In Bezug auf mögliche Unterschiede bei der Pflege „hirntoter" PatientInnen im Vergleich zu der anderer (Intensiv)patientInnen fällt in den Gesprächen auf, dass auch Pflegende, für die „hirntote" Menschen tot sind, Pflegende, die weder an der Diagnose selbst noch am Diagnoseverfahren Zweifel haben, mit diesen PatientInnen in verbalen Kontakt treten. Der Widerspruch: Der/die PatientIn ist tot – ich rede mit ihm/ihr, ist offenbar für viele Pflegende keiner. Dies deckt sich mit den in der Literatur beschriebenen Erfahrungsberichten, in denen z. B. eine Pflegende sagte: *„Gespräche mit dem Toten scheinen zwar makaber, aber einfach umzustellen fällt mir persönlich schwer. So erkläre ich dem Toten z. B. die Pflegemaßnahmen, spreche ihn mit seinem Namen an."*[182]

B. Pro / Kontra Organentnahme bei „hirntoten" PatientInnen

<u>Sind Sie für die Organentnahme bei „hirntoten" PatientInnen?</u>

Vier Fünftel der Befragten sprachen sich **PRO** Organentnahme bei „hirntoten" PatientInnen aus, obzwar eingangs lediglich 62% die Meinung vertraten, dass der Hirntod gleichbedeutend mit dem Tod des Menschen sei. Bei einem Teil der Pflegenden hatte sich die positive Einstellung durch die Beziehung zu OrganrezipientInnen gefestigt:

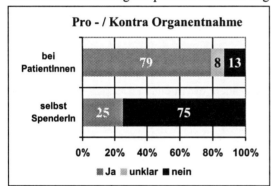

„Ich stehe der Organspende generell positiv gegenüber, weil ich aus einem Bereich komme, wo ich viel mit niereninsuffizienten Patienten zu tun habe ..."

Bei der offiziell dokumentierten positiven eigenen Meinung hierzu – in Form eines Organspendeausweis mit der Erklärung zur Organspende – waren die Aussagen erheblich zurückhaltender: In nur 25% lag eine solche Erklärung vor.

„Anfangs habe ich nie einen Effekt gesehen ... Jetzt kenne ich jemanden privat und sehe, wie die ... gut leben."

Einen Wandel der ursprünglich positiven Einstellung dokumentieren folgende Zitate:

„Ich habe lange Jahre als begeisterter Motorradfahrer einen Ausweis gehabt und erst, als ich auf der Intensivstation Kontakt hatte zu diesen Patienten und all das erlebt habe, habe ich ihn eigenhändig zerrissen."

„Ich hatte früher einen Ausweis, aber nachdem ich erlebt hab' an den Leibern der mir Anvertrauten, wie damit umgegangen wird, was für ein Ton herrscht im OP-Saal ... und wie man da ausgeschlachtet und behandelt wird, daraufhin habe ich meinen Ausweis zerrissen."

„Ich stehe der ganzen Sache skeptischer gegenüber, weil mir auch oft das Verhalten der Ärzte zuwider war ..., die da auch in den Schockraum kommen und fragen, ‚gibt's hier was zu holen', auch wirklich mit diesen Worten, oder ‚können wir auch was abhaben, wir bräuchten dringend Hornhaut, denkt dran'. Da habe ich gedacht, so will ich nicht enden, das man mich so verteilt, das ist schrecklich."

Die geringe Quote von 25% Pflegenden, die in einem Spendeausweis ihre Zustimmung erteilen, wird erst im Vergleich zur übrigen Bevölkerung interpretierbar: Nach Daten der DSO (siehe Abbildung) hatten lediglich 4% der gemeldeten OrganspenderInnen ihren Willen zuvor schriftlich niedergelegt. Bei vier Fünftel der Organentnahmen ist der vermutete Wille die Basis der Entscheidung gewesen. Dieser Aspekt wurde in den beiden vorliegenden Forschungsprojekten mit untersucht:

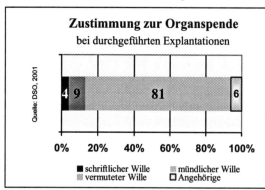

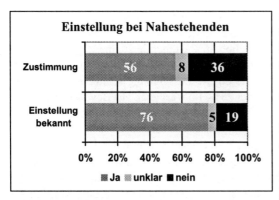

a) Würden Sie einer Organentnahme Ihnen nahestehender Personen bei der Diagnose Hirntod zustimmen?

und

b) Ist Ihnen die Einstellung dieser Personen bekannt?

Das Ergebnis ist bemerkenswert: Mehr als die Hälfte der Interviewten würde einer Organentnahme bei ihnen nahestehender Personen in Falle eines bei ihnen diagnostizierten Hirntodes zustimmen. Trotz der Tragweite einer solchen Entscheidung kennt jedoch ein knappes Viertel der Befragten die Einstellung ihnen nahestehender Menschen nicht. Offensichtlich wird dieses Thema auch bei Pflegenden privat teilweise tabuisiert. Folgende Äußerungen belegen die unterschiedlichen Standpunkte:

Pro
„Also ich finde es korrekt, dass man die Möglichkeit hat, dass man an die Angehörigen rangeht, wenn kein Ausweis da ist. Z.B. bei mir: Ich habe keinen Ausweis, aber ich habe mit meinen Eltern und Angehörigen abgesprochen, dass ich schon bereit wäre. Und ich finde das auch richtig."

Unschlüssig
„Da habe ich ein gespaltenes Verhältnis, weil sich viele Leute zu Lebzeiten darüber keine Gedanken machen, was nicht heißt, dass sie nicht grundsätzlich dazu bereit wären. Von daher sehe ich das positiv, wenn Angehörige entscheiden, weil sie den Menschen am besten kennen. Andererseits ist es prinzipiell nicht richtig, über den Körper und die Organe eines anderen Menschen zu entscheiden."

Kontra
„Ich finde es nicht richtig ... zu sagen, die Angehörigen sollen das entscheiden, zumal die in der Situation in einer Ausnahmesituation sind und oft gar nicht klar denken können."

Die zunächst sehr deutliche „Pro-Organentnahme" Haltung von 79% bei anonymen „hirntoten" PatientInnen nimmt rapide ab, wenn sich diese Frage auf nahestehende Personen bezieht. Lediglich 56% würden jetzt einer Organentnahme zustimmen. Je weiter die Distanz zur Thematik reduziert wird, um so geringer wird offenbar die Zustimmung. Die eigene Zustimmung schließlich – Spendeausweis mit Einwilligung – liegt bei 25%. Im Vergleich zur Bevölkerung, deren schriftlich erklärter Wille bei 4%[29] liegt, ist dies dennoch erstaunlich hoch.

Als Erklärungsansatz wäre denkbar, dass Pflegende durch den Umgang mit den Angehörigen „hirntoter" Menschen deren Betroffenheit und Unsicherheit bezüglich einer Zustimmung oder Ablehnung mit der Organentnahme bewusst erleben. Möglicherweise beabsichtigen sie mit ihrer Erklärung diesen Konflikt für ihre Angehörigen soweit wie möglich zu reduzieren.

C. Pflege von „hirntoten" PatientInnen

Die zwiespältige Einstellung zum Hirntod-Konzept wird sehr deutlich bei der Frage:

Halten Sie es für möglich, dass PatientInnen, bei denen der Hirntod festgestellt wurde, noch Empfindungen haben, diese jedoch nicht mehr ausdrücken können?

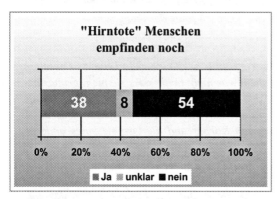

Ein überraschendes Ergebnis: 38% der Pflegenden glaubt, dass PatientInnen, bei denen der Hirntod festgestellt worden ist, noch Empfindungen haben. Mit 8% ist sich ein relativ hoher Prozentsatz nicht sicher. Pflegende artikulierten sich entsprechend ihrer Einstellung dazu:

„Wenn man halt mitkriegt, wenn die Ärzte den Schnitt ansetzen und dann bewegen sich die Patienten, dann sag' ich mir halt, auch wenn das nur Reflexe sind, da ist noch irgendwas ... Die Patienten kriegen nur Sauerstoff,

keine Anästhesie, das ist was, womit ich persönlich mir schwer tue, weil man doch einfach nicht weiß, inwieweit die jetzt wirklich tot sind, dass das Gehirn nichts mehr mitkriegt."

„Ein Restzweifel ist einfach da, ob das ethisch in Ordnung ist. ... Mein Blick war auf das Medizinisch-Technische gerichtet ... Ich hätte mich sonst damit auseinandersetzen müssen, dass er vielleicht doch noch was fühlt ... und dann hätte das bedeutet, dass man dem nicht einfach die Organe entnehmen kann ... Ihn als Organspender am Leben erhalten, das wäre mir dann unmöglich gewesen."

„Das Problem ist der Zwiespalt zwischen dem, was man mir sagt, der ist tot, und zwischen dem, was ich empfinde, der ist nicht tot, weil er noch warm ist und nicht anders als die ganze Zeit davor."

„Hirntote" Menschen können noch empfinden – ein scheinbarer Widerspruch, der an anderer Stelle – bei der Sichtweise Pflegender nach der Diagnose „Hirntod" – bereits deutlich wurde. Es waren Mehrfachnennungen möglich gewesen, wobei nur etwa 5% für den Begriff „Leiche" votierten. Vor diesem Hintergrund interessierte die Erwartungshaltung an Pflegende bezüglich einer positiven Einstellung zur Konditionierung dieser PatientInnen .

Wird von Ihnen eine positive Einstellung zur Konditionierung „hirntoter" PatientInnen erwartet?

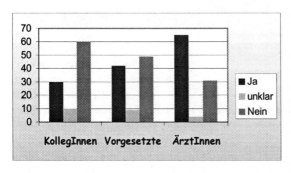

Die positive Einstellung bezüglich des Engagements Pflegender bei der SpenderInnenkonditionierung (‚Commitment') stellte sich in der quantitativen Datenanalyse so dar, dass die höchste Erwartungshaltung (65 %) von den ÄrztInnen ausging, gefolgt von den

Vorgesetzen (42 %) und von den eigenen KollegInnen (30 %). Möglicherweise werden die Erwartungshaltungen jedoch nicht immer sehr klar, verbal oder nonverbal, kommuniziert.

„... Wenn man sich fragt, warum macht man das überhaupt, dann ist das nicht so, dass man gleich eins auf die Mütze kriegt. Man kann schon seine Meinung haben, aber prinzipiell wird das schon erwartet."

Bei der Frage: *„Engagieren Sie sich mit bei der Konditionierung / Organentnahme bei hirntoten Patienten?"* legten sich 40 % (!) der TeilnehmerInnen nicht fest. Lediglich 25 % antworteten eindeutig mit „Ja", 35 % eindeutig mit „Nein".

„Auf der I [Intensivstation] war mir das nicht so wichtig [ob ich diese Patienten zu versorgen hatte, Anm. d. Verf.], wie jetzt im OP, weil ich habe das Problem ja abgegeben. ... Ich konnte all mein Wissen und Können und meine Emotionen in diese Pflege hineinlegen und wenn dann das letzte Stündlein geschlagen hat, dann kam der Kollege in Grün und hat den Patienten mitgenommen und da war das Problem für mich fast erledigt."

Pflegende, die einerseits das Hirntod-Kriterium rational bejahen und andererseits diesen „Toten" Empfindungen zuschreiben, befinden sich im inneren Widerspruch, der zu Spannungen und Konflikten führen kann.

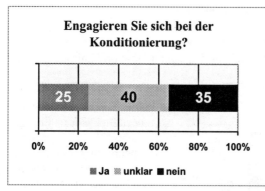

Dieses Phänomen wird in der Psychologie mit der Theorie der *kognitiven Dissonanz* zu erklären versucht. Diese Theorie postuliert, dass *„der Mensch diejenigen Dinge positiv zu bewerten lernt, für die er sich sehr einsetzen und anstrengen mußte und für die er keine angemessene Belohnung erhalten hat."* [192]

„Wenn ich als OP-Schwester in die Urologie komme, weiß ich, dass bei uns diese OP's gemacht werden. Und wenn ich damit nicht einverstanden

---

[192] **Wellhöfer**, P. R., 1977, S. 112.

bin, dann ist das halt schlecht und ich müsste halt sagen, nichts für die Urologie."

Die Unvereinbarkeit von Überzeugungen, Einstellungen, Kenntnissen und Meinungen bezüglich des abstrakten Konstrukts „Hirntod" bewirkt nach der o.a. Theorie ein Streben nach Dissonanzreduktion, das auf zwei Ebenen möglich ist: Entweder – wenn zwischen der inneren Einstellung und dem von anderen erwarteten Handeln keine Konsonanz herzustellen ist – vermeidet es die/der Pflegende, sich ins Konditionierungsprocedere involvieren zu lassen beziehungsweise wechselt den Arbeitsbereich. Oder die innere Einstellung wird adaptiert und damit kongruent zur externen Erwartungshaltung der KollegInnen und ÄrztInnen.[193] Die Motivationskomponente, die diese Theorie anbietet, erklärt das „Mitmachen" Pflegender trotz fehlenden direkten Auftrags von Vorgesetzten. Experimentell wurde dazu belegt, *„je stärker der eigene Einsatz, das ‚Committment'* [ist], *um so ausgeprägter ist der Einstellungswandel in Richtung auf die einmal vollzogene Festlegung* [Eyferth & Kreppner 1972, S. 1357]."[194]

Diese Ergebnisse, einerseits die als sehr hoch empfundene Erwartungshaltung vonseiten der ÄrztInnen bezüglich einer positiven Einstellung zur SpenderInnenkonditionierung (65 %) und andererseits das geringe eindeutige „Ja" beim Engagement (25 %) und die sehr hohe zwiespältige (40 %) Votierung der Pflegenden, stehen in krassem Gegensatz zueinander und erschweren möglicherweise auch die o.a. Möglichkeit der Einstellungsänderung zur Dissonanzreduktion und damit zum Spannungsabbau.

Die Rolle der Angehörigen im Interaktionsprozess Pflegende-PatientInnen interessierte insofern, weil in der qualitativen Forschung diesbezüglich von einer zusätzlichen Belastung gesprochen wurde.

Werden die Angehörigen von Ihnen mitbetreut?

Für drei Viertel der Befragten war eine Mitbetreuung der Angehörigen selbstverständlich.

„Ich sah meine Aufgabe darin, die Angehörigen zu begleiten und mit dem Tod des angehörigen an sich irgendwie umzugehen und damit fertig zu

---

[193] Vgl. **Wilker**, F.-W.; **Bischoff**, C.; **Novak**, P., 1994, S. 64 f.
[194] **Wellhöfer**, P. R., 1977, S. 110.

werden. Und einen Kaffee anzubieten oder in den Arm zu nehmen oder auf die Schulter zu klopfen, oder was man halt so macht. ... Ich versuchte, sie zu trösten und zu sagen, ‚schauen Sie mal, es wird jemandem geholfen', auch wenn ich gar nicht so davon überzeugt war."

Einige der Befragten kritisierten die mangelnde Unterstützung der Pflegenden durch die die Angehörigen aufklärenden ÄrztInnen:

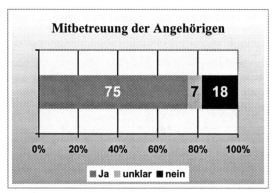

„... für die ist entscheidend die zusage oder Nichtzusage. Alles andere ist mein Part, wie bei anderen Sachen auch."

„... Beim ganzen gefühlsmäßigen Bereich und der Kommunikation mit den Angehörigen ist man auf sich allein gestellt."

„... Die Ärzte sagen, das ist mit dem Leben nicht mehr vereinbar, so und so, – und das war's für sie dann auch. Und dann muss man sich überlegen, was mache ich und so ..."

Geschlechtsspezifische Unterschiede in den Antworten der InterviewpartnerInnen waren nicht festzustellen. Einen Teil der Pflegenden belastete es sehr, dass nur selten eine Verabschiedung von den Sterbenden oder Trauerarbeit möglich ist.

„Einen Extraraum gibt es leider nicht ... Das ist natürlich extrem schrecklich. Überall schreien sie, lachen sie, wie das halt so ist. Und nicht jeder weiß jetzt, was hier los ist und verfällt in tiefe Trauer ... Man versucht das halt abzuschirmen mit einer spanischen Wand und versucht, ein bisschen Ruhe reinzubringen."

„*Aber in der Box ist es immer hektisch und ein ruhiges Abschiednehmen nicht möglich. In aller Ruhe, wie du das bei einem Toten machen würdest.*"

In Gegensatz zur quantitativen Erhebung zeigte sich bei der qualitativen Forschung ein erhebliches Belastungsempfinden durch die Mitbetreuung der Angehörigen.

„*Die Sache mit den Angehörigen ist das Belastendste überhaupt. Das kommt ganz an erster Stelle der Belastungsfaktoren ... Das ist manchmal wie ein Horrortrip ... Wenn hier entschieden wird, dass die Organspende durchgeführt wird, dann verabschieden die sich hier. ... Der Patient ist warm, der atmet, da bewegt sich der Brustkorb – das ist noch mal eine schwierige Phase, denen klar zu machen, dass er eigentlich tot ist.*"

Werden Pflegende auf solche Extremsituationen vorbereitet? Ist die Thematik in den Aus- und Weiterbildungscurricula verankert? In den beiden Erhebungen gab es dazu untenstehende Ergebnisse:

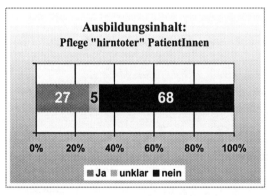

Entgegen dem hohen Stellenwert, den die Organtransplantation inzwischen in der Medizin eingenommen hat, wird die Thematik derzeit nicht adäquat in der Pflegeausbildung berücksichtigt, insbesondere nicht die damit verbundene Auseinandersetzung mit der Pflege „hirntoter" OrganspenderInnen. Nur 27% der Befragten gab an, während ihrer Ausbildung mit diesem Aspekt vertraut gemacht worden zu sein. Die Forderung „*Und sie [die Pflegenden, Anm. d. Verf.] müssen lernen – das gehört zu ihrer Professionalität – damit in einer angemessenen rationalen Weise umzugehen und nicht Teile der komplexen Realität konsequent zu verdrängen.*" [195] müsste allerdings erst curricular umgesetzt werden. Im Vordergrund sollte dabei besonders die ethische Komponente stehen, denn:

---

[195] **Schreiner**, P.-W., 1997, S. 156.

„ein Handeln am Körper des Hirntoten, der nach definitiver Diagnose als Gestorbener gelten soll, kann nur durch eine Abstraktionsleistung an den Organempfänger legitimiert werden, so ist es Berichten von Pflegekräften mehrfach zu entnehmen. Doch auch diese gedankliche Transformationsleistung glückt nicht immer, so daß eine doppelte Belastungssituation entsteht: ein schlechtes Gewissen gegenüber dem Hirntoten und dem Organempfänger." [196]

In der Ausbildung kann bedauerlicherweise derzeit noch nicht auf eine befriedigende pflegetheoretische Grundlage zurückgegriffen werden:

„Es bestehen inhaltliche Divergenzen in der Durchführung des pflegerischen Auftrags dann, wenn gesellschaftlich die Hirntoddefinition als Tod akzeptiert wird und in der Profession Pflege nicht, da dieses eine unterschiedliche Werthaltung besonders im Paradigma Mensch bedeutet." [197]

Dieses Vakuum in theoretischer Hinsicht ist als eine Herausforderung an PflegewissenschaftlerInnen auf internationaler Ebene anzusehen und sollte unserer Meinung nach auch zeitnah inhaltlich gefüllt werden.

D. Auswirkungen und Konsequenzen des Hirntod-Konzeptes auf Pflegende

Belastet Sie die Pflege „hirntoter" PatientInnen mehr als die Pflege anderer PatientInnen?

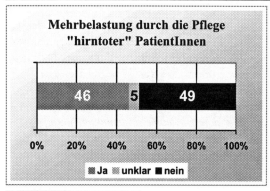

Die quantitative Datenanalyse zeigte, dass fast die Hälfte (46 %) der Befragten die Betreuung „hirntoter" PatientInnen als belastend empfindet. Als ein wesentlicher Belastungsfaktor wurde das Alter der PatientInnen abgegeben: Kinder, Jugendliche und junge Erwachsene

---
[196] Meyer, G., 1998, S. 83.
[197] Windels-Buhr, D., 1997, S. 149.

sind ein besonderes Problem, insbesondere wenn die Angehörigen mit am Bett stehen. Die zeitintensive Konditionierung bei „hirntoten" PatientInnen – möglicherweise verbunden mit einer Reduzierung der Betreuung anderer PatientInnen – spielte eine eher untergeordnete Rolle, da Zeitmangel als generelles Problem gesehen wurde und nicht in spezifischem Zusammenhang mit der Hirntod-Diagnose zu stehen schien. Er wurde vielmehr als eine Frage der Organisation, der Dienstplangestaltung und vor allem des Personalschlüssels betrachtet.

Als weitere Belastungen sahen die Interviewten:

- Unsicherheit: Ist der Hirntod identisch mit dem Tod des Menschen?
- Fehlende Unterstützung vonseiten der KollegInnen
- Gewissenskonflikte (sich unter Umständen gegen sein Gefühl an der sogenannten Spenderkonditionierung bzw. Explantation der Organe zu beteiligen)
- Das Wahrnehmen von Bewegungen bei „hirntoten" PatientInnen und die damit wieder verbundene Unsicherheit bezüglich des Hirntod-Kriteriums
- Die von manchen vermisste Gabe von Anästhetika während der Explantation
- Der Konflikt bezüglich der eigenen Haltung zur Organspende und Organempfang
- Die Allokation der Organe.

Zitate, die einige dieser Punkte aufgreifen:

„Wenn ich sehe, wie das hier vonstatten geht mit der Multiorganentnahme, dann möchte ich für mich sagen, nein, ich möchte nicht spenden. Ich komme aber mit der Situation nicht klar, wenn ich mal ein Organ bräuchte ..."

„Und ganz schlimm finde ich das, wenn man eine liebe, nette Frau explantiert und am nächsten Tag kriegt genau diese Leber ein Alkoholiker wieder implantiert. Furchtbar, da wird's dir ganz schlecht. Schlimm, weil der eine Mensch liegt dir halt mehr, der andere weniger ... und du kannst dann gucken, wie du damit zurecht kommst."

„Würdevolles Sterben ist das nicht. Ist es ... nicht aufgrund der Diagnostik und der künstlichen Erhaltung der Kreislauffunktion. Und wenn die es von sich aus nicht mehr schafft, dann wird ordentlich nachgeholfen, um alle

Organe, die man braucht, mit Sauerstoff zu versorgen. Würdevolles Sterben ist das nicht, menschliches auch nicht. Ich wollte so nicht sterben."

Ein weiteres Problem stellt für einige der Befragten der Gewissenskonflikt bezüglich der eigenen Einstellung zur abgelehnten Organspende und dem nicht auszuschließenden, irgendwann vielleicht doch gewünschten Empfang eines Organs dar. Wie dieser zu lösen wäre, ebenso wie der Konflikt in bezug auf die manchmal ablehnende Haltung gegenüber den OrganempfängerInnen, wurde im Rahmen dieser Interviews nicht thematisiert.

<u>Zusammenhänge und Abhängigkeiten zwischen Einzelaussagen</u>

Abschließend wurden Einzelaussagen bezüglich der Belastungsempfindung auf ihre Zusammenhänge hin untersucht, um gegebenenfalls Abhängigkeiten zu identifizieren. Es fanden sich keine signifikanten Abhängigkeiten zwischen Belastungsempfinden und Lebensalter oder Berufsjahren der Pflegenden.

Signifikante Zusammenhänge lassen sich für drei Aussagen nachweisen:

1. Geschlecht:
   a. Frauen empfinden die Pflege „hirntoter" PatientInnen belastender als Männer ($p = 0,0234$).
   b. Männer engagieren sich mehr bei der Konditionierung.
2. Fachweiterbildung: Pflegende mit abgeschlossener Fachweiterbildung Anästhesie und Intensivpflege empfinden die Pflege „hirntoter" PatientInnen belastender als KollegInnen ohne Fachweiterbildung ($p = 0,034$).
3. Ausbildung: Pflegende, die Gelegenheit hatten, sich während ihrer Aus- / Weiterbildung mit der Thematik auseinandersetzen zu können, empfinden es hoch signifikant geringer belastend „hirntote" PatientInnen zu pflegen ($p = 0,0001$).

Diskussion

Ad 1) Männer engagieren sich eher, da sie sich bei der Pflege „hirntoter" PatientInnen weniger belastet fühlen? oder vice versa:
Männer fühlen sich weniger belastet, weil sie sich mehr bei der Konditionierung engagieren (im Sinne einer Bewältigungsstrategie)?

Ad 2) Pflegende mit Fachweiterbildung (FWB) fühlen sich mehr belastet, weil sie möglicherweise von KollegInnen ohne FWB als ExpertInnen angesehen werden und demzufolge eine Meinung darlegen (und unter Umständen rechtfertigen) müssen?

Ad 3) Vgl. hierzu Kapitel 8.2.

Nach der Identifikation der Belastungsfaktoren wurde in den Interviews nach Verarbeitungsmöglichkeiten gefragt. Neben der allgemeinen Einstellung zur Transplantationsmedizin spielte dabei die Thematisierung der Problematik bereits während der Ausbildung eine Rolle. Die quantitative Erhebung hatte gezeigt, dass bei lediglich 27 % der Pflegenden das Thema PFLEGE HIRNTOTER PATIENTEN behandelt worden war.

Die Befragten nannten als Verarbeitungsmöglichkeiten häufig das Gespräch mit FreundInnen oder den Austausch in kleineren Gruppen (Arbeitsgruppen in der Klinik); andere berichteten über das Angebot von Balintgruppen, Supervision und Fortbildungen durch die Psychologische Mitarbeiterberatung und den Transplantationskoordinator. Dennoch ist die Teilnahme an bestehenden Gruppenangeboten nur gering. Hierzu ein Zitat:

„Supervision gab es damals und Balintgruppen. Ich habe nicht daran teilgenommen. Ich weiß nicht, warum, ich war so fertig nach der Arbeit und wollte nur noch heim. Das war oft nach dem Spätdienst und ich war froh, wenn ich die Tür von außen zumachen konnte ..."

Die Intention, erschöpften MitarbeiterInnen außerhalb der Dienstzeiten weiteres Engagement abzuverlangen, scheint unserer Meinung nach unrealistisch und ist auch nicht im Sinne von Prävention und Gesundheitsförderung. Solche begrüßenswerten Angebote sollten vom Arbeitgeber frühzeitig und innerhalb der Dienstzeiten realisiert werden.

Das Gefühl allein gelassen zu sein und selbst unter KollegInnen keine/n AnsprechpartnerIn zu finden, belastet zusätzlich. Die rationale Akzeptanz der medizinischen Hirntod-Definition kollidiert offenkundig mit der emotionalen und kognitiven Wahrnehmung mancher Pflegender. Dennoch werden sie zuweilen mit der Situation konfrontiert, sich unter Umständen an der Konditionierung beteiligen zu müssen. Der medizinisch-apparative Tätigkeitsdrang, die Überwachung, Dokumentation und Therapie von **Vital**parametern bei der SpenderInnenkonditionierung führt die Für-tot-Erklärung geradezu ad absurdum. KritikerInnen sehen darin eine grobe Missachtung der Würde Sterbender. Für einige

Pflegende besteht die Bewältigungsstrategie im schlichten Verdrängen: "[Sie tun so,] *als wäre das ein Patient wie jeder andere auch"* (siehe Zitat oben).

Die Auswertung der Interviews machte insbesondere Folgendes deutlich:

Für Pflegende, die der Transplantationsmedizin insgesamt positiv gegenüberstehen, die das geltende Hirntodkonzept uneingeschränkt akzeptieren und für die „hirntote" PatientInnen Tote sind, unterscheidet sich die Arbeit mit dieser PatientInnengruppe nicht von der mit anderen PatientInnen auf der Intensivstation, die im Sterben liegen. Die Belastungen sind, mit Ausnahme der Betreuung der Angehörigen, die gleichen, wie sie immer auftreten können, wenn ein intensiv betreuter Mensch, zu dem eine Beziehung entstanden ist, verstirbt. Der Gedanke an den/die OrganempfängerIn erleichtert allerdings für sie die Arbeit und gibt ihr den notwendigen Sinn.

Der Umgang mit den Angehörigen wird jedoch oft als eine Aufgabe empfunden, auf die die Pflegenden nicht oder nur wenig vorbereitet sind.

Pflegende, die der Transplantationsmedizin und dem Hirntodkonzept mit Skepsis begegnen und sich der Vorstellung, der/die „hirntote" PatientIn sei eine Leiche, nicht vorbehaltlos anschließen können, geraten durch ihre Arbeit mit diesen PatientInnen in Konflikte. Auf der einen Seite steht das eigene Empfinden, auf der anderen medizinische „Fakten", deren Beweisführung rational oft sogar nachvollziehbar ist. Dazu kommen Belastungen aufgrund der mangelnden Würde und des mangelnden Respekts, von dem der Sterbeprozess „hirntoter" Menschen begleitet wird, der hohe Zeitaufwand durch die „Spenderkonditionierung", weshalb andere PatientInnen unter Umständen vernachlässigt werden müssen und nicht zuletzt die Überforderung durch die Betreuung der Angehörigen. Die Frage ist, wie Pflegende mit den daraus resultierenden Folgen für das Gewissen und die Psyche umgehen. Sie müssen, um diese Belastungen über einen langen Zeitraum hinweg ertragen zu können, Verarbeitungsstrategien entwickeln, die sich in den beschriebenen Verhaltensmaßnahmen wie Verdrängung oder im Gedanken an eine(n) OrganempfängerIn äußern können. Daneben besteht der Wunsch (trotz großer Berührungsängste) nach mehr Gesprächen untereinander ebenso, wie die Forderung nach Thematisierung und Auseinandersetzung mit der Problematik der Transplantationsmedizin bereits in der Grundausbildung.

8. Umgang mit Belastungen

Im Zuge der Weiterentwicklung biomedizinischer Wissenschaften und Techniken hat sich die Leistungsfähigkeit der Medizin enorm gesteigert und damit bisher nicht bekannte Dimensionen des Handelns eröffnet. Immer umfangreicher werdende Möglichkeiten der Beeinflussung menschlichen Lebens – von der Gentechnik bis hin zur Organtransplantation – führen zu ethischen Fragen, für deren Beantwortung ethische Maßstäbe und Entscheidungshilfen notwendig sind.

So ist nach *MARIANNE ARNDT* das Wissen um die theoretischen Hintergründe der Ethik für die Angehörigen pflegender und helfender Berufe nicht nur wesentliche Vorbedingung für die eigene berufliche Identifikation, sondern die Voraussetzung dafür, ethische Dilemmata als solche erkennen und entsprechende Entscheidungen treffen zu können. Ethische Bildung und moralische Kompetenz gehören für sie demnach zur *„grundlegenden beruflichen Forderung"*[198], damit Einzelentscheidungen nicht ohne bewusste Rückbindung an ethische Prinzipien getroffen werden müssen. Den Aufbau ethischer Standpunkte im beruflichen Handeln zu fördern und einen selbstständigen, kritischen und situationsgerechten Umgang mit ethischen Fragen zu vermitteln, ist für sie auch eine Aufgabe der Krankenpflegeausbildung. Treten ethische Problemsituationen und ethische Fragen doch täglich im pflegerischen Handeln auf; Fragen, in deren Beantwortung die eigene Lebenseinstellung und das jeweils eigene persönliche Menschenbild zum Ausdruck kommen.[198]

In Zusammenhang mit der Thematik „Hirntod und Organtransplantation" mit ihren insbesondere für die beteiligten Pflegenden weitreichenden möglichen Dilemmata wird durch die in Kapitel 7 dargestellten Forschungsergebnisse Folgendes deutlich: Eine kontinuierliche psychosoziale Begleitung von Pflegenden durch Angebote von Supervision und fachlicher Fort- und Weiterbildung, um sowohl medizinisch-technische als auch vor allem soziale, psychologische und therapeutische Kompetenzen zu erlangen, ist notwendig – ja vielleicht sogar die Voraussetzung, um die geschilderten Belastungen auf Dauer bewältigen zu kön-

---

[198] **Arndt, M., 1996, S. 84.**

nen. Die spezielle Problematik beim Umgang mit "hirntoten" Menschen bedarf darüber hinaus bereits in der pflegerischen Grundausbildung, spätestens jedoch in den verschiedenen Weiterbildungslehrgängen wie Anästhesie und Intensivpflege und der Weiterbildung für OP- und Funktionsdienste einer grundlegenden Thematisierung.

Im Weiteren wird daher zunächst die Methode der *Supervision* und ihre potenziell unterstützende Wirkung für Pflegende skizziert. Es folgen einige grundsätzliche Überlegungen und Argumente für eine Integrierung der Themen „Hirntod und Organtransplantation" in die Curricula und/oder Lehrpläne von Krankenpflegeschulen. Abschließend werden sowohl Ergebnisse einer Untersuchung ausgewählter Curricula, als auch Ergebnisse von Gesprächen mit Unterrichtenden verschiedener Pflegebildungseinrichtungen zur tatsächlichen Standortbestimmung dieser Thematik in der Krankenpflegeausbildung vorgestellt. Diese Bestandsaufnahme ist Ausgangsbasis für Anforderungen, die unserer Meinung nach notwendigerweise an Pflegebildungseinrichtungen zu stellen sind.

8.1. Supervision für die Pflege
Aufgaben, Ziele und Möglichkeiten

Der Begriff Supervision lässt aufgrund der Tatsache, dass darunter je nach Arbeitsfeld Unterschiedliches verstanden wird, zunächst keine eindeutige Definition zu. Nach *JUTTA RUSCHMEYER* scheint jedoch

> „Einigkeit [...] immerhin darin zu bestehen, daß Supervision in einer Beziehung (zwischen zwei oder mehreren – aber immer nur wenigen – Personen) stattfindet, daß sie der systematischen Bearbeitung von Problemen beruflicher Interaktion dient und die Erweiterung bzw. Verbesserung der persönlichen und berufspraktischen Kompetenz zum Ziel hat" (Auckenthaler, 1988, S. 763).[199]

---

[199] **Ruschmeyer, J.,** 1994, S. 154.

So beschrieben bietet sich Supervision neben ihrer Funktion, berufliche Qualifizierung und Selbstständigkeit der Beteiligten zu fördern, als Möglichkeit zur Reduktion auftretender Belastungen auch für die Pflege an; handelt es sich doch auch bei der pflegerischen Arbeit um komplexe Beziehungen zwischen Menschen. Die Ursachen von psychischen Problemen liegen häufig in der Beziehung zu anderen Menschen, sodass es notwendig erscheint, diese Beziehung mit Hilfe Dritter zu reflektieren, um das Spektrum sozialer Kompetenzen zu erweitern und damit ungünstige Beziehungsprozesse zu verhindern.[200]

Doch eignet sich Supervision nicht nur dafür. Wenn auch beispielsweise bei der Arbeit im Bereich der Transplantationsmedizin der Schwerpunkt der auftretenden Belastungen weniger auf einer nicht gelungenen Beziehung zu den Gepflegten liegt, so sind doch auch hier in Bezug auf die Verarbeitung der Erlebnisse, wie sie Pflegende beim Umgang mit "hirntoten" PatientInnen haben, Methoden notwendig, die die Berufstätigkeit einschließlich der eigenen Bedürfnisse, Wünsche und Befürchtungen reflektieren und dadurch zur Entlastung und Weiterentwicklung des beruflichen Handelns beitragen. Eine der Möglichkeiten, Supervision bekannt zu machen, ist die Integrierung dieser Methode in den Unterrichtsplan von Pflegebildungseinrichtungen, wo innerhalb des weitgehend geschützten Rahmens des Pflegeunterrichts eventuell bestehende Ängste und/oder Vorurteile abgebaut werden können. Denn wo Supervision bereits praktiziert wird, wird sie nach *JÖRG VON SCHEIDT* als Instrument zur Senkung der täglichen Arbeitsbelastungen und zur effizienteren und effektiveren Bewältigung des schwierigen Arbeitsalltags beschrieben. So trägt beispielsweise die *Fallsupervision* zur Verbesserung der Arbeit mit pflegebedürftigen Menschen bei, indem die Persönlichkeit der Pflegenden, die sich jeweils auch auf die Beziehung zu den Gepflegten auswirkt, reflektiert wird. In deren Folge werden möglicherweise Handlungsspielräume auch bei scheinbar unlösbaren Konflikten deutlich und individuell erlebte Probleme durch den Austausch mit KollegInnen in einem sozialen Zusammenhang betrachtbar. Supervision als sogenannte *Teamsupervision* hat insofern eine entlastende Funktion, als sie die Beziehungen der Pflegenden untereinander reflektiert und bearbeitet, und dadurch einen Beitrag zur Verbesserung des Arbeitsklimas leisten kann. Nicht zuletzt kann Supervision auch Instrument im Rahmen systematischer Organisationsentwicklung sein, indem sie die Auswirkungen einer Institution wie z. B. einem Krankenhaus auf die Arbeit

---

[200] Vgl. dazu auch **von Scheidt**, J., 1996, S. 652.

und die Beziehungen der Pflegenden untereinander und zu ihren PatientInnen untersucht.[201]

Für eine gelingende Supervision müssen bestimmte Voraussetzungen erfüllt sein. Neben der Kompetenz des/der SupervisorIn und der Bereitschaft der SupervisandInnen zur aktiven Teilnahme ist das Leitbild einer Institution von entscheidender Bedeutung: mitarbeiter- und kundenorientiert strukturelle und organisatorische Belastungen als solche zu erkennen und verändern zu wollen. Das heißt, es fällt in den Aufgabenbereich der verantwortlichen Führungskräfte, eventuell bestehende Schwellenängste abzubauen und die Mitarbeiter und Mitarbeiterinnen über Supervision und deren Möglichkeiten nicht nur aufzuklären, sondern auch als Chance zur Entlastung und Aufarbeitung beruflicher Probleme anzubieten. Darüber hinaus sind arbeitsorganisatorische und schichtarbeitsbedingte Hemmnisse möglichst in Zusammenarbeit mit den beteiligten MitarbeiterInnen zu beseitigen, d. h., das betroffene Personal zu den Sitzungszeiten von seiner Arbeit freizustellen, diese Zeiten als Arbeitszeit anzurechnen und die anfallenden Kosten durch den Arbeitgeber zu tragen. So könnte der gemeinhin geringen Bereitschaft, sich nach Arbeitsende mit arbeitsinhaltlichen Problemen auseinanderzusetzen, Rechnung getragen und die Motivation der MitarbeiterInnen zur Teilnahme an den Sitzungen gesteigert werden.

8.2. Integrierung der Thematik in das Lehrangebot

Die Auswertung der Forschungsergebnisse verdeutlicht, dass eine Vorbereitung und eine Auseinandersetzung mit dieser Thematik erforderlich ist. Darüber hinaus ist jedoch in einer Gesellschaft, in der Organtransplantationen als therapeutische Möglichkeit durchgeführt werden, eine eigene informierte Meinung und diesbezügliche Stellungnahme für jede(n) möglicherweise bedeutsam, unabhängig von einer direkten beruflichen Konfrontation. Alle in dieser Gesellschaft lebenden Menschen könnten potenzielle OrganspenderInnen bzw. potenzielle OrganempfängerInnen oder auch Angehörige von ihnen sein. Eine Möglichkeit, eine breite und intensive Diskussion zu den Fragen und Problemen der Organtransplantation anzuregen, ist auch hier wieder die Einbeziehung dieses Themenkomplexes in den Unterrichtsplan von Pflegebildungseinrichtungen. Die Er-

---

[201] Vgl. dazu auch **von Scheidt, J.**, 1996, S. 654.

fahrungen und Erlebnisse von Pflegenden haben gezeigt, dass es notwendig ist, die Auszubildenden bereits im theoretischen Unterricht darauf vorzubereiten, dass sie bei ihrer Arbeit eventuell mit Bereichen zwischen Leben und Tod konfrontiert werden, die den bisher gültigen Begriffen nicht mehr entsprechen. Bisher anerkannte Grenzen von Leben und Tod haben sich verschoben; exemplarisch dafür steht die Gleichsetzung des Hirntods mit dem Tod des Menschen. Durch die Pflege von für "hirntot" erklärter Menschen wird das Selbstverständnis mancher Pflegender – Leiden zu lindern und ein würdiges Sterben zu ermöglichen – infrage gestellt. Wenn die Pflege weniger den Menschen selbst, als vielmehr dem Erhalt ihrer Organe gilt, dann stellt sich unweigerlich die Frage, was von vorrangiger Bedeutung ist: Der Respekt vor vergehendem Leben im Sinne eines würdevollen Sterben(lassens), oder der Wert eines Weiterlebens mit einem fremden Organ. Das Dilemma

„Bei der Pflege hab'ich zwischen Sinnlosigkeit und Sinnhaftigkeit geschwankt. Gefühlsmäßig war das manchmal Leichenschändung, dann wieder war ich motiviert durch den Gedanken an den Organempfänger."[202]

scheint unlösbar. Um diesen Zwiespalt zwischen Sterben und Tod auf der einen, und Hoffnung und Leben auf der anderen Seite auszuhalten, bedarf es nach GISELA BOCKENHEIMER-LUCIUS mehr als der

„Beachtung somatischer und psychischer Aspekte. Unser kulturell vermittelter Umgang mit Sterben und Tod, Riten des Abschieds und der Trauer dürfen nicht ausgeblendet werden. Es ist offensichtlich, daß angesichts der Möglichkeiten der modernen Medizin die Auseinandersetzung mit Sterben und Tod und den eigenen Vorstellungen von Gesundheit und Leben in unserer Gesellschaft auf Dauer nicht zu verdrängen ist."[203]

Dabei geht es hier nicht um die Frage, ob Organtransplantationen ethisch zu rechtfertigen sind oder auch nicht, sondern darum, sich die Einstellung zum eigenen Leben und Sterben bewusst zu machen und zu überdenken. Es geht darum, durch Reflexion des eigenen Verhaltens eventuell bestehende Konflikte zwischen pflegerischem Auftrag und eigenem Gewissen aufzudecken, sich mög-

---

[202] **Feuerhack, M.,** 1998, S. 31.
[203] **Bockenheimer-Lucius, G.,** 1996, S. 209.

licherweise für andere Standpunkte zu öffnen und eine eigene persönliche Haltung zu entwickeln. Die Auseinandersetzung mit Verlust und Trauer als Voraussetzung für eine hilfreiche Begleitung Trauender und Sterbender kann darüber hinaus zur Bewältigungsstrategie werden für Belastungen, wie sie beim Umgang mit sterbenden Menschen und ihren Angehörigen auftreten; bedürfen die Angehörigen doch auch im Kontext der Organentnahme durch die meist plötzliche Konfrontation mit der Diagnose Hirntod und den Fragen nach einer möglichen Zustimmung zur Organspende in besonderem Maße der Begleitung und Unterstützung durch die Pflegenden.

Die Aufnahme der Themen „Hirntod und Organtransplantation" in die Lehrpläne bietet darüber hinaus die Möglichkeit, die berufliche Identität durch die Auseinandersetzung mit ethischen Problemen zu fördern. Dabei stellt sich auch die Frage nach einer eigenständigen, nicht an eine ärztliche Ethik gebundenen Pflegeethik für die Betrachtung des pflegerischen Bereichs.[204] Wenn Werte, auf die sich Pflegende beziehen, hinterfragt und deren Zustandekommen reflektiert werden, können Handlungen kritisch beurteilt und bisher eventuell unkritisch übernommene Normen und Werte auf ihren moralischen Anspruch hin überprüft werden. Ziel einer Pflegeethik ist dabei jedoch nicht, Lösungen für alle denkbaren Konflikte rezeptmäßig anzubieten, sondern diese Konflikte vertieft wahrzunehmen und die Fähigkeit zu fördern, sie mit neuen Kompetenzen zu verstehen und sie dort, wo keine Lösung möglich ist, auszuhalten oder notfalls auch als unvereinbar stehen zu lassen.

In ihrem europäischen Regionalprogramm „Gesundheit für alle bis zum Jahr 2000" weist die Weltgesundheitsorganisation (WHO) Pflegenden eine zentrale Rolle zu:

„Als gleichberechtigtes Mitglied eines multiprofessionellen Teams soll Pflege eigenständig und kooperativ mit anderen Berufsgruppen des Gesundheitswesens [zusammenarbeiten].“[205]

---

[204] An dieser Stelle kann lediglich auf eine noch zu hinterfragende Notwendigkeit einer autonomen Pflegeethik hingewiesen werden. Zur konkreten Ausformulierung ist ein breiter pflegewissenschaftlicher Diskurs unumgänglich.
[205] Vgl. **Robert-Bosch-Stiftung**, 1992, S. 63.

In Bezug auf die Thematik „Hirntod und Organtransplantation" wird jedoch deutlich, dass sich in den Diskussionen und Debatten zu diesem Thema üblicherweise nur Mediziner, Philosophen, Juristen und Theologen (in seltenen Fällen auch weibliche Vertreterinnen dieser Berufsgruppen) zu Wort melden. Von Veröffentlichungen in pflegerischen Fachzeitschriften abgesehen, sind Meinungen und Einstellungen von Pflegenden, die durch ihre ständige Präsenz am Krankenbett den sicher intensivsten und direktesten Kontakt zu diesen PatientInnen und ihren Angehörigen haben, selten vernehmbar. Ihre ethischen Einstellungen, ihre Erfahrungen und ihr Wissen sind einer breiteren Öffentlichkeit bisher nicht bekannt. Wenn Pflegende jedoch der Forderung der WHO nach Gleichberechtigung innerhalb eines multiprofessionellen Teams nachkommen wollen, so benötigen sie in hohem Maße Kompetenzen, die auch im Unterrichtsangebot von Pflegebildungseinrichtungen curricular verankert werden sollten.[206]

---

[206] Vgl. dazu Kapitel 10.

9. Untersuchung des bestehenden Lehrangebotes

Vor weiteren Überlegungen bezüglich konkreter, für notwendig gehaltener Unterrichtsinhalte folgt zunächst eine Bestandsaufnahme des derzeitigen[207] Lehrangebotes zur Thematik „Hirntod und Organtransplantation".

9.1 Untersuchung ausgewählter Curricula

Die Auswahl der untersuchten Curricula wurde in Abhängigkeit von deren Verfügbarkeit getroffen und beschränkt sich daher auf die folgenden fünf Curricula bzw. (Rahmen-)lehrpläne für Krankenpflegeschulen:
- Pflegen können. Ein Curriculum für die theoretische Ausbildung in der Krankenpflege (AKOD)
- Hessisches Curriculum Krankenpflege (DBfK)
- Planen, Lehren und Lernen in der Krankenpflegeausbildung. (Uta Carola Oelke).
- Lehrpläne für die Berufsfachschule für Krankenpflege (Bayr. Staatsministerium)
- Rheinlandpfälzischer Stoff- und Lernzielkatalog

Auf einen kurzen Überblick über Intentionen, Gesamtstruktur und zugrundeliegendes Pflegeverständnis des jeweils untersuchten Curriculums bzw. Lehrplans folgen Überlegungen bezüglich des Vorgehens zur Klärung der zugrundeliegenden Fragen. Die gewonnenen Ergebnisse werden jeweils abschließend kommentiert.

Im Gesetz über die Berufe in der Krankenpflege (KrPflG) vom 4.6.1985 und der Ausbildungs- und Prüfungsverordnung für die Berufe in der Krankenpflege (KrPflAPrV) vom 16.10.1985 sind 120 Unterrichtsstunden für den Themenkomplex Berufs-, Gesetzes- und Staatsbürgerkunde vorgesehen, der die Behand-

---

[207] Stand 11/1998.

lung ethischer Fragen einschließt, ohne jedoch einzelnen Themen bestimmte Stundenkontingente zuzuweisen. Zur Untersuchung, inwieweit die Themen „Hirntod" und „Organtransplantation" als Unterrichtsthemen in die Curricula und/oder Lehrpläne verschiedener Krankenpflegeschulen bzw. Weiterbildungsstätten aufgenommen sind, wurde zunächst eine von *F. J. VOLONTIERI* herausgegebene Studie über *Ethik im aktuellen Lehrangebot von Krankenpflegeschulen in der Bundesrepublik* herangezogen. Von einem durch die Fortschritte in der Naturbeherrschung ständig wachsenden Bedarf an ethischer Orientierung ausgehend und von der Notwendigkeit eines entwickelten sittlichen Urteilsvermögens als Handlungskompetenz für die in der Pflege Beschäftigten überzeugt, ging diese Untersuchung aus dem Jahr 1989 der Frage nach, wie die Krankenpflegeausbildung auf diese Herausforderungen des Berufs vorbereitet, d. h. welchen Stellenwert das Thema Ethik im Krankenpflegeunterricht einnimmt.[208] Dazu wurde ein Fragebogen an 833 Krankenpflegeschulen in der Bundesrepublik verschickt, dessen Rücklaufquote n=280 Schulen betrug. Ein für die vorliegende Arbeit relevantes Ergebnis dieser Studie zeigt, dass in diesen 280 Schulen durchschnittlich 43 Unterrichtsstunden im Fach Ethik gehalten werden; in Bezug auf 1600 Stunden theoretischen Unterrichts entspricht das einem Prozentsatz von 2,69% (wobei damit nicht ausgeschlossen werden kann, dass nicht auch in anderen Bereichen, wie z. B. in der praktischen Ausbildung, oder in anderen Unterrichtsfächern ethische Probleme thematisiert werden.

Bei der Betrachtung von Einzelthemen im Ethikunterricht (auf 280 Fragebögen 1755 Nennungen) wird deutlich, dass mit ca. 25% der Nennungen die Thematiken aus dem Bereich *Sterben, Tod, Trauer* eindeutig die führende Stellung einnehmen. Das Thema *Organtransplantation* ist in dieser Untersuchung der Kategorie *Manipulative Möglichkeiten der Medizin* zugeordnet, die 14,9% der Nennungen auf sich vereinigt.[209] Von den 13 unter diesen Themenkomplex fallenden Einzelthemen steht das Thema *Organtransplantation* an vierter Stelle, in Bezug zu den meistgenannten Einzelthemen mit 1,5% (bezogen auf n = 1755) an 16. von insgesamt 29 Stellen. Bezogen auf die Gesamtzahl der an der Umfrage beteiligten Schulen wird dieses Thema an 9,6% der Schulen unterrichtet.[210]

---

[208] Vgl. **Volontieri**, F., 1992, S. 8.
[209] Vgl. **Volontieri**, F., 1992, S. 32 f.
[210] a.a.O., S. 37.

Davon ausgehend, dass der Ethikunterricht die Basis für die Ethikdebatte in der Ausbildung ist, um intensive ethische Diskussionen in anderen Fächern oder Ausbildungsbereichen auszulösen, lassen die Ergebnisse dieser Umfrage nach Meinung von *FRANCO VOLONTIERI* darauf schließen, dass bei einem so geringen Angebot von Ethikunterricht auch anderswo vermutlich wenig ethische Auseinandersetzungen geführt werden. *H. J. NILHAN* und *A. ZEGELIN* schreiben hierzu, dass

> „*'Ethisches' überwiegend nebenbei oder im Sinne eines 'heimlichen Lehrplans' vermittelt wird, wobei Einstellungen zufälligerweise geprägt werden, und vielfach darauf vertraut wird, daß sich irgendwie ein 'Gewissen' bildet, und sei es durch drohende Sanktionen.*"[211]

Die Gründe, warum allgemeine ethische Fragen, die sich in Zusammenhang mit der Betreuung und Begleitung kranker Menschen häufig stellen, vergleichsweise wenig im Unterricht thematisiert werden, wären an anderer Stelle gezielt zu hinterfragen. In Bezug auf die Themen „Hirntod und Organtransplantation" ist es unseres Erachtens nach jedoch nicht weiter verwunderlich, dass diese relativ wenig Raum in der dreijährigen Krankenpflegeausbildung einnehmen; sind doch bei Betrachtung des praktischen Ausbildungsbereiches die Auszubildenden in der Regel nur auf eigenen Wunsch für einen kurzen Zeitraum auf Intensivstationen oder im OP eingesetzt. Gleichwohl arbeiten nicht wenige Pflegende direkt nach Ausbildungsende in Bereichen, in denen sie mit Organentnahmen und damit "hirntoten" Menschen konfrontiert werden. Insbesondere für sie wäre eine Vorbereitung auf Situationen, die sie dort erwarten werden, notwendige Voraussetzung, um mit den auftretenden Belastungen professionell umgehen zu können.

Pflegen können.
Ein Curriculum für die theoretische Ausbildung in der Krankenpflege.

Dieses Curriculum aus dem Jahr 1988 bzw. in der 2., neu bearbeiteten Auflage aus dem Jahr 1993 wurde von der Arbeitsgemeinschaft krankenpflegender Or-

---

[211] **Fischer, S.,** 1996, S. 107.

densleute Deutschlands (AKOD) auf der Grundlage des Gesetzes über die Berufe in der Krankenpflege (KrPflG) vom 4.6.1985 und der Ausbildungs- und Prüfungsverordnung für die Berufe in der Krankenpflege (KrPflAPrV) vom 16.10. 1985 entwickelt. Es orientiert sich an den bildungspolitischen Vorstellungen beruflicher Bildung, an den Grundsätzen einer christlichen Erziehung und gründet auf einem christlich-humanistischen Welt- und Menschenbild, aus dem sich ein ganzheitliches Pflegeverständnis ableitet.[212] Zu den Leitzielen der Ausbildung ist vermerkt:

„Krankenpflegeausbildung will Menschen zu verantwortlichem und kompetentem Handeln an und mit dem anderen befähigen ... Pflegerische Professionalität richtet sich am Paradigma des Samariters aus und verbindet Sachlichkeit und Menschlichkeit miteinander. Deshalb bedürfen die Schüler während der Ausbildung einer christlich-humanistischen Wertorientierung und der Förderung ihrer Persönlichkeit."[213]

Das Curriculum gliedert sich in vier Bereiche (einen *grundwissenschaftlichen,* einen *medizinisch-pflegerischen,* einen *beruflichen* und einen *pflegerisch-praktischen Bereich*), denen die jeweils gesetzlich vorgeschriebenen Fächer mit der entsprechenden Stundenzahl zugeordnet sind. Jede Unterrichtseinheit ist durch eines der folgenden *Paradigmen* gekennzeichnet: Menschenbild (A), Kommunikation (B), Pflegehandeln (C), Medizin (D), Beruf und Gesellschaft (E), Krankenhaus (F), in der Absicht, alle Themen einer Unterrichtseinheit aus jeweils einem für die Ausbildung wesentlichen Blickwinkel zu sehen und didaktisch zu bearbeiten. Daneben wird jedes Unterrichtsthema in Anlehnung an das „Hamburger Modell" von *WOLFGANG SCHULZ* [214] *„intentional"* bestimmt, wobei die erzieherischen Absichten auf Persönlichkeitsbildung, Solidaritätsentwicklung und fachliche Kompetenzförderung zielen, die wiederum je nach Thematisierung auf die kognitive, emotionale oder pragmatische Erfahrungsebene ausgerichtet sind.

Übertragen auf den Gegenstand dieser Untersuchung, auf die Frage danach, ob „Hirntod und Organtransplantation" als Unterrichtsthemen im Curriculum

---
[212] Vgl. **Dreymüller**, V. u.a., 1993, S. 7.
[213] a.a.O., S. 10.
[214] Vgl. **Schulz**, Wolfgang (1981): Unterrichtsplanung. Mit Materialien aus Unterrichtsfächern, 3. erw. Aufl., München, Wien, Baltimore.

ausgewiesen sind, ergibt sich Folgendes: Im Index finden sich die Begriffe „Hirntod", „Organtransplantation" oder „Transplantationsmedizin" nicht. Daher wurde - in der Annahme, dass dieses Thema sowohl in der Unterrichtseinheit *Intensivmedizin* als auch im Fach *Ethik* behandelt werden könnte – das Curriculum auf diese Fächer hin untersucht. Das Fach *Intensivmedizin* ist dem „Pflegerischen Bereich" zugeordnet und zählt zum Unterrichtsfach „Ausgewählte Bereiche der Medizin". Es wird im dritten Ausbildungsjahr unterrichtet und steht unter dem Paradigma D, d. h. unter der medizinischen Perspektive. Von den 14 für diese Unterrichtseinheit vorgesehenen Unterrichtsstunden sind zwei für das Thema *Sterben auf der Intensivstation* mit der Intention der „Kompetenzförderung auf der emotionalen Ebene"[215] eingeplant. Inhalte dieser zwei Stunden sind neben *Kriterien für die Reduzierung therapeutischer Maßnahmen* und dem Thema *finale Lebensphase*, die *Definition von Tod* und die *Feststellung des Todeszeitpunktes*.[216] Der Begriff des Hirntodes findet sich jedoch nicht, auch nicht bei der Durchsicht der angegebenen Querverweise, die das Thema *Sterben auf der Intensivstation* sowohl aus der anthropologischen, als auch aus der kommunikativen und pflegerischen Perspektive beleuchten.

Für das Fach *Ethik* ergibt sich folgendes Bild: *Ethik* ist dem „Beruflichen Bereich" zugeordnet, der unter der Zielsetzung einer christlich orientierten Grundausbildung insofern besondere Bedeutung hat, *„da es gilt, Berufsidee und Berufsleben auch unter ethischen Aspekten zu sehen und ein eigenes berufliches Handlungskonzept zu entwickeln."*[217] Von den 230 Unterrichtsstunden im „Beruflichen Bereich", die sich auf die Fächer *Berufsbildung, Berufsethik, Kommunikation, Krankenhausbetriebswirtschaft* und *Recht* verteilen, sind jedoch lediglich 22 Unterrichtsstunden für das Fach *Berufsethik* vorgesehen. Davon wiederum sind vier Stunden für die im dritten Ausbildungsjahr unter dem Paradigma A (Menschenbild) und der Intention „Persönlichkeitsbildung durch Gefühlserfahrung" stattfindende Unterrichtseinheit *Eigenverantwortung* geplant, die in die Themen *Dilemmasituationen* und *Leben in der Verfügbarkeit des Menschen* zu jeweils zwei Stunden aufgeteilt wird.[218] Das Thema *Dilemmasituationen*, das mit dem Verweis auf eine fakultative Teilnahme gekennzeichnet ist, soll neben der Definition von Ethik, Moral, Normen und Werte insbesondere das Problem

---

[215] Empfindungen und Gefühle werden in verschiedenen sozialen Bezügen nachempfunden und erlebt.
[216] Vgl. **Dreymüller**, V. u.a., 1993, S. 177.
[217] a.a.O., S. 15.
[218] a.a.O., S. 217.

von Gewissenskonflikten und Gewissensnot in Dilemmasituationen behandeln, ohne jedoch konkrete Dilemmata zu bezeichnen. In der Veranstaltung *Leben in der Verfügbarkeit des Menschen* finden sich die Themen *Leben aus der Retorte, Genmanipulationen, Empfängnisverhütung, Schwangerschaftsunterbrechung* und *aktive Sterbehilfe*, jedoch – ebenso wenig wie in den Querverweisen – kein Hinweis auf das Thema „Organtransplantation".

Auswertung der Ergebnisse

Nach mündlicher Rücksprache mit einem der Verfasser dieses Curriculums bezüglich der Frage, warum die Stichworte „Hirntod", „Organtransplantation" und „Transplantationsmedizin" nicht im Index des Buches zu finden sind, ist zu erfahren, dass man die gesuchte Thematik zum Zeitpunkt der Curriculumentwicklung (1988 bzw. 1993) „nicht im Blick" hatte. Da die Schwerpunktsetzung in den einzelnen Unterrichtseinheiten jedoch den Lehrenden jeweils freigestellt sei, könne man nicht davon ausgehen, dass diese Thematik *nicht* angesprochen würde.

Diese Begründung erstaunt etwas, da Themen wie „Leben aus der Retorte" und „Genmanipulationen" damals auch noch nicht den Stellenwert hatten, wie es heute der Fall ist. Gerade ein Bereich wie der der Transplantationsmedizin im Allgemeinen und der des Umgangs mit "hirntoten" Menschen im Besonderen, ist, wenn Auszubildende damit konfrontiert werden, bedeutsam für die eigene Persönlichkeitsentwicklung, die zu bilden und zu fördern erklärtes Ziel der Krankenpflegeausbildung ist.[219] Verwunderlich ist auch, dass die Erklärungen der Amtskirchen zum Thema „Organtransplantation" aus den Jahren 1989 und 1990 (s. Kap. 4.2) offenbar ohne Einfluss auf die Inhalte eines von Ordensleuten entwickelten Curriculums geblieben sind.

Beim Vergleich der Zielsetzung für die Grundausbildung – der besonderen Bedeutung des „Beruflichen Bereichs" für ethische Betrachtungsweisen von Berufsidee und Berufsleben – mit der tatsächlich vorgesehenen Zahl an Unterrichtsstunden für das Fach „Berufsethik" scheint dieses Fach mit 22 Stunden

---

[219] Vgl. **Dreymüller, V.**, u.a., 1993, S. 10.

nicht „der besonderen Bedeutung" entsprechend vertreten zu sein. In Anbetracht der vorgesehenen Inhalte bestätigt sich diese Ansicht. Die vielen Unterpunkte der einzeln benannten Themen lassen in der zur Verfügung stehenden Zeit unseres Erachtens lediglich eine oberflächliche Betrachtungsweise zu und können damit dem Anspruch nach einer *„intensiven Auseinandersetzung des Lernenden mit Ausbildungsinhalten und Alltagssituationen der Pflege, bei denen er ... inhaltlich lernt, gleichzeitig aber durch diese Lernarbeit in seiner Persönlichkeit gebildet wird"*[220] nicht gerecht werden. So beinhaltet z. B. das Thema „Dilemmasituationen" mit seinem lediglich fakultativen Charakter innerhalb einer Doppelstunde nicht nur eine Reihe von Definitionen bezüglich Ethik, Normen, Werte etc., sondern schließt außerdem spezifische Erfahrungen der Auszubildenden mit ein, die unserer Meinung nach in diesem Zeitrahmen kaum reflexiv bearbeitet werden können. Auch zum Thema „Leben in der Verfügbarkeit des Menschen" sind fünf für die Auszubildenden relevante Unterthemen genannt, die in einer Doppelstunde behandelt werden sollen. Die dafür unseres Erachtens notwendigen intensiven Diskussionen und persönlichen Auseinandersetzungen können in diesem begrenzten Zeitraum sicher nicht befriedigend – im Sinn von Reflexion der eigenen Haltung und Einstellung und Förderung von Handlungsfähigkeit – geführt werden.

Der Anspruch auf der einen und die Realität auf der anderen Seite stehen hier im Widerspruch zueinander und sind unserer Ansicht nach innerhalb des vorgegebenen Rahmens nicht miteinander vereinbar. Auch wenn die Schwerpunktsetzung der Themen den Lehrenden überlassen bleibt und die in dieser Untersuchung relevante Thematik „Hirntod und Organtransplantation" im Unterricht trotz des nicht vorhandenen Hinweises im Curriculum angesprochen wird, so dürfte die zur Verfügung stehende Zeit nicht ausreichen, die mit diesem Thema verbundene Problematik umfassend erarbeiten zu können.

Hessisches Curriculum Krankenpflege

Das vom Hessischen Sozialministerium in Auftrag gegebene und 1990 bzw. 1991 vom Deutschen Berufsverband für Pflegeberufe (DBfK) herausgegebene Curriculum versteht sich als ein offenes Curriculum, das lediglich den Rahmen

---

[220] **Dreymüller**, V. u.a., 1993, S. 10.

und die Intention der gesamten Ausbildung beschreibt. Unter Verzicht auf detaillierte Lernzielformulierungen und Inhaltsangaben wurde es als Orientierungshilfe für den Krankenpflegeunterricht und der praktischen Unterweisung am Krankenbett in allen Krankenpflegeschulen Hessens konzipiert.[221]

Grundgedanke ist die Stellung des Fachs „Pflege" als Mittelpunkt der pflegerischen Ausbildung; alle anderen Fächer sind den von dort aus vorgegebenen inhaltlichen Schwerpunkten zuzuordnen. Theoretische Grundlage ist das Pflegemodell von Nancy Roper et al., das in einigen Teilen revidiert wurde; unter anderem wurden die 12 Aktivitäten des täglichen Lebens (ATL) bei Roper in „Aktivitäten und Elemente des Lebens" (AEDL) umbenannt und zu insgesamt neun Unterrichtseinheiten zusammengefasst. Im ersten der beiden Abschnitte der dreijährigen Ausbildung werden diese AEDLs unter dem inhaltlichen Schwerpunkt „Grundlagen der Pflege" vermittelt, d. h. sie beziehen sich vor allem auf Pflegesituationen, die sich, vom gesunden Menschen ausgehend, der Erfüllung der grundlegenden Bedürfnisse nach Aufrechterhaltung der Aktivitäten des Lebens ergeben und jedem Menschen vertraut sind.[222] Im zweiten Ausbildungsabschnitt werden einige der Unterrichtseinheiten wieder aufgegriffen und im Hinblick auf „Krankenpflege" und spezifische Pflegebedürfnisse vertieft; Schwerpunkte bilden jetzt für den Patienten/die Patientin unbekannte Pflegesituationen und solche, die mit hohem Risiko und unvorhergesehenen Komplikationen verbunden sein können.[223]

In der Einführung des Curriculums wird in Kapitel III „Überlegungen zu den Inhalten professioneller Pflege" unter Punkt 2: „Umsetzung in die Krankenpflegeausbildung" die für die vorliegende Arbeit relevante Einheit *Sterben und Tod* folgendermaßen kommentiert:

„Die Einheiten `Sterben und Tod´ ... werden schwerpunktmäßig im ersten Ausbildungsabschnitt unterrichtet. Das bedeutet NICHT, daß die Inhalte und Schwerpunkte dieser Einheiten als abgeschlossen gelten. Sie werden vielmehr im zweiten Ausbildungsabschnitt in jede Einheit unter diesen spe-

---

[221] Vgl. **Deutscher Berufsverband für Krankenpflege e.V.**, 1990, 1. Ausb.abschn., S. 7.
[222] Vgl. **Deutscher Berufsverband für Krankenpflege e.V.**, 1991, 2. Ausb.abschn., S. 9.
[223] a.a.O., S. 10.

ziellen Aspekten integriert, weil sie bei allen noch verbleibenden Einheiten wichtig werden können."²²²

Diesen Erläuterungen folgend, wurde bei der Durchsicht des Curriculums bezüglich der Thematisierung von „Hirntod und Organtransplantation" zunächst die dem ersten der beiden Ausbildungsabschnitte zugeordnete AEDL *Tod und Sterben* betrachtet.²²⁴ Von den dafür geplanten 58 Unterrichtsstunden sind 14 Stunden für das Fach *Berufskunde* vorgesehen, das sich in diesem Zusammenhang mit berufs-ethischen Problemen befasst. Das Thema *Organspende* ist hier als eines von insgesamt sechs Themen aufgeführt. Weitere sechs der 58 zur Verfügung stehenden Unterrichtsstunden sind dem Fach *Gesetzeskunde* zugeordnet, wobei hier neben *Erbrecht, Testament, Nottestament, Tötung auf Verlangen, Fahrlässige Tötung, Aktive und Passive Sterbehilfe* und *Suizid* sowohl die *Organspende* als auch die juristische *Definition des Todes* als Themen genannt sind.²²⁵

Im Gegensatz zu den Unterrichtseinheiten zu anderen AEDLs wird beim Thema *Tod und Sterben „von einer differenzierten Aufteilung von Lernzielen, Lerninhalten und Hinweisen abgesehen, da diese Einheit wie keine andere abhängig ist von den persönlichen Möglichkeiten und Grenzen der Unterrichtenden und der SchülerInnen."²²⁶* Als übergreifende Ziele werden jedoch u.a. die *„Sensibilisierung für persönliche und institutionelle Barrieren"* und die *„Entwicklung von konstruktiven Perspektiven im Umgang mit Sterbenden, sowohl auf der persönlichen als auch auf der institutionellen Ebene"²²⁶* genannt. Für die vorliegende Untersuchung bedeutet dies, dass spezielle Inhalte den vorliegenden Angaben nicht zu entnehmen sind, da diese im Ermessen der jeweiligen DozentInnen liegen.

Im Stoffplan des zweiten Ausbildungsabschnittes sind im Rahmen der jeweiligen Krankheitslehre Transplantationen als therapeutische Möglichkeit ohne Zuordnung einer vorgesehenen Stundenzahl aufgeführt. Genauer, da eingegrenzter, wird das Thema *Organspende, Organtransplantation* unter der AEDL *Nahrungsaufnahme und Ausscheidung II (Ausscheidung)* angegeben.²²⁷ Von insgesamt 43 zur Verfügung stehenden Unterrichtsstunden fallen fünf Stunden auf

---

²²⁴ Vgl. **Deutscher Berufsverband für Krankenpflege e.V.**, 1990, 1. Ausb.abschn., S. 75.
²²⁵ a.a.O., S. 77.
²²⁶ a.a.O., S. 76.
²²⁷ Vgl. **Deutscher Berufsverband für Krankenpflege e.V.**, 1991, 2. Ausb.abschn., S. 71.

Psychologie, Soziologie, Pädagogik – in diesem Zusammenhang speziell auf Sozialmedizin. Vorgesehen sind die Themen *Abführmittelabusus* und *Organspende und Organtransplantation*.[228] Vor dem Hintergrund des beabsichtigten Lernziels, *„die theoretischen Voraussetzungen zur fachkompetenten Einschätzung von spezifischen Einschränkungen* [zu] *erwerben"*[229], ist als Lerninhalt jedoch lediglich die *Problematik der Organspende und Transplantation* angegeben, d. h., die Aspekte, unter denen die Problematik betrachtet werden soll, werden weder genannt, noch sind weitere Informationen zu geplanten und/oder für notwendig gehaltenen Inhalten zu finden

Auswertung der Ergebnisse

Insgesamt betrachtet bleibt das Hessische Curriculum bezüglich seiner Zielsetzungen relativ unbestimmt. Zwar werden Kenntnisse, Fähigkeiten und Verhaltensmerkmale definiert, doch geben diese nur sehr allgemein gehaltene Hinweise. Beim Vergleich der Zielsetzungen zum Thema „Tod und Sterben", beispielsweise „der Entwicklung von konstruktiven Perspektiven im Umgang mit Sterbenden", mit den vorgesehenen Inhalten, z. B. *Organspende als berufsethisches Problem",* und in Zusammenhang mit der zur Verfügung stehenden Zeit – bei rein rechnerischer Aufteilung der unter berufsethischen Problemen genannten Themen ergibt dies 2,3 Stunden pro Thema – wird deutlich, dass in diesem Zeitraum allenfalls Ansätze für die gewünschten Perspektiven herausgearbeitet werden können. Gleichwohl kann, wie den „Überlegungen zu den Inhalten professioneller Pflege" zu entnehmen ist, davon ausgegangen werden, dass neben den explizit genannten Unterrichtsinhalten zur Thematik „Hirntod" und „Organtransplantation" in den beschriebenen AEDLs diese auch in andere Unterrichtseinheiten bzw. Unterrichtsfächer integriert werden können. So ist beispielsweise denkbar, dass im Rahmen von Möglichkeiten und Methoden der Konfliktbewältigung wie der Supervision, die *„für die kontinuierliche Beratung der Pflegenden"* für notwendig gehalten wird,[230] auch diese Themen aufgegriffen und in diesem Zusammenhang auftretende Probleme reflektiert werden könnten.

---

[228] Vgl. **Deutscher Berufsverband für Krankenpflege e.V.**, 2. Ausb.abschn., 1991, S. 77.
[229] a.a.O., S. 73.
[230] Vgl. **Deutscher Berufsverband für Krankenpflege e.V.**, 1. Ausb.abschn., 1990, S. 15.

Inwieweit dies im Krankenpflegeunterricht tatsächlich durchgeführt wird, ist aufgrund des offenen Charakters des Curriculums nicht zu erheben, so dass abschließend festgehalten werden kann, dass das Thema „Organspende" unter Betrachtung von berufsethischen und juristischen Gesichtspunkten in rein rechnerisch ca. vier Stunden unterrichtet wird. Damit ist es unserer Ansicht nach in Hinblick auf die beabsichtigten Lernziele nicht angemessen berücksichtigt.

Planen, Lehren und Lernen in der Krankenpflegeausbildung. (Uta-Karola Oelke)

Dieses Curriculum wurde in einem „praxisverbundenen Entwicklungsprozeß"[231] von der Verfasserin in Zusammenarbeit mit Unterrichtsschwestern/-pflegern, FachdozentInnen und KrankenpflegeschülerInnen einer Krankenpflegeschule erstellt. Neben dem im Krankenpflegegesetz von 1985 formulierten Ausbildungszielen lassen sich folgende übergreifende Zielaspekte herausstellen: Die Befähigung der KrankenpflegeschülerInnen zur *sachgemäßen* und *patientenorientierten* Pflege, zur Durchführung *geplanten pflegerischen Handelns* und zu *selbstbestimmter, mündiger und solidarischer Berufsausübung.*[232] Für die Strukturierung des Curriculums war nicht die Aufgliederung in Fächer, wie sie die Ausbildungs- und Prüfungsverordnung von 1985 anführt, maßgeblich, sondern die Ausrichtung an der Ausbildungs- und Berufswirklichkeit der Auszubildenden und die Berücksichtigung typischer Qualifikationen und/oder Situationen der Lernenden. So ist das Curriculum in insgesamt fünf Lernbereiche aufgegliedert, die *„sich durch ihre jeweils charakteristischen Schwerpunktsetzungen voneinander unterscheiden"* [lassen].[233] Die Lernbereiche bestehen aus Lerneinheiten – einem Zusammenschluss von Lerninhalten bzw. Lernaspekten – die thematisch miteinander in Beziehung stehen. Inwiefern die im Curriculum gleichwertig untereinander gereihten Lerninhalte bearbeitet werden, ob schwerpunktmäßig oder lediglich überblickartig, ist der Entscheidung der Lehrenden in Abhängigkeit von ihren jeweiligen Interessen und Fragestellungen – den eigenen wie denen der Lernenden – überlassen.

---

[231] **Oelke, U.,** 1991a, S. 107.
[232] Vgl. **Oelke, U.,** 1991a, S. 110 f.
[233] **Oelke, U.,** o. J., 1991b, S. 3.

Für die hier vorliegende Untersuchung ist Lernbereich III von Relevanz, in dem „*die Pflege verschiedener Patientengruppen mehrperspektivisch beleuchtet werden*" [soll].[233] Dabei findet sich das Stichwort „Organtransplantation" in der für das dritte Ausbildungsjahr vorgesehenen Lerneinheit III/11: *Pflege von Patienten mit Urinausscheidungsstörungen.*[234] Da Lerneinheiten aus diesem Lernbereich fächerintegrativ sind, d. h. das Thema der Lerneinheit aus der Perspektive verschiedener Unterrichtsfächer bearbeitet wird, ist der Lerneinheit ein zusammenfassender und einen Überblick gebender „didaktischer Kommentar" zugeordnet. In Bezug auf das Thema *Transplantationen* heißt es hier:

„Da sich mit der Zunahme von Transplantationen allgemein – und speziell der Nierentransplantation – auch die Häufigkeit der pflegerischen Betreuung transplantierter Patienten erhöht, soll die Problematik der Nierentransplantation im Fach Krankheitslehre/Chirurgie aufgegriffen werden. Dabei sollte das Thema zum einen exemplarisch für übergreifende Aspekte der Transplantationsmedizin behandelt werden und somit allgemeinorganisatorische und ethische Gesichtspunkte erläutert bzw. diskutiert werden. Zum anderen soll den SchülerInnen ein Überblick über den typischen Verlauf einer Nierentransplantation vermittelt werden, um nachfolgend im Fach Krankenpflege entsprechende pflegerische Konsequenzen ableiten zu können."[235]

Bezüglich der pflegerischen Schwerpunktsetzung ist vermerkt:

„Möglichst in direktem (zeitlichen) Zusammenhang mit den 'medizinischen, organisatorischen und ethischen Aspekten zur Nierentransplantation' sollten die SchülerInnen die Möglichkeit erhalten, die Betreuung dieser Patienten aus pflegerischer Sicht zu beleuchten."[236]

Konkret bedeutet das: Im Fach *Allgemeine und spezielle Krankheitslehre/Chirurgie* sind sechs Unterrichtsstunden für medizinische, organisatorische und ethische Aspekte zur Nierentransplantation vorgesehen. Zu den jeweils näher bestimmten Lerninhalten wie

---

[234] **Oelke, U.,** 1991b, S. 282.
[235] a.a.O., S. 153.
[236] **Oelke, U., o. J.,** 1991b, S. 154.

- Entwicklung und Organisation der Organtransplantation
- Ermittlung von Organspendern und -empfängern
- Nierentransplantation (als chirurgisches Verfahren)

zählt auch die „*Diskussion des Problembereichs `Organspende' unter verschiedenen Aspekten, wie beispielsweise:*
- *Eigene Einstellung und Bereitschaft zur Organspende*
- *Kommerzialisierung der Organspende («Organhandel»)*
- *Stellungnahmen von Kirchen, Juristen, Experten (Verein der Transplantationszentren in der Bundesrepublik) und der Öffentlichkeit zur Organspende."*[237]

Aufgrund des offenen Charakters des Curriculums ist nicht zu erheben, welchen zeitlichen Rahmen diese Diskussionen innerhalb der Lerneinheit einnehmen und inwiefern nicht auch psychosoziale Probleme, wie sie beim Umgang mit "hirntoten" PatientInnen und deren Angehörigen in besonderem Maße auftreten, thematisiert werden. Da letztere hier nicht genannt werden, wurde das Curriculum des Weiteren auf die Stichworte „Ethik", „Tod und Sterben" und „Einsatz auf der Intensivstation" untersucht.

Stichwort *Ethik*: Dieses ist nicht aufgeführt.

Stichwort *Tod und Sterben*: Diese Thematik gehört zu Lernbereich IV: „Betreuung spezieller Personengruppen", Lerneinheit IV/2: *Betreuung schwerkranker und sterbender Menschen,* und ist mit 140 Stunden für das zweite Ausbildungsjahr vorgesehen.[238] Lernmöglichkeiten, die diese Unterrichtseinheit den SchülerInnen schwerpunktmäßig bieten soll, sind u.a. „*die Auseinandersetzung mit dem eigenen Verhältnis zu Leben, Sterben, Trauer und Tod"* und die „*Auseinandersetzung mit und Aufarbeitung von Erfahrungen und Erlebnissen mit Sterben und Tod im privaten und beruflichen Bereich."*[239] Für die Auswahl und Intensität, mit der einzelne Aspekte bearbeitet werden, gilt auch hier, dass diese

---

[237] **Oelke**, U., o. J., 1991b, S. 157.
[238] a.a.O., S. 281.
[239] **Oelke**, U., o. J., 1991b, S. 208.

im Wesentlichen durch die Interessen und Bedürfnisse der Lehr-Lern-Gruppe bestimmt sein sollten. Die spezielle Problematik bei der Betreuung sterbender, „hirntoter" PatientInnen ist von daher nicht gesondert genannt.

Stichwort: *Einsatz auf der Intensivstation*: Für einen Einsatz auf einer Intensivpflegeabteilung ist im theoretischen Teil der Ausbildung lediglich eine Einführung im Fach Krankenpflege vorgesehen. Die Lerneinheit „*Einführung zum Ausbildungseinsatz auf einer Intensivpflegeabteilung*" gehört zum Lernbereich V: „Zur Situation des/der Krankenpflegeschülers/in bzw. des Krankenpflegepersonals" und wird im zweiten Ausbildungsjahr unterrichtet.[238] Sie beschränkt sich mit vier Unterrichtsstunden auf folgende übergeordnete Themen:

- Überblick über die Organisation der pflegerischen Arbeit auf der Intensivstation
- Zur besonderen Situation des Krankenpflegepersonals auf der Intensivstation
- Besonderheiten der Intensivpflege im Vergleich zur „Normalpflege"

Für die vorliegende Arbeit erwähnenswert sind die Unterpunkte
- besondere psychische und physische Belastungen
- psychosoziale Betreuung von Patienten und Angehörigen unter besonderer Berücksichtigung der speziellen Kommunikationsbedingungen[240]

Es ist denkbar, dass das Krankheitsbild „Hirntod" und die Frage der Organspende in diesem Zusammenhang thematisiert werden; im Curriculum selbst ist dies jedoch nicht aufgeführt.

Auswertung der Ergebnisse

Der zunehmenden Bedeutung von Organtransplantationen für den pflegerischen Bereich wird Rechnung getragen, indem das Thema fester Bestandteil der Ausbildung ist. Dabei sollen im Sinn des fächerintegrativen Ansatzes innerhalb von sechs Stunden medizinische, organisatorische und ethische Gesichtspunkte be-

---

[240] **Oelke**, U., o. J., 1991b, S. 242.

leuchtet werden, was zunächst im Rahmen der Krankenpflegeausbildung angemessen erscheint. Betrachtet man jedoch einzelne Lerninhalte näher, wie z. B. die explizit genannte und – will man die Auszubildenden zu einer kritischen Betrachtung anregen – notwendige „*Diskussion des Problembereichs 'Organspende'*, insbesondere vor dem Hintergrund der übergreifenden Zielsetzung einer selbstbestimmten, mündigen und solidarischen Berufsausübung (die einen reflexiven Unterricht erfordert, in dem die Lernenden Gelegenheit haben, Grenzsituationen, moralische Dilemmata etc. zu bearbeiten), so scheinen auch hier Anspruch und Wirklichkeit innerhalb des vorgegebenen Zeitrahmens nicht miteinander vereinbar. Dass einzelne Aspekte beim Thema *Tod und Sterben* je nach Interessenlage von Lehrenden und Lernenden nochmals aufgegriffen werden könnten, ist damit nicht ausgeschlossen; sie haben jedoch für die Beantwortung der hier vorliegenden Frage, ob und in welchem Rahmen die Themen „Hirntod" und „Organtransplantation" im Lehrangebot berücksichtigt sind, wenig Relevanz.

Lehrpläne für die Berufsfachschule für Krankenpflege. Bayrisches Staatsministerium für Unterricht, Kultus, Wissenschaft und Kunst, München.

Grundlage der Lehrpläne ist die Ausbildungs- und Prüfungsverordnung für die Berufe in der Krankenpflege (KrPflAPrV) vom 16.10.1995. Von den 100 vom Gesetzgeber zur freien Zuordnung zu einzelnen Fächern zur Verfügung gestellten Unterrichtsstunden sind 20 Stunden in der Stundentafel für den theoretischen Unterricht definiert und dem mit 120 Stunden gesetzlich festgelegten Fach Berufs-, Gesetzes- und Staatsbürgerkunde zugeordnet (= 140 Stunden), „*weil im Rahmen dieses Faches 40 Stunden Berufsethik unterrichtet werden (vgl. § 9 Abs. 4 BFSOKrHeb).*"[241] Die Lehrpläne „*wollen* [u.a.] *einen Beitrag zur Verbesserung der Ausbildungsqualität leisten*"[242] und enthalten Lernziele, -inhalte und Hinweise zum Unterricht. Diese Ziele und Inhalte sind für die Lehrenden ebenso verbindliche Grundlage für den Unterricht und die Erziehungsarbeit, wie die Prinzipien des Grundgesetzes der Bundesrepublik Deutschland, der Verfassung des Freistaates Bayern und des Bayrischen Gesetzes über das Erziehungs- und Unterrichtswesen. „*Im Rahmen dieser Bindung trifft der Lehrer seine Entschei-*

---

[241] **Lehrpläne für die Berufsfachschule für Krankenpflege**, 1992, S. 5.
[242] a.a.O., S. 1.

dungen in pädagogischer Verantwortung"[243], wobei darauf hingewiesen wird, dass die Lehrpläne einen ausreichenden pädagogischen Freiraum lassen, von dessen damit gegebenen Möglichkeiten die Lehrenden im Unterricht Gebrauch machen sollten. Auch die Hinweise zum Unterricht sind jeweils als Anregungen gedacht und nicht verbindlich.

Die Lernziele selbst sind als Richtung beschrieben, in der ein Lernfortschritt der Auszubildenden angestrebt wird. Sie verweisen auf einen didaktischen Schwerpunkt, der hervorhebt, worauf es jeweils besonders ankommt, und innerhalb dieses Schwerpunkts auf eine bestimmte Anforderungsstufe. Das heißt im Einzelnen:[244]

Didaktische Schwerpunkte	WISSEN Kenntnisse	KÖNNEN Handlungen	ERKENNEN Probleme	WERTEN Einstellungen
Anforderungsstufen	Einblick	Fähigkeit	Bewusstsein	Offenheit, Neigung, Interesse, Bereitschaft (ohne Anforderungsstufung)
	Überblick	Fertigkeit	Einsicht	
	Kenntnis	Beherrschung	Verständnis	
	Vertrautheit			

Das Fach *Krankenpflege* nimmt eine zentrale Stellung ein. Hier sollen die Auszubildenden unter Einbeziehung der von den übrigen Fächern bereitgestellten Inhalte und der Erfahrungen der praktischen Ausbildung lernen, umfassend, planvoll, individuell, patientenorientiert und eigenverantwortlich zu pflegen. Bezüglich des zugrundeliegenden Welt- und Menschenbildes weiß sich nach VOLONTIERI der Bayrische Lehrplan - allerdings nur für das Fach Berufsethik – *„obwohl staatlicher Natur, in seiner Grundorientierung dem christlichen Welt- und Menschenbild verpflichtet. Im Lehrplan für die Krankenpflege ist davon allerdings nicht die Rede. Man ist aber der Überzeugung, daß über das Fach `Berufsethik' die Ausbildungssituation nicht unbeeinflußt bleibt."*[245]

---

[243] **Lehrpläne für die Berufsfachschule für Krankenpflege**, 1992, S. 3.
[244] a.a.O., S. 4.
[245] **Volontieri, F.**, 1992, S. 65.

Für die vorliegende Untersuchung wurde denn auch zunächst das Fach *Berufsethik* näher beleuchtet. Im didaktischen Kommentar sind die übergeordneten Lernziele dieses Lernbereichs folgendermaßen beschrieben:

- *„Die Schüler sollen die Bedeutung ethischer Fragestellungen erkennen und auf dem Weg der Entscheidungsfindung zu begründeten ethischen Urteilen kommen.*
- *Er will den Schülern Gelegenheit geben, belastende berufliche Situationen aufzuarbeiten, und sie dadurch zu verantwortlichem Handeln befähigen."*[246]

Wie *„Schüler ethische Urteile begründet fällen können"*, ist dabei ebenso formuliert, wie die Voraussetzungen, die dafür notwendig sind.[246]

Innerhalb des in fünf Lernziele gegliederten Bereichs *Berufsethik* ist das zweite - *„Ethische Herausforderungen durch die Medizin"* - für die vorliegende Arbeit von Bedeutung. In einem Zeitrahmen von zwölf Unterrichtsstunden soll die *„Einsicht*[247] *in ausgewählte Fragestellungen der medizinischen Ethik"* vermittelt werden. Eine der drei aufgeführten Fragestellungen befasst sich mit dem *Ende des Lebens*, wobei hierzu als eines von zwei Beispielen *„die Problematik der Festlegung des Todeszeitpunkts"* mit dem *„Hinweis auf die Bedeutung für die Organtransplantation"* angeführt ist.[248] Weitere Hinweise bezüglich des Inhaltes finden sich nicht. Dies mag damit zu erklären sein, dass in diesem Lernbereich darauf hingewiesen wird, exemplarisch und unter Beteiligung der Auszubildenden an der Themenauswahl vorzugehen. Die genannten Themen sind demnach nur als Anregung zu verstehen.

Im Fach *Krankenpflege* ist in Zusammenhang mit *„Aufgaben bei Patienten mit Niereninsuffizienz, Nierenversagen"* neben Querverweisen auf das Fach *Berufsethik* und die ATL „Sinn finden" lediglich der folgende Hinweis

---

[246] **Lehrpläne für die Berufsfachschule für Krankenpflege**, 1992, S. 14.
[247] Die Anforderungsstufe *Einsicht* bedeutet, *„Probleme erfassen bzw. ausarbeiten"* zu können und hat demzufolge den Anspruch, sich mit einer gewissen Intensität der Auseinandersetzung mit ethischen Fragen zu stellen.
[248] **Lehrpläne für die Berufsfachschule für Krankenpflege**, 1992, S. 19 f.

auf das untersuchte Thema zu finden: „*Hier kann auf Probleme der Organtransplantation eingegangen werden.*"²⁴⁹

Schließlich findet sich im Fach „*Allgemeine und spezielle Krankheitslehre einschließlich Vorsorge, Diagnostik, Therapie und Epidemiologie*" das Thema „*Einblick in Grundlagen der Transplantationschirurgie und einzelne Transplantationsformen*" mit einer Unterrichtsstunde. Unter dem didaktischen Schwerpunkt des Erwerbs von Kenntnissen und der Anforderungsstufe „Einblick" - erste Begegnung mit einem Wissensgebiet - wird neben der Vermittlung rein medizinischer Lerninhalte (s. Fachrichtung) auch auf „*Probleme der Spendertodfeststellung*" hingewiesen, ohne dass jedoch daraus ersichtlich wird, welcher Art die Probleme sein könnten.²⁵⁰

Auswertung der Ergebnisse

Rein rechnerisch bleiben im Fach *Berufsethik* zwei Stunden für das Problem der Festlegung des Todeszeitpunktes einschließlich des Hinweises, welche Bedeutung dies für die Organtransplantation hat. Unter der Anforderungsstufe „Einsicht" und in Zusammenhang mit dem Lernziel, die Bedeutung ethischer Fragestellungen zu erkennen, mag die Zeitplanung angemessen sein. Um jedoch, wie als weiteres Lernziel vermerkt, den Auszubildenden Gelegenheit zu geben, belastende berufliche Situationen aufzuarbeiten und zu verantwortlichem Handeln zu befähigen, ist die vorgesehene Stundenzahl unseres Erachtens alles andere als ausreichend. Der Hinweis auf das „*Problem der Organtransplantation*" und das Fach *Berufsethik* bezüglich der Aufgaben bei PatientInnen mit Niereninsuffizienz ist in seiner lediglich möglichen Konsequenz nicht zu beurteilen. Des Weiteren ist unklar, wie in einer einzigen Unterrichtsstunde – auch wenn es sich hier lediglich um eine erste Begegnung mit einem Wissensgebiet mit dem Anspruch auf den Erwerb von Kenntnissen handelt – so umfangreiche Inhalte wie z. B. die Unterscheidung verschiedener Transplantate, Transplantationsimmunologie, allgemeine Transplantationstechniken und Probleme bei der „Spendertodfeststellung" vermittelt werden sollen. Insgesamt betrachtet sind die Ansätze des Fachs *Berufsethik* mit seinen

---

[249] **Lehrpläne für die Berufsfachschule für Krankenpflege**, 1992, S. 305.
[250] a.a.O., S. 156 f.

übergeordneten Lernzielen hinsichtlich des Erwerbs ethisch-moralischer Kompetenzen unserer Ansicht nach zu begrüßen. Ob allerdings der vorgesehene Zeitrahmen dafür ausreichend ist, bleibt auch hier fraglich.

Stoff- und Lernzielkatalog für die dreijährige Kranken- und Kinderkrankenpflegeausbildung sowie für die einjährige Krankenpflegehilfeausbildung im Lande Rheinland-Pfalz.

Bei diesem Katalog handelt es sich um einen *„landeseinheitlichen Maximalkatalog für den zur theoretischen Ausbildung anstehenden Unterrichts- und Lehrstoff"*[251], der von einer Arbeitsgemeinschaft der Landesarbeitsgemeinschaft der Unterrichtsschwestern und Unterrichtspfleger Rheinland-Pfalz auf der Grundlage der Krankenpflegegesetzgebung und der dazugehörigen Ausbildungs- und Prüfungsverordnung erarbeitet wurde. Der Katalog stellt nach Angabe der VerfasserInnen ein Arbeitszwischenergebnis dar und erhebt weder einen Anspruch auf Vollständigkeit, noch auf absolute Verbindlichkeit. Die Kranken- bzw. Kinderkrankenpflegeschulen werden lediglich aufgefordert, unterschiedliche Schwerpunktsetzungen der Ausbildungskrankenhäuser im Unterricht entsprechend zu berücksichtigen. Leitlernziele für die theoretische und praktische Ausbildung finden sich nicht, deren Erstellung ist jedoch – falls erforderlich – beabsichtigt.

Das Ergebnis der Untersuchung des Lernzielkatalogs auf die hier relevante Thematik sieht folgendermaßen aus: Im Stoff- und Stundenverteilungsplan sind für das Fach *Ethik* 20 Unterrichtsstunden vorgesehen. Das Stichwort „Organtransplantation" findet sich als eines von elf weiteren in Zusammenhang mit dem Thema *Lebenskrisen* unter dem Punkt *„Die Unabhängigkeit der Pflege von persönlichen Werturteilen und die damit verbundenen Schwierigkeiten, verdeutlicht an Beispielen: ... Organtransplantation."*[252] Das Thema *Lebenskrisen* ist dabei als eines von sieben möglichen Themen im Fach *Ethik* genannt. Im Fach *Allgemeine und spezielle Krankheitslehre, einschließlich Vorsorge, Diagnostik, Therapie und Epidemiologie* ist im Rahmen des Fachs *Innere Medizin* das

---

[251] **Stoff- und Lernzielkatalog**, 1987, Präambel, S.1.
[252] a.a.O., 1987, S. 3 f.

Stichwort „Nierentransplantation"[253] erwähnt, im Rahmen des Fachs *Chirurgie* das Stichwort „Herztransplantation"[254]. Weitere Hinweise finden sich nicht.

Auswertung der Ergebnisse

In Anbetracht der Tatsache, dass es sich hier lediglich um einen Stoff- und Lernzielkatalog handelt, der weder Aussagen zu einem möglichen Ausbildungskonzept, noch zu einem grundlegenden Pflegeverständnis macht, kann das vorliegende Ergebnis nur rein „rechnerisch" betrachtet werden. Auch wenn dabei zu berücksichtigen ist, dass die einzelnen Themen im Unterricht unterschiedlich gewichtet werden und sich dadurch entsprechende Verschiebungen ergeben, so stehen doch im Durchschnitt drei Stunden pro Thema zur Verfügung, d. h., für das Thema „Organtransplantation", als einem von 12 Unterthemen in Zusammenhang mit *Lebenskrisen,* 15 Minuten. Dies lässt unseres Erachtens einen eindeutigen Schluss bezüglich des Stellenwertes zu, den dieses Thema einnimmt. In welchem Umfang und unter welchen Aspekten „Nieren- und Herztransplantation" behandelt werden, ist dem Katalog nicht zu entnehmen und kann deshalb nicht in die Auswertung miteinbezogen werden.

Empfehlungen und Richtlinien der Deutschen Krankenhausgesellschaft

Inwieweit die Themen „Hirntod und Organtransplantation" in die Curricula von Weiterbildungsstätten für Anästhesie und Intensivpflege bzw. für OP- und Funktionsdienste aufgenommen sind, konnte nicht untersucht werden, da zum Zeitpunkt der Erhebung (11/1998) keine solchen zur Verfügung standen. Für diesen Bereich sind daher lediglich die Ergebnisse der Gespräche mit den entsprechenden Einrichtungen (vgl. Kapitel 9.2) zu berücksichtigen. Näher betrachtet wurden jedoch die „Empfehlungen und Richtlinien der Deutschen Krankenhausgesellschaft" (vom 16. November 1976, ergänzt am 24.4.1991) für die hier relevanten Weiterbildungsinstitute mit folgenden Ergebnissen:

---

[253] **Stoff- und Lernzielkatalog**, 1987, S. 81.
[254] a.a.O., S. 94.

Nach dem „*Muster für eine landesrechtliche Ordnung der Weiterbildung und Prüfung zu Krankenschwestern, Krankenpflegern und Kinderkrankenschwestern in der Intensivpflege*"[255] umfasst der theoretische Unterricht innerhalb der zweijährigen Weiterbildung 240 Stunden. Davon fallen 10 Unterrichtsstunden auf Punkt 3: „*Anthropologische, pädagogische, psychologische und soziologische Aspekte in der Intensivmedizin*", wobei in dieser Zeit neben vier nicht weniger gewichtigen Themen die Themen *Sterben und Tod im Krankenhaus, methodische Hilfen für den Umgang mit und die Anleitung von Patienten, Angehörigen und Mitarbeitern* und *psychohygienische Hilfen für die Aufbereitung von Konflikten und Belastungen*[256] behandelt werden sollen. Das Stichwort „Organtransplantation" findet sich hier nicht; es ist der mit zehn Stunden geplanten Unterrichtseinheit *Rechtliche, organisatorische und betriebswirtschaftliche Aspekte in der Intensivmedizin* unter Punkt a) zugeordnet, in dem die rechtlichen Vorschriften behandelt werden.

Das „*Muster für eine landesrechtliche Ordnung der Weiterbildung und Prüfung zu Krankenschwestern, Krankenpflegern und Kinderkrankenschwestern für den Operationsdienst*"[257] sieht ebenfalls 240 Unterrichtsstunden theoretischer Ausbildung innerhalb von zwei Jahren vor. Das Stichwort „Transplantation" taucht hier allerdings nur in Zusammenhang mit *Rechtlichen, organisatorischen und betriebswirtschaftlichen Aspekten im Operationsdienst*[258] auf, wofür 30 Stunden vorgesehen sind.

Auswertung der Ergebnisse

Es ist unserer Meinung nach erstaunlich, dass in den Mustern für die jeweiligen Weiterbildungen, bei denen die TeilnehmerInnen in Bereichen wie Intensivstation und OP eingesetzt sind, in denen die Diagnose „Hirntod" eine unter Umständen große Rolle spielt, dieses Thema in keinem Zusammenhang erwähnt ist. So sind z.B. bei den „*Pädagogischen, soziologischen und psychologischen Aspekten im OP-Dienst*", für die 20 Stunden vorgesehen sind, „*der Umgang mit Mitar-

---

[255] **Kurtenbach**, H., 1994, S. 271.
[256] a.a.O., S. 275.
[257] a.a.O., S. 288.
[258] a.a.O., S. 291.

beitern" und *„die Bedeutung des sozialen Umfeldes für Patienten"*[258] thematisiert, mögliche psychische Belastungsmomente aufseiten des Pflegepersonals sind jedoch weder hier, noch in einem anderen Unterrichtsfach erwähnt. Doch auch insgesamt gesehen, wird – in Anbetracht der zur Verfügung stehenden Unterrichtsstunden – der Thematisierung psychischer Konfliktsituationen in Zusammenhang mit *Tod und Sterben* im Rahmen der Weiterbildung für Anästhesie und Intensivpflege wenig, in dem der Weiterbildung für OP- und Funktionsdienste überhaupt keine Bedeutung beigemessen. So hat auch die Thematik „Hirntod und Organtransplantation", gerade bezüglich möglicherweise auftretender ethisch-moralischer Dilemmata einen sehr geringen Stellenwert. Zu berücksichtigen ist hier jedoch, dass die vorliegenden Muster lediglich „Empfehlungscharakter" haben, d. h. sie geben Zielvorstellungen an, deren Umsetzung und Ausgestaltung auf Länderebene geregelt wird.

Nach Auswertung aller zur Verfügung stehenden Curricula bzw. Lehrpläne lässt sich festhalten, dass die Themen „Hirntod und Organtransplantation" unter sehr verschiedenen Aspekten in dementsprechend unterschiedlichen Unterrichtsfächern (Berufsethik, Krankenpflege, Krankheitslehre usw.) behandelt werden. Auch wenn sie dabei, was den zeitlichen Rahmen betrifft, ebenso unterschiedlich gewichtet werden, so sind sie doch insgesamt nur marginal vertreten und es scheint in keinem der untersuchten Curricula/Lehrpläne genügend Zeit eingeplant, um der Komplexität des Themas gerecht zu werden. Offen bleibt dabei die Frage, ob dies überhaupt gewünscht ist. Wohl ist anzunehmen, dass in einem eher patientInnenzentrierten und/oder an einem christlichen Menschenbild orientierten Ausbildungskonzept die Thematisierung möglicher Konflikte in Zusammenhang mit diesem Themenkomplex größere Bedeutung hat als in einem Konzept, in dem der Erwerb technischer Fertigkeiten im Vordergrund steht. Unter Berücksichtigung von in einem gewissen Rahmen frei auszugestaltenden Unterrichtsschwerpunkten wird jedoch in keinem der untersuchten Curricula bzw. Lehrpläne Anspruch auf eine komplexe Behandlung des Themas erhoben. Offen bleibt des Weiteren zunächst auch die Frage, wie dieses Thema im Rahmen der durch die Ausbildungs- und Prüfungsverordnung für die Berufe in der Krankenpflege (KrPflAPrV) vorgegebenen Stundenverteilung so umgesetzt werden könnte, dass es umfassend betrachtet werden kann und dass bei der Planung die Thematisierung der mit der Transplantationsmedizin verbundenen Konflikte genügend berücksichtigt werden kann.

9.2. Befragung ausgewählter Pflegebildungseinrichtungen

Nach der Durchsicht verschiedener Curricula für die Krankenpflegeausbildung bezüglich der Integration der Themen „Hirntod und Organtransplantation" in das bestehende Lehrangebot wurden in einem nächsten Schritt exemplarisch fünf Krankenpflegeschulen und elf Institute für die Fachweiterbildung Anästhesie und Intensivpflege bzw. OP- und Funktionsdienste angeschrieben.[259] Intention der Anschreiben war, in Erfahrung zu bringen, inwieweit und insbesondere unter welchen Aspekten die Thematisierung „Hirntod und Organtransplantation" in die jeweiligen Curricula und/oder Lehrpläne Eingang gefunden hat. Einem Begleitschreiben wurde ein Fragebogen beigelegt, den vier Krankenpflegeschulen und sechs Institute für die Fachweiterbildung ausgefüllt zurückschickten. Diese zehn Ausbildungsstätten hatten die genannte Thematik in ihren Lehrplan aufgenommen, sodass sich an dieser Untersuchung nur Einrichtungen beteiligten, bei denen diese Themen Bestandteil der theoretischen Ausbildung war. Mit Ausnahme einer Krankenpflegeschule und eines Instituts für die Fachweiterbildung, die aus innerbetrieblichen Gründen keinen Gesprächstermin zur Verfügung stellen konnten, sowie eines Instituts, dessen Antwort auf die im Gesprächsleitfaden formulierten Fragen in schriftlicher Form vorliegt, wurden mit allen Stellen, die ein Interesse an einem Interview über Unterrichtsinhalte, Formen der Stoffvermittlung usw. bekundet hatten (n = 8), Gespräche geführt, deren Ergebnisse sich auf die nachfolgend dargestellten Fragen beziehen.

1. In welchem Fach, welchem Zusammenhang ist die Thematik „Hirntod und Organtransplantation" Bestandteil des Lehrangebotes Ihrer Krankenpflegeschule bzw. des Instituts für die Fachweiterbildung?
2. Wie viele Unterrichtsstunden sind dafür vorgesehen?
3. In welcher Form wird dieses Thema unterrichtet? Einzel-, Doppelstunden, Block, Seminar?
4. Liegt ein Curriculum oder Lehrplan zugrunde?
5. Welche Inhalte werden thematisiert?

---

[259] Die Auswahl erfolgte unter den Aspekten: Erreichbarkeit; das Krankenhaus, dem diese Schulen bzw. Institute für Fort- und Weiterbildung angeschlossen sind, betreibt Transplantationsmedizin; die Einrichtungen liegen möglichst in verschiedenen Bundesländern; Veröffentlichung von Auszügen eines Curriculums für Anästhesie und Intensivpflege in einer Pflegefachzeitschrift.

6. Wer unterrichtet dieses Thema? Besteht eine Zusammenarbeit mit einem Transplantationskoordinator?
7. Werden Lehrbücher, Lehrmaterialien verwendet? Welche?
8. Orientiert sich die Schule an einem bestimmten Ausbildungskonzept? (z.B. pflegeethische Leitideen)
9. Hat das Ausbildungskonzept Einfluss auf die Inhalte des Themas?

Gesprächsergebnisse

Die befragten Einrichtungen sind durch Buchstaben gekennzeichnet, wobei im Folgenden die Ergebnisse der Gespräche mit den Krankenpflegeschulen (jeweils auf der **linken** Seite) denen der Institute für die Fachweiterbildung (auf der **rechten** Seite) gegenübergestellt werden, um Unterschiede in der jeweiligen Schwerpunktsetzung zu verdeutlichen. Über das jeweilige Bundesland gibt die Fußnote Auskunft.[260]

Krankenpflegeausbildung	Fachweiterbildung für Anästhesie und Intensivpflege (a+i) und für OP- und Funktionsdienste (OP)

1. Liegt der Thematik „Hirntod und Organtransplantation" ein Curriculum/Lehrplan zugrunde?

Nur eine der am Gespräch beteiligten Schulen orientiert sich an einem schuleigenen Curriculum (Schule B). Die anderen Einrichtungen haben diese Unterrichtseinheit selbst entwickelt, Schule A in Zusammenarbeit	Alle Institute für die Fachweiterbildung orientieren sich an den im jeweiligen Bundesland gültigen Rahmenlehrplänen, deren Ausgestaltung bezüglich der Inhalte den zuständigen Lehrenden freigestellt ist. Ledig-

---

[260] A, B, D (a+i) und D (OP): Baden-Württemberg
C, E (a+i) und E (OP): Rheinland-Pfalz
F (a+i): Berlin

mit dem Transplantationskoordinator des betreffenden Krankenhauses.	lich Einrichtung F hat für diese Thematik ein spezielles Curriculum entworfen.

2. In welchem Fach, welchem Zusammenhang wird die Thematik „Hirntod und Organtransplantation" unterrichtet?

Die Verankerung im Lehrplan ist in jeder der befragten Schulen unterschiedlich. Folgende Fächer bzw. Zusammenhänge wurden genannt: • Gesetzeskunde (A) • Während der Studientage zum praktischen Einsatz in der Urologie bzw. urologischen Wachstation (B) • Während eines Seminars zum Thema „Endphase des Lebens" (C) • beim Thema „Dialysetherapie (B)	Die Bandbreite der Antworten reicht von • Als eigene Unterrichtseinheit (D [OP]) , oder • In Neurologie: Hirntod und Hirntod-Kriterien (E [a+i]), über • Gesetzeskunde (E [a+i]), oder • Ab und an in Zusammenhang mit anderen Themen z. B. „Assistenz bei Interruptio" (E[OP]), bis hin zu • Sozialethik: „Grenzen der Intensivtherapie" (D[a+i]), (E[a+i]) und • Thema wird komplex in einer Theoriephase behandelt (F)

Wie durch die Antworten zu Frage 1 deutlich geworden, ist die Thematik „Hirntod und Organtransplantation" zwar Bestandteil des Lehrangebotes in den befragten Einrichtungen, deren Ausgestaltung und Verankerung in der theoretischen Ausbildung ist jedoch in der Regel den zuständigen Lehrenden überlassen. Damit erklärt sich die sehr unterschiedliche Zuordnung zu einzelnen Fächern.

3. Wie viele Unterrichtsstunden sind für diese Thematik vorgesehen?

Die Anzahl der Stunden ist hier in allen befragten Schulen gleich hoch: Drei bis vier Doppelstunden sind in der Regel für den Oberkurs, in einer Schule (B) für den Mittelkurs eingeplant. Zusätzlich finden in jeder Schule ein- bis dreitägige Seminare statt, die sich ausschließlich (Schule A) oder im Rahmen der Unterrichtseinheit „Tod und Sterben" mit dieser Thematik befassen.

In der Fachweiterbildung für OP- und Funktionsdienste sind in Einrichtung D (OP) vier Stunden und eventuell ein Tagesseminar vorgesehen. Eine weitergehende Thematisierung im Fach Ethik befindet sich in Planung. Die Weiterbildungsstätte E (OP) hat keine konkrete Stundenzahl eingeplant, da das Thema im Fach Ethik (vier Stunden) mitbehandelt wird.

In Einrichtung D (a+i) werden zehn Doppelstunden unterrichtet, acht zusätzliche Stunden sind im Fach Ethik geplant. Bei Weiterbildungsstätte E (a+i) ist - bedingt durch die derzeitige Umsetzung eines neuen Weiterbildungsgesetzes[261] - die Stundenzahl noch nicht festgelegt. In Einrichtung F sind zwölf Doppelstunden vorgesehen, zusätzlich sechs weitere Stunden „Sterben auf der Intensivstation".

Die Anzahl der Unterrichtsstunden ist insbesondere in Zusammenhang mit den vorgesehenen Inhalten von Relevanz. Deshalb findet sich deren Beurteilung im Anschluss an Frage 5. Übereinstimmend wird hier jedoch bereits von einigen der Befragten festgestellt, dass die vorgesehene Stundenzahl in vier der fünf befragten Institute für die Fachweiterbildung der Komplexität des Themas nicht gerecht werden kann, weshalb zusätzliche Unterrichtsstunden im Fach Ethik eingeplant werden.

---

[261] Zeitpunkt der Befragung 11/98.

4. In welcher Form wird dieses Thema unterrichtet?

In allen Schulen in der Regel in Doppelstunden. In Schule A wird ein Tagesseminar angeboten[262], in den anderen Einrichtungen finden je nach Finanzierungsmöglichkeiten Seminare mit Schwerpunkt „Tod und Sterben" statt. Schule C veranstaltet außerdem eine Podiumsdiskussion mit VertreterInnen verschiedener beteiligter Gruppen (s. auch Frage 6).

Alle befragten Einrichtungen geben an, diese Thematik in Doppelstunden zu vermitteln. Zusätzlich bieten die Weiterbildungseinrichtungen D (a)+i und (OP) ein Tagesseminar in Abhängigkeit von der Finanzierung durch den Kostenträger (vgl. Krankenpflegeschule A) an. Einrichtung F sieht zusätzlich einen Besuch in einem Transplantationszentrum vor und veranstaltet einen halbtägigen Workshop als Resümee der Unterrichtseinheit.

Von allen GesprächsteilnehmerInnen wird die Seminarform als die effektivste Form für die Behandlung der ethischen Komponenten dieser Thematik gewertet. Durch die Kombination von Doppelstunden und Seminaren wird dieser Unterricht in pädagogisch sinnvollen Zeitstrukturen durchgeführt und nach Möglichkeit in räumlicher Distanz zum täglichen Unterrichtsgeschehen angeboten. Dies schafft die Grundlage für eine Atmosphäre, die zur Auseinandersetzung mit und zum Nachdenken über die beschriebene Problematik anregt. Mit der Podiumsdiskussion wurden gute Erfahrungen gemacht, da sie neben einer umfassenden Information durch VertreterInnen verschiedener Berufsgruppen und betroffener PatientInnen Raum für Fragen und Anregungen zur eigenen Reflexion bezüglich der Thematik gibt. Der Besuch eines Transplantationszentrums wird dem Anspruch auf einen Transfer von Wissen und Fertigkeiten durch die Verknüpfung von Theorie und Praxis gerecht und trägt bezüglich der Thematik dazu bei, eventuell weitere Perspektiven zu gewinnen. Bei der Betrachtung des Curriculums des Instituts für die Fachweiterbildung (F) erscheint ein Workshop am Ende der Unterrichtseinheit als Instrument zur Reflexion konsequent.

---

[262] **E.D.H.E.P. - Workshop**: Seminar zur Betreuung trauernder Angehöriger. Vgl. Anhang Nr. IV.

Der E.D. H.E.P.-Workshop wird auch vom Institut für die Fachweiterbildung für OP- und Funktionsdienste (D) positiv aufgenommen, da er neben der Betreuung trauernder Angehöriger (die das OP-Personal nicht direkt betrifft, da es in der Regel keinen direkten Kontakt zu den betroffenen Angehörigen hat) die Einstellung und den Umgang mit Tod und Sterben thematisiert.

5. Welche Inhalte werden thematisiert?

Ein Schwerpunkt der Frage lag darin zu erfahren, ob und wie Konfliktsituationen, z. B. diejenigen zwischen pflegerischem Auftrag und Gewissen, besprochen werden bzw. ob und wie auf mögliche moralische Dilemmata (z. B. zweifelnde Gefühle) vorbereitet wird.

Schule A:	Institut für die Fachweiterbildung D (OP):
▪ Zwei Doppelstunden TPG ▪ Eine Doppelstunde: Rechtliche Entwicklung, Darstellung der „Negativschlagzeilen", Information über den AK Organspende ▪ Eine Doppelstunde: Hirntoddiagnostik, Gewebetypisierung, Vorgehen bei Explantationen ▪ Seminar zur Betreuung von trauernden Angehörigen (E.D. H.E.P.-Workshop)[263] ▪ Ziel des Seminars: Die Auszubildenden sollen sich über ihre eigene Einstellung bezüglich der Thematik bewusst werden, sollen darüber hinaus einen wertneutralen Umgang mit den Angehörigen potenzieller OrganspenderInnen	▪ Allgemeines zu Organspende, Transplantationschirurgie, Hirntoddiagnostik, Umgang mit Tod und Sterben ▪ Evt. E.D. H.E.P.-Workshop Institut für die Fachweiterbildung D (a+i): ▪ Allgemeines zur Transplantationsmedizin und Hirntoddiagnostik ▪ Geplant: im Fach Ethik die Pflege „hirntoter" PatientInnen, die Auseinandersetzung mit den kontrovers geführten Diskussionen zum Thema „Hirntod" und der Umgang mit den Angehörigen

---
[263] Vgl. Anlage IV.

erlernen und Kenntnisse über Trauerreaktionen von Angehörigen erlangen. (Begleiten und Wertschätzen als pflegerische Aufgabe)
- Eine Stunde Auswertung des Seminars in den Räumen der Krankenpflegeschule

Schule B:

Die Inhalte sind offen und vom Interesse der Auszubildenden abhängig.
- Zur Einführung ca. eine Doppelstunde: Geschichtlicher Überblick über die Transplantationsmedizin, Spender- und EmpfängerInnenauswahl, medizinische Aspekte bei der Organex- und -implantation, Nachsorge bei OrganempfängerInnen.
- Persönliche Auseinandersetzung mit der Thematik durch verschiedene Artikel in (Fach-) Zeitschriften mit dem Ziel, die Nachdenklichkeit der Auszubildenden zu fördern und zum „Misstrauen gegen einfache Erklärungen" (z. B. „Der Mensch ist tot, weil er hirntot ist", Zitat eines Lehrenden) anzuregen.

Schule C:
- Die Inhalte sind nicht einzelnen Unterrichtsstunden zugeordnet; thematisiert wird:

Institut für die Fachweiterbildung E (OP):

Die Inhalte sind nicht festgelegt, sie werden in Zusammenhang mit anderen Themen angesprochen. Auf die Sensibilisierung für ethische Konfliktsituationen wird Wert gelegt.

Institut für die Fachweiterbildung E (a+i):
- Hirntod und Hirntod-Kriterien
- Allgemeines zur Organisation im Rahmen von Transplantationen
- Sensibilisierung für ethische Fragen wird für notwendig gehalten, die Durchführung hat bisher noch nicht stattgefunden.

Institut für die Fachweiterbildung F

Jeweils zwei Stunden:
- Einführung in die Thematik (allg. Informationen, kulturelle Komponente, ethische Problematik, Rechtslage)
- Pflege und Transplantationsmedizin (Spenderkonditionierung, Mitwirkung bei Organexplantationen)
- Organspende aus theologischer Sicht
- Hirntod aus neurophysiologischer Sicht
- Anästhesie bei Organexplantationen (medizinische Grundlagen)

• Organisatorisches in Zusammenhang mit Transplantationen • Verteilungspraxis • Hirntoddiagnostik • Pflege „hirntoter" PatientInnen • Entnahmepraxis und Betreuung transplantierter PatientInnen	• Anästhesie bei Organtransplantationen • Pflege von OrganspenderInnen (medizinische Grundlagen) (Pflegebild) • Intensivmedizinische Behandlung nach Nierentransplantation (exemplarisch) • Vier Stunden: Organisation, Pflege und intensivmedizinische Versorgung am Beispiel Lebertransplantation (Besuch im Transplantationszentrum) • Vier Stunden: Workshop als Resümee für die Pflege, Perspektiven

Zur Thematisierung von moralischen Konflikten:

- In den Schulen A und C und im Institut für die Fachweiterbildung D (OP) ist dies nicht als eines der Lehrziele für diese Unterrichtseinheit vorgesehen.
- In Schule B und im Institut für die Fachweiterbildung E (OP) ist dies vonseiten der Lehrenden vorgesehen und erwünscht.
- In den Instituten für die Fachweiterbildung D (a+i) und E (a+i) ist dies in Zusammenhang mit dem Fach Ethik geplant
- Im Institut für die Fachweiterbildung F ist dies aufseiten der Lehrenden vorgesehen und erwünscht. Wie zu erfahren war, empfinden viele der Lehrgangsteilnehmerinnen keine solchen Konfliktsituationen, da sie sich überwiegend mit medizinischen Problemen befassen. Die Sensibilisierung für die ethische Dimension des Themas geschieht hier häufig erst durch die Einführungsstunde.

Folgendes wird deutlich: Die Thematisierung möglicher moralischer Konfliktsituationen gehört nicht in jeder Einrichtung zu den beabsichtigten Lehrzielen. In zwei der drei befragten Krankenpflegeschulen stehen medizinische Inhalte im Vordergrund, was sich mit den Ergebnissen der untersuchten Curricula deckt. Auch hier wird für die Auseinandersetzung mit der ethischen Problematik dieses Themas wenig Zeit eingeplant. Dies lässt sich zwar mit dem in der dreijährigen Krankenpflegeausbildung eher seltenen Einsatz der Auszubildenden in den entsprechenden Bereichen erklären, einem Anspruch nach Förderung von Qualifikationen bezüglich ethischer Entscheidungsfindungen wird diese Unterrichtsplanung jedoch nicht gerecht.[264] In der Krankenpflegeschule B wird dagegen für medizinische und organisatorische Aspekte lediglich eine Doppelstunde eingeplant; die restlichen zwei bis drei Doppelstunden sind für die kritische Auseinandersetzung der Auszubildenden mit dem Thema und, wo vorhanden, mit eigenen Erfahrungen und/oder Erlebnissen vorgesehen. Dies dürfte unserer Meinung nach im Rahmen der pflegerischen Grundausbildung eine „vernünftige" Zeitplanung darstellen.

Von den fünf am Gespräch beteiligten Instituten für die Fachweiterbildung hat die Einrichtung D (OP) die Thematisierung moralischer Konfliktsituationen in Zusammenhang mit „Hirntod und Organtransplantation" nicht im Unterrichtsangebot. Dies ist meines Erachtens nicht nachvollziehbar, da Pflegende im OP direkt an der Entnahme und Übertragung von Organen beteiligt sind und dort unter Umständen Gewissenskonflikten ausgesetzt sind, die ohne Aufarbeitung - und dafür bietet sich der Unterrichtsrahmen geradezu an - auf Dauer in der Regel nicht auszuhalten sind. Hier anzusetzen und Unterstützung in Form von gemeinsamer Auseinandersetzung mit allen Betroffenen zu geben, sollte unserer Ansicht nach für das Lehrangebot verpflichtend sein. Zwei weitere Institute für die Fachweiterbildung Anästhesie und Intensivpflege haben eine solche Auseinandersetzung als notwendig erkannt und im Rahmen des Faches Ethik für die Zukunft geplant. Bisher war dies im Unterricht kein Thema. Das erstaunt im Anästhesie- und Intensivbereich nicht weniger als im OP-Bereich, da auch hier die Belastungen, denen Pflegende beim Umgang mit "hirntoten" PatientInnen ausgesetzt sind, oftmals sehr groß sind und, wie die Forschungsergebnisse bestätigt haben, dringend der Aufarbeitung bedürfen. Von Einrichtung E (OP) war zu erfahren, dass eine Auseinandersetzung mit möglichen moralischen Dilemmata im Rahmen der Transplantationsmedizin nicht nur erwünscht, sondern auch vorgesehen ist. Es fragt sich bei Betrachtung der zur Verfügung stehenden Stundenzahl innerhalb der allgemeinen Ethik jedoch auch hier, mit welcher Intensität und in welchem Umfang dies überhaupt möglich ist. Positiv fällt unserer Meinung nach das Institut für die Fachweiterbildung F auf. Nicht nur wird bereits in der Einführung in das Thema Organtransplantation die ethische Problematik ange-

---

[264] An dieser Stelle wäre zu hinterfragen, ob dieser Anspruch überhaupt vorhanden ist. Näheres hierzu wird in Fragen 8 und 9 deutlich.

sprochen, auch der Workshop am Ende der Unterrichtseinheit bietet noch einmal Gelegenheit, nach umfassenden Informationen aus verschiedenen Blickrichtungen zu einer eigenen Meinung zu gelangen und eventuell brauchbare Handlungsmöglichkeiten zu erhalten.

Zum E.D. H.E.P.-Programm: Mit acht Unterrichtsstunden hat dieses Seminar bei den beteiligten Schulen einen hohen Stellenwert. Wie auch immer man zur Intention des Anbieters - durch Training der Kommunikationsfähigkeit von Pflegenden (und ÄrztInnen) die Bereitschaft zur Zustimmung zur Organentnahme bei den Angehörigen zu fördern - stehen mag, so ist doch aufgrund der Inhalte bezüglich Trauerreaktionen, Formen des Umgangs mit Trauernden etc. ein möglicher Lerngewinn für die TeilnehmerInnen zu erwarten und im Rahmen einer kritischen Reflexion des Seminars zu diskutieren.

6. Wer unterrichtet das Thema? Besteht eine Zusammenarbeit mit einem Transplantationskoordinator?

Schule A:	Institut für die Fachweiterbildung D (a+i):
• Gesetzeskunde: Lehrerin für Pflegeberufe • Hirntoddiagnostik und Informationen über den AK Organspende: Transplantationskoordinator • E.D. H.E.P.-Workshop: Transplantationskoordinator, Lehrerin für Pflegeberufe, zwei Psychologen	• Transplantationskoordinator • Oberarzt der Intensivstation • Für das geplante Fach Ethik: Lehrer für Pflegeberufe
Schule B:	Institut für die Fachweiterbildung D (OP):
Unterricht durch Lehrer für Pflegeberufe, keine Zusammenarbeit mit Transplantationskoordinator	• Transplantationskoordinator • E.D. H.E.P.-Workshop: Transplantationskoordinator, Psychologe

Schule C:	Institut für die Fachweiterbildung E (a+i):
- Seminar „Endphase des Lebens": Lehrer für Pflegeberufe und Seelsorger - Podiumsdiskussion: Lehrer für Pflegeberufe in Zusammenarbeit mit Seelsorger, Pflegenden aus dem OP oder der Intensivstation, Transplantationskoordinator, Oberärztin für Transplantationsmedizin, Betreuer von transplantierten PatientInnen, betroffener transplantierter Patient	- Transplantationskoordinator - Neurologe Institut für die Fachweiterbildung E (OP): - Ethik: Lehrer für Pflegeberufe aus der Krankenpflegeschule - Transplantationskoordinator Institut für die Fachweiterbildung F: - Einführung in die Problematik „Organspende", Transplantationsmedizin und Pflege, Workshop: Pflegepädagogin - Referat Pflegebild: LehrgangsteilnehmerIn - Seelsorger - ÄrztInnen - Transplantationskoordinator lediglich für Informationen zur OrganisationvonTransplantationen

Wie bereits in den Interviews mit den Pflegenden aus den entsprechenden Bereichen deutlich wurde, ist auch in den befragten Einrichtungen der Transplantationskoordinator fast überall als Ansprechpartner erwünscht.[265] Übernimmt er auf der Intensivstation für die dort Beschäftigten Aufgaben wie z. B. das Gespräch mit den Angehörigen „hirntoter" PatientInnen bezüglich einer Zustimmung zur Organspende, so ist er in fast allen Krankenpflegeschulen und Instituten für die Fachweiterbildung der „Fachmann" für allgemeine Fragen und die Organisation des Transplantationsgeschehens. Lediglich Schule B verzichtet

---

[265]Vgl. **Feuerhack, M.,** 1998, S. 33.

aufgrund der einseitigen Vermittlung der Inhalte auf eine Zusammenarbeit; auch Einrichtung F beschränkt sich bei der Zusammenarbeit auf Informationen organisatorischer Art, da sie die meist unkritische Befürwortung der Transplantationsmedizin für ungeeignet hält, das Thema in einer Weiterbildung umfassend und von vielen Seiten zu beleuchten.

Auffallend ist, dass zwar in den Krankenpflegeschulen A und C neben dem Transplantationskoordinator auch LehrerInnen für Pflegeberufe diesen Unterricht erteilen (in Schule B übernimmt der Lehrer für Pflegeberufe die gesamte Unterrichtseinheit), in vier der fünf an der Befragung beteiligten Instituten für die Fachweiterbildung wird dagegen dieser Unterricht fast vollständig MedizinerInnen und dem Transplantationskoordinator überlassen. Das ist mit den thematisierten Inhalten kongruent und bedeutet offenbar, dass MedizinerInnen und TransplantationskoordinatorInnen sich nicht für die ethische Dimension zuständig fühlen und diese bisher auch nicht als ein notwendiger Aspekt betrachtet wurde. Dies deckt sich auch mit den Ergebnissen der Curricula, in denen sich in den Weiterbildungseinrichtungen keine bzw. kaum ethische Perspektiven finden.

In Einrichtung F sieht die Verteilung der einzelnen Fächer auf die DozentInnen dagegen folgendermaßen aus: Von den 24 vorgesehenen Stunden übernimmt zehn Stunden eine Pflegepädagogin, demnach also eine Angehörige der eigenen Berufsgruppe mit eventuell ähnlichen Erfahrungen. Es ist zu vermuten, dass die Vermittlung der Inhalte daher auch unter dem berufseigenen Blickwinkel geschieht, was möglicherweise nicht zuletzt auch in Hinblick auf die Identifikation der Auszubildenden mit dem eigenen Berufsbild förderlich ist.

7. Welche Lehrmaterialien, Lehrbücher werden verwendet?

Schule A:
- E.D.H.E.P.-Programm[266]
- Broschüren des AK Organspende

Schule B:
- Film: Ich pflege tote Patienten[267]
- Verschiedene Artikel zum Thema aus Fachzeitschriften und Zeitungen
- Keine Broschüren des AK Organspende

Schule C:
- Pflegelehrbücher:
- „Pflege heute": Kapitel 4.5: Ethische Konflikte bei Hirntoddiagnose und Organtransplantation[268]
- Kapitel 10.8: Transplantationen[269]
- „Pflege": Kapitel 35.7: Organtransplantation[270]
- Artikel aus Fachzeitschriften
- Broschüren vom AK Organspende

Institut für die Fachweiterbildung D (a+i):

„Ist nicht bekannt, da der Unterricht von Fremddozenten gehalten wird." (Zitat einer Lehrenden)

Institut für die Fachweiterbildung D (OP):

Bis auf das Konzept des E.D. H.E.P.-Programms sind keine weiteren Lehrmaterialien bekannt.

Institut für die Fachweiterbildung E (a+i) und (OP):

Ist dem Gesprächspartner nicht bekannt, da der Unterricht von einem Fremddozenten gehalten wird.

Institut für die Fachweiterbildung F:
- Dias, Videos
- Referate der LehrgangsteilnehmerInnen
- Informationen über weiteres Material fehlen

Da nur mit Lehrenden für Pflegeberufe über diese Unterrichtseinheit Gespräche geführt wurden, konnten folglich lediglich Informationen über das von ihnen be-

---

[266] Vgl. Anhang IV.
[267] Vgl. **Stengel, D.,** 1989 [Fernsehfilm].
[268] **Pflege heute,** 1997, S. 70 f
[269] a.a.O., S. 334 f.
[270] **Juchli, L.,** 1994, S. 1000 ff.

nutzte Lehrmaterial gewonnen werden. So liegt entsprechend der vorrangigen Intention bezüglich der Unterrichtsinhalte z. B. bei Schule B der Schwerpunkt auf der Auseinandersetzung mit und der Diskussion über (vom Lehrer zur Verfügung gestellte und von den Auszubildenden ausgewählte) Artikel zum Thema „Hirntod und Organtransplantation". Schule C, die bei diesem Thema mit VertreterInnen verschiedener Berufsgruppen zusammenarbeitet, hat entsprechend umfangreiches und unterschiedliches Lehrmaterial, was die Betrachtung aus verschiedenen Blickwinkeln erleichtert und sich möglicherweise förderlich auf die Auseinandersetzung auswirkt.

Das Material von Schule A steht ganz im Zeichen einer Befürwortung der Transplantationsmedizin und arbeitet infolgedessen u.a. mit Broschüren des Arbeitskreises Organspende und mit Materialien aus dem E.D. H.E.P.- Programm (z. B. einem Video über Trauerreaktionen etc.). Informationen über die verwendeten Lehrmaterialien in den Instituten für die Fachweiterbildung fehlen fast vollständig. Dort wird das Thema in der Regel von FremddozentInnen unterrichtet, wobei entsprechende Informationen über Lehrmaterialien offenbar nicht transparent gemacht werden. Diesbezügliche Rückschlüsse lassen sich von daher nur durch Betrachtung der in Frage 5 genannten Inhalte ziehen, sind jedoch nicht zu belegen.

8. Orientiert sich die Institution an einem bestimmten Ausbildungskonzept?

Nach *VOLONTIERI* ist ein Ausbildungskonzept
- durch Vorstellungen von ethisch richtigem Pflegehandeln bestimmt
- nennt es pflegeethische Leitideen, in deren Geist die verschiedenen Lehrpläne in ihrer Gesamtheit entwickelt wurden und der Ausbildung ihre spezifische Prägung geben
- basiert es auf Vorstellungen einer als Menschenwürdig angesehenen Pflege
- regt es zum Nachdenken über ethische Fragen an und gibt Orientierungsrichtlinien für den Umgang mit Menschen in Krisensituationen.[271]

---

[271] Vgl. **Volontieri**, F., 1992, S. 70 f.

Mit diesem Begriff wurde in den Gesprächen jedoch eher der Umgang mit den Auszubildenden, Methoden der Stoffvermittlung und allgemeine Ziele bezüglich der Lernmethoden verbunden, was sich folgendermaßen darstellt:

Schule A: Es ist ein Entwurf vorhanden, der jedoch (noch) nicht umgesetzt wurde.	Institute für die Fachweiterbildung D: Nicht bekannt.
Schule B: Hier sind die Begriffe „Mensch", „Gesundheit" und „Pflege" definiert und die Ausbildungsziele innerhalb dieses Rahmens genannt.	Institute für die Fachweiterbildung E: Ein Pflegeleitbild ist in Arbeit.
Schule C: Ein (schriftlich formuliertes) Konzept ist nicht vorhanden; man legt jedoch Wert auf selbstständiges Arbeiten und das Erarbeiten von Unterrichtsstoff durch die Auszubildenden.	Institut für die Fachweiterbildung F: Eine pflegetheoretische Orientierung ist durch den Bezug auf ein formuliertes Verständnis professioneller Pflege und ein modifiziertes Pflegemodell gegeben. Ethische Fragestellungen in diesen pflegerischen Bereichen (a+i) und moralische Konfliktsituationen des Pflegealltags werden thematisiert.

Da lediglich in zwei der befragten Einrichtungen formulierte Ausbildungskonzepte vorhanden sind, die einen Orientierungsrahmen bieten, könnte aus den Antworten geschlossen werden, dass die Förderung ethischer Entscheidungsprozesse einen geringen bis gar keinen Raum einnimmt. Dies würde sich mit den Ergebnissen der Studie Volontieris decken.[272] Aufgrund der geringen Anzahl von Antworten ist ein solcher Rückschluss jedoch nicht haltbar.

---

[272] Vgl. **Volontieri, F.**, 1992, S. 71.

9. Hat das Ausbildungskonzept Einfluss auf die Inhalte des Themas?

Schule B: Vermittlung von medizinischen Grundlagen für ein fundiertes Pflegewissen und entsprechendes Pflegeverhalten. Die kritische Auseinandersetzung mit dem Beruf und der Gesellschaft wird gefördert. Schule C: Die Interessen der Auszubildenden stehen im Vordergrund, die Inhalte bzw. deren Vermittlung werden zum Teil von ihnen mitbestimmt.	Institut für die Fachweiterbildung F Das Thema soll komplex aus verschiedenen Sichtweisen und zusammenhängend behandelt werden. Ziel ist die umfassende Information und Sensibilisierung für die ethische Problematik.

Wie im Gesamtzusammenhang der Untersuchung deutlich wird, spiegelt sich der Anspruch des Ausbildungskonzeptes bei der Planung und Umsetzung dieser Unterrichtseinheit wider. Stehen eher (technische) Fertigkeiten im Vordergrund der Ausbildung, so liegt auch der Schwerpunkt bei den Themen „Hirntod und Organtransplantation" mehr auf medizinischen und pflegerischen Fakten, als auf der Auseinandersetzung mit möglichen moralischen Konfliktsituationen im Rahmen des Umgangs mit OrganspenderInnen wie auch OrganempfängerInnen.[273] Schule B, in der einer der Leitgedanken des Ausbildungskonzeptes die kritische Auseinandersetzung mit berufsethischen Themen ist, setzt diesen auch im Unterricht zum Thema Organspende mit den entsprechenden Methoden und Medien um. Ebenso verfährt auch das Institut für die Fachweiterbildung F, das neben der notwendigen pflegerischen Fachkompetenz der Sensibilisierung für die ethische Dimension des Themas breiten Raum lässt.

Die Ergebnisse der Gespräche zusammenfassend, gilt auch hier, wie bereits in den untersuchten Curricula festgestellt, dass die Themen „Hirntod und Organ-

---

[273] Vgl. hierzu Schule A, in der der Umgang mit trauernden Angehörigen zeitmäßig den größten Raum einnimmt.

transplantation" einen sehr unterschiedlichen Stellenwert haben: Die Angebote im theoretischen Unterricht reichen von einer vorrangig medizinischen Betrachtungsweise (Institute für die Fachweiterbildung D und E), über für Organspenden werbende Seminare (Schule A, evt. Institute für die Fachweiterbildung D), bis hin zur kritischen Auseinandersetzung (Schule B) und sehr vielfältige Aspekte beinhaltende Unterrichtseinheiten (Schule C und das Institut für die Fachweiterbildung F).

Schule B und das Institut für die Fachweiterbildung F scheinen dem Anspruch auf eine kritische Bearbeitung der Thematik mit der für die Reflexion möglicher Problemstellungen und/oder moralischer Dilemmata nötigen Bereitschaft und Zeitplanung gerecht zu werden. In den anderen Einrichtungen liegen die inhaltlichen Schwerpunkte meist auf der Vermittlung medizinischer „Fakten", auch wenn sich die Unterrichtenden dabei der Notwendigkeit einer reflexiven, Probleme aufgreifenden Thematisierung bewusst sind. Beim Vergleich der jeweils zur Verfügung stehenden Unterrichtsstunden fällt besonders im Bereich der Weiterbildung für Anästhesie und Intensivpflege bzw. OP- und Funktionsdienste die große Differenz zwischen vier (Einrichtung D [OP]) und 24 Stunden à 45 Minuten (Einrichtung F) auf. Dadurch wird deutlich, dass bei einem so geringen Stundenkontingent wie beispielsweise in der zuerst genannten Einrichtung Prioritäten gesetzt werden müssen, die im Rahmen der Fachweiterbildung in der Regel die medizinischen „Fakten" betreffen. Demgegenüber steht die theoretische Krankenpflegeausbildung, in der neben drei bis vier Doppelstunden im Unterricht zusätzlich Seminare zum Thema angeboten werden, wenngleich diese unserer Meinung nach zum Teil (aufgrund ihrer recht einseitigen Betrachtungsweise) nur bedingt positiv zu bewerten sind.

Offen bleibt hier die Frage, wie die Auszubildenden die Behandlung dieser Thematik im Rahmen des Unterrichts einschätzen und welche tatsächlichen Auswirkungen diese auf die Pflege von und den Umgang mit "hirntoten" PatientInnen hat. Hier wäre eine weiteren Aufschluss gebende Untersuchung interessant.

10. Integrierung der Thematik in die Aus-, Fort- und Weiterbildung

Ausgehend von den dargestellten Forschungsergebnissen und der beschriebenen Problematik in Zusammenhang mit der Pflege „hirntoter" PatientInnen, sowie der in den Curricula und Gesprächen festgestellten häufig ungenügenden Thematisierung dieser Probleme in der Aus- und Weiterbildung, werden im Folgenden Überlegungen vorgestellt, die diesem Defizit entgegenwirken sollen. Der Schwerpunkt liegt dabei weniger auf einzelnen Unterrichtsinhalten, als vielmehr auf den Anforderungen, die möglicherweise allgemein an Bildungskonzepte zu stellen sind. Ziel dieser Überlegungen ist es, Ansätze herauszuarbeiten, die es den Auszubildenden ermöglichen, moralische Konfliktsituationen im pflegerischen Bereich zu thematisieren, eigenes Erleben zu reflektieren und sich damit auseinander zusetzen, um geeignete Bewältigungsstrategien und Handlungsbefähigung zu gewinnen.

Ein grundsätzliches Problem, wie es bereits *VOLONTIERI* in seiner Studie formuliert hat, ist das geringe Angebot an Ethikunterricht, das sich aus der Ausbildungs- und Prüfungsverordnung[274] und aus der individuellen Stundenverteilung der einzelnen Ausbildungsinstitute ergibt.[275] Von daher stehen in den folgenden Ausführungen Überlegungen im Vordergrund, wie pflegeethische Grundlagen in ein Ausbildungskonzept integriert werden können, ohne dabei lediglich den Anteil der Stunden für den Ethikunterricht zu erhöhen. Im Anschluss daran erscheint es in Zusammenhang mit der Betrachtung der Thematik „Hirntod und Organtransplantation" in Theorie und pflegerischer Praxis sinnvoll, zu differenzieren zwischen Angeboten für

- Auszubildende in der Krankenpflege, die während ihrer Ausbildung in der Regel selten oder überhaupt nicht in Bereichen eingesetzt werden, in denen sie direkten Kontakt zu "hirntoten", für eine Organentnahme vorgesehenen PatientInnen haben,

---

[274] **Kurtenbach, H.,** 1994, S. 31.
[275] Vgl. **Volontieri,** 1989, S. 16 f.

- Teilnehmende von Weiterbildungslehrgängen, die je nach praktischem Einsatzort und Klinik mit Transplantationsmedizin in Berührung kommen und demzufolge direkten Umgang mit „hirntoten" Menschen haben,
- Beschäftigte auf der Intensivstation und/oder im OP, in deren Arbeitsfeld Transplantationsmedizin stattfindet und die entsprechend häufig mit dieser Thematik konfrontiert sind. (Vgl. Abb. 8)

Als Basis zur Bewältigung bzw. Reduktion von Belastungsmomenten in Zusammenhang mit ethisch-moralischen Dilemmata wäre folgende Grundlage allen genannten Beteiligten zugänglich zu machen und während der gesamten Ausbildung und darüber hinaus im Rahmen von Fortbildungsmaßnahmen zu vermitteln:

Ethisch-moralische Kompetenz durch die Förderung des selbstständigen, kritischen und situationsgerechten Umgangs mit ethischen Fragen zu erwerben

In der dreijährigen Krankenpflegeausbildung sind daneben zunächst umfassende Informationen zur Thematik „Hirntod und Organtransplantation" zu vermitteln, z. B.: Pflegerische, gesetzliche, medizinische, und theologische, philosophische Grundlagen (Thema 1) und eine Sensibilisierung für die ethische Problematik anzustreben, d. h.: Vorbereitung auf die pflegerische Praxis in Bezug auf mögliche Dilemmata, psychische Belastungsfaktoren, Umgang mit Angehörigen, Bewältigungsmöglichkeiten etc. (Thema 2)

Die Schwerpunkte in der Weiterbildung für Anästhesie und Intensivpflege oder OP-und Funktionsdienste liegen sodann auf der Vertiefung der Grundlagen in Hinblick auf das zukünftige Arbeitsfeld, beispielsweise bezüglich der erforderlichen pflegerischen Kompetenzen, der medizinischen Versorgung, des organisatorischen Ablaufs (Thema 3) und in Hinblick auf die Reflexion des Verhaltens mit dem Ziel, Bewältigungsstrategien für möglicherweise auftretende persönliche Konflikte zu entwickeln (Thema 4).

Für die im Arbeitsfeld Transplantationsmedizin Beschäftigten bietet sich schließlich eine – gegebenenfalls interdisziplinäre – berufsbegleitende Maßnahme an, denkbar beispielsweise als *Forum* für in der Transplantationsmedizin

Beschäftigte, insbesondere zum Austausch und zur fachlichen Weiterbildung etc. (Thema 5).

Entwicklung ethisch-moralischer Kompetenzen

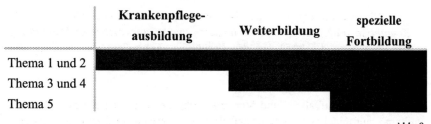

Abb. 8

10.1. Ausbildungsziel:
Förderung ethisch-moralischer Kompetenzen

„Ein für die Existenz und das Wohlergehen jedes einzelnen Menschen wie auch jeder menschlichen Gemeinschaft außerordentlich wichtiges Lernziel stellt sittliches Handeln dar. Helfende Berufe, denen das Wohl von Menschen in der Krisensituation „Krankheit" anvertraut ist, werden sittlich besonders beansprucht. Es ist darum nur konsequent, Menschen in diesen Berufszweigen so umfassend wie möglich auf die sittlichen Anforderungen vorzubereiten, denen sie in ihrem beruflichen Handeln zu entsprechen haben."[276]

In Zusammenhang mit dem Strukturwandel im Gesundheitswesen, den Autonomiebestrebungen von Pflegenden[277] und dem Paradigmenwechsel in der Pflege - von der weitgehend funktionsorientierten Pflege zur ganzheitlich-

---

[276] **Volontieri**, F., 1992, S. 22.
[277] Autonomie als Voraussetzung für eigenständiges berufliches und ethisches Handeln, vgl. **Käppeli**, S., 1988b, S. 24 und: Die Verschiebung der Gewichte zwischen präventiven, kurativen und rehabilitativen Anforderungen, der medizinische Fortschritt und das zunehmende Selbstbewusstsein Pflegender bezüglich ihrer Profession beeinflussen den Ablauf pflegerischer Tätigkeiten. Vgl. **Robert-Bosch-Stiftung**, 1992, S. 19 f.

fördernden Prozesspflege - bedarf es aufseiten der Pflegenden der Bereitschaft und der Fähigkeit, die Verantwortung für einen bestimmten Bereich der gesundheitlichen Versorgung zu übernehmen. So ist im Krankenpflegegesetz, § 4, Abs. 1, bezüglich der Ausbildungsziele vermerkt, dass

> *„Die Ausbildung für Krankenschwestern und Krankenpfleger ... die Kenntnisse, Fähigkeiten und Fertigkeiten zur **verantwortlichen Mitwirkung** (Hervorhebung d. Verf.) bei der Verhütung, Erkennung und Heilung von Krankheiten vermitteln [soll].*"[278],

doch ist dieser Aufgaben- und Verantwortungsbereich zunächst zu definieren und sind zugrundeliegende Wertmaßstäbe zu benennen. In Bezug auf die Thematik „Hirntod und Organtransplantation" ist eines der Aufgabenfelder von Pflegenden, in denen eigenverantwortliches und zu verantwortendes Handeln erfolgt, der institutionelle Versorgungsbereich und darin die unmittelbaren pflegerischen Handlungen. Mögliche Fragen, die sich hier im Grenzbereich zwischen Leben und Tod stellen, sind dabei nicht ohne Bezug auf zugrundeliegende Werte, die vom Pflegeverständnis oder einem individuellen Leitbild her bestimmt sein können, zu beantworten.

Es könnte die Aufgabe von Bildungseinrichtungen für Pflegeberufe sein, die persönliche und berufliche Handlungssicherheit zu erhöhen und nach *CONSTANZE GIESE* „zu eigenständigen Beurteilungen von ethisch relevanten Sachverhalten hinzuführen und zu Stellungnahmen zu ermutigen."[279] Diese Aufgabe kann jedoch nicht auf die Behandlung ethischer Fragen im Fach Berufsethik beschränkt bleiben. Alle Fächer in der Pflegeausbildung sind von ethischer Bedeutung, sie handeln von Konflikten und Entscheidungen − was ist zu tun, was zu unterlassen − sie bedürfen je eigener Begründungen und sind dort zu klären, wo sie entstehen.[280]

---

[278] **Kurtenbach**, H., 1992, S. 7.
[279] **Giese**, C., 1998, S. 55.
[280] Vgl. dazu auch **Wittrahm**, A., 1997, S. 20.

„Die Chance und Not der Pflegenden besteht darin, im direkten Gegenüber mit dem Pflegebedürftigen Pflegemöglichkeiten und -notwendigkeiten zu erkennen, auszuhandeln und durchzuführen."[281]

Der Anspruch auf die Förderung ethisch-moralischer Kompetenzen von Auszubildenden hat entsprechende Anforderungen an den Unterricht und die Lehrenden zur Folge. Wenn Bildung im Sinne Klafkis verstanden wird, *„als Befähigung zu vernünftiger Selbstbestimmung, die die Emanzipation von Fremdbestimmung voraussetzt oder einschließt, als Befähigung zu Autonomie, zur Freiheit eigenen Denkens und eigener moralischer Entscheidungen"*[282], dann bedarf es der Vermittlung von Schlüsselqualifikationen, die Lernende zu handlungsfähigen Persönlichkeiten werden lassen und die zur Grundlage ethisch verantwortbaren Handelns[283] gemacht werden können. Voraussetzung, um persönlichkeitsfördernde Effekte bei den Auszubildenden zu erzielen, ist die Kongruenz zwischen vermitteltem Inhalt und gelebter Praxis. Das heißt, das Erlernen ethisch-moralischen Verhaltens findet nicht in einem thematisch geschlossenen Bereich statt, sondern ist Bestandteil der gesamten Ausbildung. Im Wissen darum, dass Einstellungen nur so gut vermittelt werden, wie sie vorgelebt werden, ist eine der Aufgaben von Lehrenden die Reflexion eigener, das pädagogische Handeln beeinflussender Leitbilder und Wert- und Normvorstellungen, um dadurch einen Bruch zwischen Anspruch und Wirklichkeit zu vermeiden. Sie sind gefordert, die Berufsrolle vorzuleben und berufliche Werte verpflichtend zu demonstrieren, mit dem Ziel, eine berufliche Identität aufzubauen, die den beruflichen Anforderungen gerecht wird.[284] Dazu gehört der respektvolle Umgang miteinander im Unterricht und das Ernstnehmen von Sorgen und Problemen der Auszubildenden ebenso, wie die jeweilige Achtung des Anders- und Verschiedenseins.

Die Forderung nach der Vermittlung dieser Schlüsselqualifikationen gilt es nun in die Praxis umzusetzen. Dabei geht es nicht darum, den Auszubildenden

---

[281] Vgl. dazu auch **Wittrahm, A.**, S. 18.
[282] **Klafki, W.**, 1986, S. 458.
[283] Für den Erwerb ethisch-moralischer Kompetenzen ist insbesondere die Entwicklung von „personalen Kompetenzen" von Bedeutung. Ein zentraler Bestandteil ist „Reflexionsfähigkeit" als *„die Fähigkeit, ethisch begründete Entscheidungen zu treffen, und die Fähigkeit zur distanzierten Betrachtung der Interaktion mit dem Klienten."* (**Wiese, M.**, nach **Oelke, U.**, 1998, S. 45.)
[284] Vgl. **Kerres, A.**, 1997, S. 17.

zu erklären, was richtig, gut und gerecht ist. Es geht darum, sie zu befähigen, sich mit der Möglichkeit und Fähigkeit des Menschen, sich situativ zwischen mehreren Alternativen unter Berücksichtigung der eigenen Person und der des/der anderen entscheiden zu können, auseinander zusetzen – mit dem Ziel, in den entsprechenden Situationen aus eigener Urteils- und Handlungskompetenz heraus verantwortbare Entscheidungen treffen zu können.

Den dazu folgenden Ausführungen bezüglich denkbarer „Anforderungen an moral-pädagogische Bildungskonzepte" [285] liegt ein Diskussionsbeitrag von *WOLFGANG HEFFELS* zur Organisationsentwicklung in Pflegebildungseinrichtungen zugrunde, in dem Grundbedingungen verantwortlichen Handelns beschrieben werden und das Konzept der *Just Community*[286] nach *FRITZ OSER* als ein möglicher Weg zur Förderung ethisch-moralischer Kompetenzen von Pflegenden vorgestellt wird.

10.2. Anforderungen an moral-pädagogische Bildungskonzepte

„Der in Pflegebildungseinrichtungen zu verwirklichende Auftrag ist die Befähigung der Teilnehmer, gestellte Aufgaben in den pflegerischen Arbeitsfeldern selbständig und eigenverantwortlich zu bewältigen, so dass das pflegerische Handeln sowohl im juristischen als auch im ethisch-moralischen Sinne persönlich verantwortbar wird."[287]

---

[285] Vgl. **Heffels, W.**, 1998. S. 8 ff.
[286] Davon ausgehend, dass Lehrende Auszubildende als kompetente soziale Individuen anerkennen, entwickelte *FRITZ OSER* das auf den Erkenntnissen von *Piaget* und *Kohlberg* beruhende Konzept der „Gerechten Schulgemeinschaft" (*Just Community*) weiter. Lehren und Lernen in der Just Community beruht auf den Prinzipien demokratischer Mitbestimmung, gelebter Zumutung und Entwicklung von Empathie. Das bedeutet in Mitbestimmung → Identifikation mit den hervorgebrachten und selbstbegründeten Normen
- Durch Thematisierung bestehender Probleme → Einbettung dieser Probleme in eine reale Lebenswelt → Bildung eines ethischen Bewusstseins durch Tun und Bedenken dieses Tuns
- Durch wechselnde Übernahme verschiedener Aufgaben (Entscheidungen für andere fällen, Entscheidungen moderieren, Entscheidungen vorbereiten usw.) → Übung neuer Formen der Perspektiven- und Rollenübernahme. (Vgl. dazu **Wittrahm**, A. 1997, S. 19 f.)
[287] a.a.O., S. 10.

Eine Grundbedingung, um verantwortlich handeln zu können, so *HEFFELS*, ist „Entscheidungsfreiheit im Handeln", für das auf der einen Seite *Wissen* (Fakten- und Erfahrungswissen) und Handlungsfähigkeit (dieses Wissen anwenden können) benötigt wird, auf der anderen Seite *Gewissen* als Entscheidungskriterium (sich so und nicht anders zu verhalten), das dem eigenverantwortlichen Handeln den Sinn, die moralische Qualität gibt.

Die Vermittlung dieser Qualifikationen könnte nach *HEFFELS* im Unterricht folgendermaßen aussehen: Durch die Vorstellung eines konkreten praxisnahen Dilemmas und der Differenzierung des Motivs der handelnden Person, beispielsweise vor dem Hintergrund des *Kohlbergschen Stufenschemas*[288] kann auf einer allgemeine Ebene die Auseinandersetzung angeregt werden und zur Urteilsbildung beitragen. Da eine solche jedoch überwiegend im kognitiven Bereich stattfindet und situationskonstituierende Merkmale wie beispielsweise persönliche Betroffenheit während einer konkreten Handlung vernachlässigt, sind Unterschiede zwischen der moralischen Urteilsbildung auf der einen Seite und der konkreten Handlungsausführung auf der anderen nicht auszuschließen. Da Handeln jedoch ein Produkt aus bewusst und unbewusst ablaufenden inneren Vorgängen und u.a. daran gebunden ist, welche Handlungsnorm in der jeweiligen Situation einen höheren Stellenwert hat und welche Bedeutung ihr beigemessen wird, welche Folgen darüber hinaus das Handeln für sich selbst und/oder andere haben kann und wie mit Erwartungen umgegangen wird, deshalb wird/muss praktisches Handeln nicht immer konform mit einer rationalen Urteilsfindung sein, wie sie beispielsweise im Unterricht erfahren werden kann. Praktisches Handeln ist stets an ein persönliches Beteiligtsein gebunden.[289] So stellt sich erneut die Frage, wie die im Unterricht durch die theoretische Auseinandersetzung erlangte Urteilskompetenz in praktisch konkretes Handeln überführt werden kann.

Nach *HEFFELS* bedarf es dafür zweier Handlungsebenen:

Ziel der einen Ebene – der curricularen Gestaltungsebene – ist es, durch Werte- und Handlungsnorm**klärung** zu *Urteilskompetenz* zu gelangen. Dafür

---

[288] Kohlberg unterscheidet im Zusammenhang mit Handlungsbegründungen drei Niveaus mit sechs unterschiedlichen Orientierungsstufen: von der Straf- und Gehorsamsorientierung über die Erwartungs- und Pflichtorientierung bis hin zur gesellschaftlichen Nützlichkeit und Gewissensorientierung. Vgl. **Heffels, W.**, 1998, S. 11.

[289] Vgl. **Heffels, W.**, 1998, S. 11 f.

werden in der Annahme, dass verantwortliches Handeln im entsprechenden Pflegebereich der Aus-, Fort- und Weiterbildung immer an konkret zu bewältigenden Aufgaben mit Entscheidungs- und Handlungsalternativen stattfindet, unabhängig von speziellen Konstruktionsarten einzelner Curricula zwei Curriculumkategorien differenziert:

- <u>Fächer/Bereiche mit indirektem Handlungsbezug</u> wie z. B. Anatomie und Physiologie, Mikrobiologie, Staatsbürger- und Gesetzeskunde etc., die primär dem Erwerb von Kenntnissen und/oder Fähigkeiten dienen und nur eine mittelbare Handlungs- und Entscheidungskompetenz für Pflegende darstellen und

- <u>Fächer/Bereiche mit direktem Handlungsbezug</u>. Im Zentrum didaktischer Überlegungen stehen hier die fachwissenschaftliche Inhaltsvermittlung und die Befähigung zur persönlichen Verantwortungsübernahme. Der Lehrgegenstand ist von daher methodisch so aufzubereiten, dass Lehrsituationen initiiert werden,

„die Lernende zum aktiven Handeln auffordern und ermöglichen, dass sie ihr pflegerisches Handeln in den Arbeitsfeldern auch vor dem Hintergrund ethisch-moralischer Fragestellungen reflektieren und begründen lernen."[290]

Die zweite Handlungsebene ist die der schulorganisatorischen Gestaltungsebene, die durch Werte- und Handlungsnorm**umsetzung** *Handlungskompetenz* zum Ziel hat[291]. Das heißt, wenn Auszubildende lernen sollen, als mitentscheidende und mitdenkende Personen für ihr Tun Verantwortung übernehmen zu müssen und ihr strategisches Handeln (im Sinne von erfolgsorientiertem Handeln[292]) zu legitimieren, dann ist eine Voraussetzung für die Umsetzung dieser Ziele in der Einstellung von Lehrenden den Lernenden gegenüber zu sehen (s. Konzept der „Gerechten Schulgemeinschaft" von F. Oser).

---

[290] **Heffels, W.**, 1998, S. 13.
[291] Vgl. **Heffels, W.**, 1998, S. 12 ff.
[292] Vgl. **Habermas**, nach **Heffels, W.**, 1998, S. 16.

Die Einführung eines solchermaßen beschriebenen Konzeptes ist an bestimmte institutionelle, organisatorische und auch persönliche Voraussetzungen gebunden. Nach *ANDREAS WITTRAHM* kann/muss dies zu Umgestaltungsprozessen in der Struktur- und Ablauforganisation von Bildungseinrichtungen führen, insofern, als es Umdenkprozesse impliziert, die zu einem veränderten Verhalten führen (können), welches letztlich auch die Praxisstellen nicht unberührt lassen wird.[293] Dazu gehört die Demokratisierung der Schulorganisation[294] ebenso wie die Veränderung der LehrerInnenrolle. [295]

Auch wenn aufgrund der Komplexität des zuletzt genannten Aspektes im Rahmen dieser Arbeit auf dessen nähere Betrachtung verzichtet werden muss, so lässt sich doch abschließend festhalten, dass dieses Konzept eine Möglichkeit darstellt, die in der Pflegepraxis anfallenden Aufgaben durch die Bildung von benötigtem Fachwissen und durch Entwicklung der Persönlichkeit mithilfe des Erwerbs elementarer Schlüsselqualifikationen zu bewältigen. Offen bleibt in diesem Zusammenhang allerdings die Frage, welche Voraussetzung Lernende und Lehrende mitbringen müssen, um selbstständiges, an ethischen Werten orientiertes und gerechtes (Pflege-)Handeln praktizieren zu können und welche

---

[293] Vgl. **Wittrahm**, A., 1996, S. 20.

[294] Demokratisierung der Schulorganisation durch Bildung eines paritätisch von Lernenden und Lehrenden besetzten Gemeinschaftsausschusses, dessen Funktion die Vorbereitung der Gemeinschaftsversammlungen ist. Inhalte dieser Versammlungen sind die nach festgelegten Kommunikationsregeln verlaufende Thematisierung von grundsätzlichen Unstimmigkeiten und/oder Erwartungshaltungen auf LehrerInnen- wie auf SchülerInnenseite vor dem Hintergrund bestimmter Werteinstellungen und die Vereinbarung für alle verbindlicher Verhaltensnormen. Des Weiteren hat dieser Ausschuss Vermittlerfunktion. Ziel ist es, durch faires Austragen von Konflikten zu einem besseren Beziehungsgefüge zwischen den Mitgliedern der Schulgemeinschaft beizutragen. (Vgl. **Heffels**, W., 1998, S. 14 f.).

[295] Die Lehrenden sind in einer praktizierten Gerechten Schulgemeinschaft gefordert, Lernende als gleichbedeutende SozialpartnerInnen anzunehmen und die eigene Meinung als eine von vielen in Problemlösungs- und Entscheidungsprozesse mit einfließen zu lassen. Dadurch wird der eigenverantwortliche Umgang der Lernenden mit real empfundenen Lebens- und Konfliktsituationen im Ausbildungsprozess gefördert und sie erfahren, dass für verantwortliches Handeln Engagement und Kompetenz erforderlich sind. Als Voraussetzung brauchen Lehrende eine Haltung, die von Zutrauen in die Fähigkeiten von Auszubildenden geprägt ist und die Bereitschaft zur realen Macht-Teilung (nicht nur unter Laborbedingungen oder in Rollenspielen). Für die Auszubildenden bedeutet dieses Konzept: Aufgabe der Konsumentenhaltung und Übernahme von Verantwortung für Lernprozesse und deren Ergebnisse. (Vgl. **Heffels**, W., 1998, S. 15.)

Konsequenzen dies letztlich für die Zulassungsvoraussetzungen zur Ausbildung beinhaltet.

10.3. Mögliche Unterrichtsinhalte

Gilt es – wie in Kapitel 10.1 dargestellt – die Entwicklung ethisch-moralischer Kompetenzen unabhängig von einem speziellen Unterrichtsfach im Rahmen der gesamten Ausbildung zu fördern, so bedarf es der Auseinandersetzung mit der Thematik „Hirntod und Organtransplantation" konkreter Inhalte innerhalb eines näher zu definierenden Unterrichtsfaches. Auch wenn die genannte Thematik für Pflegende einen innerhalb der verschiedenen Ausbildungsstufen unterschiedlichen Stellenwert einnimmt, so gewinnt sie doch aufgrund der Ausweitung der Transplantationsmedizin und damit der verstärkten Mitarbeit Pflegender in diesem Bereich - sei es auf der Intensivstation, im OP oder in der Anästhesie - zunehmend an Bedeutung . Im Folgenden werden mögliche Unterrichtsinhalte stichpunktartig – nach Krankenpflegeausbildung, Weiterbildung und Fortbildung differenziert – vorgestellt.[296] Sie sind in Abhängigkeit von institutionellen, gesetzlichen und personalen Rahmenbedingungen zu modifizieren.

Krankenpflegeausbildung

Um sich mit den Themen „Hirntod und Organtransplantation" und deren möglicher Bedeutung für die eigene Einstellung und das eigene pflegerische Handeln intensiv auseinandersetzen zu können – denkbar beispielsweise im Rahmen eines (mehrtägigen) Seminars – bedarf es zunächst der Vermittlung grundlegender, dabei jedoch gleichzeitig zu hinterfragender Informationen, die sich wie folgt skizzieren lassen:

---

[296] Die Überwachung und Pflege von OrganempfängerInnen *nach* erfolgter Transplantation sind in diesem Kontext nicht aufgeführt.

Grundlagen (Thema 1, Abb. 8)

1. „Hirntod": Definition, Diagnostik, Bedeutung
2. Entwicklung der Transplantationsmedizin: Historische Entwicklung, Zahlen und Leistungsdaten (Warteliste ↔ durchgeführte Transplantationen), evt. Statistiken, Transplantationsgesetz und Konsequenzen; Allokationsmodalitäten (z. B. Eurotransplant), SpenderInnen- und EmpfängerInnenauswahl (Voraussetzungen)
3. Aspekte der Transplantationsmedizin: Medizinische und psychische Belastungen von EmpfängerInnen, deren Angehörigen und Angehörigen von OrganspenderInnen; gesellschaftlicher Umgang mit Tod und Sterben (z. B. Tabuisierung, Verdrängung, „Machbarkeitswahn"); Organhandel
4. Pflegerische Aspekte: Grundpflege, „SpenderInnenkonditionierung", Betreuung der Angehörigen

Die Zielsetzungen beinhalten die kritische Betrachtung sowohl der oben dargestellten Inhalte, als auch der gängigen medizinischen, rechtlichen, theologischen und öffentlichen (Lehr-)Meinungen und der von verschiedenen Organisationen herausgegebenen Broschüren. Darüber hinaus ist angestrebt, die eigene Einstellung zur Transplantationsmedizin – beispielsweise unter dem Aspekt einer eigenen potenziellen Organspende bzw. dem eines potenziellen Organempfangs – zu überprüfen. Beabsichtigt ist daneben insbesondere die Sensibilisierung für die Frage nach der Verdrängung des Todes in Zusammenhang mit der zunehmenden Technisierung von Teilbereichen der Medizin, für die Frage also, ob das, was technisch machbar ist, auch ethisch vertretbar ist, und welche Konsequenzen dies möglicherweise für das pflegerische Handeln – z. B. auch bezüglich der Arbeitsplatzwahl – haben könnte.

Vorbereitung auf mögliche Konflikte/Belastungen in der pflegerischen Praxis (Thema 2. Abb. 8).

Die Begegnung mit „hirntoten" Menschen stellt nicht selten ein tiefgreifendes und prägendes Ereignis dar, das möglicherweise entscheidenden Einfluss auf den zukünftigen Umgang mit Sterben und Tod und den Umgang mit den Angehörigen sterbender Menschen haben wird. Es bedarf daher der theoretischen

Vorbereitung und, wenn möglich, auch der praktischen Begleitung[297] der Auszubildenden, um Hilfestellung zur Entwicklung von selbstreflektierten Standpunkten zu geben und damit mögliche Bewältigungsstrategien aufzuzeigen. Ziele des Auseinandersetzungsprozesses im Pflegeunterricht sind insbesondere die Entwicklung eines Bewusstseins für das Vorhandensein von Handlungsalternativen im jeweiligen Kontext und die Thematisierung des Zwiespalts zwischen Denken und Fühlen einerseits und Handeln andererseits. Die Probleme und/oder psychischen Belastungen, die bei der Betreuung „hirntoter", zur Organentnahme vorgesehener PatientInnen, auftreten können, sind in Kapitel 7 bereits ausführlich beschrieben.

Die Auseinandersetzung und Konfrontation mit der beschriebenen Problematik wird für die Auszubildenden in der Krankenpflege jedoch auf die eher theoretische Ebene beschränkt bleiben, da der praktische Einsatz auf einer Intensivstation oder im OP nicht die Regel ist. Folgende Aspekte sind dabei von Bedeutung:

Dilemma: „SpenderInnenkonditionierung":

- Konflikt zwischen Menschenbild/Pflegeverständnis und der „Für-tot-Erklärung" des/der zu Pflegenden (Grenzüberschreitung durch Verletzung der Integrität, Personalität und Individualität)
- Zwiespalt zwischen der „Für-tot-Erklärung" des/der zu Pflegenden und dem eigenen Gefühl
- Zwiespalt zwischen dem Wert des Lebens an sich und der Nützlichkeit für einen anderen Menschen (SpenderIn ↔ EmpfängerIn)
- Angst vor dem eigenen (Hirn-)Tod und möglichen Konsequenzen
- Umgang mit den Angehörigen (Schmerz, Verlust Trauer, Entscheidungsdruck, Gewissensfrage)
- Trotz maximalen Therapieeinsatzes keine Lebensrettung (und damit für die Pflegenden auch kein positiver Abschluss der Bemühungen um den bzw. die PatientIn)

---

[297] Denkbar beispielsweise als praktische Einzelanleitung.

Bewältigungsmöglichkeiten:

- Auseinandersetzung mit moralischen Konflikten und Gefühlen wie Unsicherheit und Hilflosigkeit → Verdeutlichung des eigenen Selbstverständnisses und des daraus resultierenden Handelns; Vermeidung von Verdrängung und ausweichendem Verhalten
- Entlastung durch Gespräche, Erfahrungsaustausch unter KollegInnen und durch Ernstnehmen von Gefühlen
- Allgemein im Rahmen der gesamten Ausbildung durch *Vermittlung von personenbezogenen Schlüsselqualifikationen*[298]

Fachweiterbildung Anästhesie und Intensivpflege bzw. OP- und Funktionsdienste

Aufbauend auf den in der Krankenpflegeausbildung gesetzten Grundlagen bedarf es während der Weiterbildung im Rahmen der zu bewältigenden Aufgaben zunächst einer Vertiefung und Erweiterung pflegerischen Fachwissens. Darüber hinaus sind aufgrund der in der Praxis gemachten Erfahrungen die möglichen Auswirkungen psychischer Belastungen besonders zu berücksichtigen. So wäre es sinnvoll, dieses Thema unter verschiedenen Gesichtspunkten zusammenhängend in einer Theoriephase zu behandeln, in der jeweils Raum für die Thematisierung aktueller Konflikte vorgesehen ist. Zusätzlich könnte im Rahmen eines Seminars als Mittel zur Konfliktbewältigung das jeweils eigene Erleben innerhalb der Gruppe reflektiert und das eigene Selbstverständnis und das daraus resultierende Handeln bewusster wahrgenommen werden.

---

[298] Zu den wesentlichen Komponenten personaler Kompetenz gehört die Fähigkeit, mit psychischen und psychischen Belastungen umzugehen, die Fähigkeit zur Reflexion von Nähe und Distanz, von ethischen, rechtlichen, beruflichen Normen und Rahmenbedingungen sowie des Selbst- und Fremdbildes; Gestaltungs- und Mitbestimmungsfähigkeit, Selbstvertrauen und Selbstbewusstsein und schließlich Selbstbestimmungsfähigkeit als Fähigkeit, eigene Bedürfnisse zu erkennen, zu artikulieren und durchzusetzen. (Vgl. **Oelke**, U., 1998, S. 46).

Pflegespezifisches Fachwissen (Thema 3, Abb. 8)

Auf der Grundlage gesetzlicher Bestimmungen und curricularer Gegebenheiten ist die Vermittlung folgender, hier nur überblickartig genannter Inhalte von Bedeutung:

- Der Hirntod aus neurophysiologischer Sicht
- Spezifische pflegerische Aufgaben wie „SpenderInnenkonditionierung" unter intensivmedizinischen Aspekten, Pflege von „hirntoten" Menschen, Mitwirkung bei Explantationen
- Intensivmedizinische und anästhesiologische Grundlagen
- Methoden/Techniken chirurgischer Eingriffe
- Organisatorischer Ablauf vor, während und nach einer Organtransplantation

Reflexion der Belastungen und Entwicklung von Bewältigungsstrategien (Thema 4, Abb. 8)

Zusätzlich zu den eher theoretischen Problemen beim Umgang mit „hirntoten" PatientInnen sind unter anderem die folgenden Konflikte für Pflegende von Bedeutung, da diese sich direkt aus der geleisteten pflegerischen Tätigkeit ergeben.[299]

Psychische Belastungen:

- Konflikt zwischen „SpenderInnenkonditionierung" und zu erhaltender Würde des sterbenden Menschen
- Umgang mit den Angehörigen
- Angst vor „misslungener" Intensivpflege
- Multiorganentnahmen
- Verhalten der MitarbeiterInnen im OP beim Umgang mit „hirntoten" Menschen

---

[299] Vgl. dazu auch die Darstellung von Konflikten und Belastungsfaktoren in Kapitel 7.

Bezüglich des Umgangs mit den genannten Belastungen gilt das bereits zuvor auf einer allgemeinen Ebene Beschriebene. Zusätzlich – da sich die WeiterbildungsteilnehmerInnen in der konkreten Situation auf der Intensivstation und im OP befinden – sind folgende Möglichkeiten denkbar:

Bewältigungsmöglichkeiten:
- Zusammenarbeit von im Umgang mit „hirntoten" PatientInnen erfahrenen und unerfahrenen Pflegenden
- Teamgespräche auf Station (beispielsweise Klärung des Umgangs mit den Angehörigen „hirntoter" PatientInnen oder Auseinandersetzung mit der Frage, ob die Pflege eines für tot erklärten Menschen pflegerische Aufgabe ist, usw.)
- Gegebenenfalls Teilnahme an Supervisionsangeboten
- Gespräche der KursteilnehmerInnen im Rahmen des Unterrichtsgeschehen

Spezielle Fortbildung

Auch wenn nicht alle beschriebenen Belastungen vermeidbar sind, so sind doch manche durch krankenhausinterne Maßnahmen zu verringern. Neben fachlich-psychologischen Hilfestellungen wie beispielsweise Supervisionsangeboten wäre auch die Einrichtung eines *Forums* denkbar, das sich mit der Thematik „Hirntod und Organtransplantation" auseinandersetzt und Fortbildungen und Unterstützung für die in der Transplantationsmedizin Beschäftigten anbietet (Vgl. Thema 5, Abb. 7). Dass Bedarf vorhanden ist, zeigt sich nicht nur in den Ergebnissen der beiden Forschungsprojekte[300], sondern auch in der hohen TeilnehmerInnenzahl bei diesbezüglichen Veranstaltungen.[301] Ein Rahmenkonzept für dieses *Forum* könnte folgendermaßen aussehen:

---

[300] Vgl. Kapitel 7.
[301] So z. B. bei einer Veranstaltung zum Thema „Organtransplantation" in Kaiserslautern (11/1998), in der die Veranstalter nach eigenen Aussagen mit einem weit geringeren Interesse der teilnehmenden Pflegenden gerechnet hatten.

Zielgruppe

... ist eine interdisziplinäre Gruppe von Beschäftigten aus den Bereichen Intensivstation, Anästhesie und OP, bestehend aus Pflegenden, ÄrztInnen und Interessierten anderer Berufsgruppen. Die Zusammenarbeit, insbesondere zwischen Pflegenden und ÄrztInnen außerhalb des Stationsbetriebes, hätte den Vorteil, berufsspezifische Probleme zu verdeutlichen und könnte zur Verbesserung des oftmals angespannten Arbeitsklimas beitragen.[302] Daneben leisten Pflegende ihren Beitrag zur Forderung der WHO, als gleichberechtigte Mitglieder eines multiprofessionellen Teams eigenständig und kooperativ mit anderen Berufsgruppen des Gesundheitswesens zum Wohle der Gesellschaft zusammenzuarbeiten.[303]

Ziele

Um die nachstehend genannten Zielvorstellungen realisieren zu können, bedarf es zunächst als grundlegende Voraussetzung einer Atmosphäre des Vertrauens, in der Probleme und Ängste geäußert werden können. Wie diese zu schaffen ist, ist von entscheidender Bedeutung, kann allerdings aufgrund der Komplexität des Themas im Rahmen dieser Arbeit nicht geklärt werden. In der Annahme, dass ein solches Betriebsklima vorliegt, beabsichtigt das Konzept Möglichkeiten und Freiräume zu schaffen für die Diskussion ethischer Entscheidungen im Team und für die Entlastung aller Beteiligten durch gemeinsame Fallbesprechungen. Weitere Ziele liegen in der Förderung von Handlungskompetenz durch Austausch über verschiedene Bewältigungsstrategien und Erfahrungen, in der Vermittlung theoretischer und praktischer Sicherheit beim Umgang mit den geforderten Aufgaben und in der Entwicklung eigener Lösungswege durch Reflexion der Erfahrungen im Rahmen der Gruppe.

Inhalte

Auf die jeweiligen Gegebenheiten und Bedürfnisse der TeilnehmerInnen abgestimmt sind beispielsweise folgende denkbar:
- Thematisierung der erlebten, empfundenen Dilemmata

---

[302] In den Interviews wurde beispielsweise die mangelnde Unterstützung der Pflegenden beim Umgang mit den Angehörigen durch die ÄrztInnen als einer von vielen Belastungsfaktoren genannt. Vgl. **Feuerhack, M.**, 1998, S. 29.
[303] Vgl. **Robert-Bosch-Stiftung**, 1992, S. 63.

- Kommunikationstraining für den Umgang mit den Angehörigen und MitarbeiterInnen
- Umgang mit Trauer (der eigenen und der der Angehörigen)
- Umgang mit Krankheit und Leid
- Auseinandersetzung mit dem eigenen Menschenbild und Weltbild
- Einüben ethischer Kompetenzen
- Gemeinsame Fallbesprechungen unter dem Aspekt der Gleichberechtigung der Beteiligten
- Fachliche Weiterbildung durch ständig aktualisierte Informationen
- Umsetzungsmöglichkeiten von Verbesserungsvorschlägen

Methoden/Medien

Neben Diskussionen, Vorträgen, Gruppengesprächen, Rollenspielen und Fallbesprechungen eignen sich gegebenenfalls auch Ethikvisite und Ethikbesprechung[304] als Methoden, um die genannten Ziele zu erreichen. Denkbar wäre auch im Rahmen der gegebenen Möglichkeiten und der Bereitschaft der TeilnehmerInnen ein projektorientiertes Seminar in Form der „Zukunftswerkstatt", das sich für die Behandlung von Themen, die Betroffenheit und Ängste auslösenden, anbietet. Nach *SCHLESSELMANN* und *SPANGENBERG* hinterlässt die Anwendung dieser Methode *„bei allen Beteiligten das Gefühl, daß Veränderungen möglich sind, wenn sie gewollt und angestrebt werden."*[305]

Als Medien eignen sich jeweils Fallbeispiele aus der Praxis, Filme, Bücher etc.

Rahmenbedingungen

In Abhängigkeit von der jeweiligen Institution sind folgende Aspekte zu klären: Die Gestaltung und Struktur der Sitzungen, die Frage der Kosten bzw. deren Übernahme, Regelung bezüglich der Arbeitszeit, Zeitfaktoren wie Zeitpunkt,

---

[304] Die Ethikvisite beinhaltet die Überprüfung und Analyse der Situation des/der PatientIn in Hinblick auf mögliche Probleme, mit dem Ziel, diese möglichst zu lösen Unter Ethikbesprechung ist die Bearbeitung eines moralischen Problems nach den Schritten des Problemlösungsprozesses zu verstehen. (Vgl. **Arndt**, M., 1996, S. 84 f.)
[305] **Schlesselmann**, E.; Spangenberg, G., 1998, S. 24.

Häufigkeit und Dauer der Treffen und die Frage, ob eine Leitung des Forums, z.B. durch externe Trainer, erwünscht oder nicht erwünscht ist.

Inwieweit die vorliegenden, bisher rein theoretischen Überlegungen sowohl im Unterricht von Pflegebildungseinrichtungen als auch stationsintern im Rahmen von Fortbildungen umsetzbar sind bzw. umzusetzen gewünscht sind, ist in der Praxis zu überprüfen. Ebenso bedarf es der Untersuchung, inwiefern sie für Pflegende einen Beitrag leisten können zu einem menschlich verantwortbaren und für Pflegende und die Zu-Pflegenden adäquaten Umgang mit „hirntoten" Menschen. Die gewonnenen Ergebnisses könnten Aufschluss über der Brauchbarkeit der Ausführungen geben und dadurch gegebenenfalls überarbeitet bzw. modifiziert werden.

Die Voraussetzungen zu schaffen, um insbesondere arbeitsplatzspezifische Konzepte wie das dargestellte „Forum" in bestehende Strukturen der Institution Krankenhaus zu integrieren, wäre dabei Aufgabe von VertreterInnen des (Pflege-) Managements.

11. Fazit

Vor dem Hintergrund der bis heute aktuell gebliebenen Auseinandersetzung um die Definition des Hirntodes und seine umstrittene Akzeptanz als Tod des Menschen wurde zunächst die Entwicklung des seit 1997 in Deutschland gültigen Transplantationsgesetzes nachgezeichnet. Ging es in den ersten Jahren der Debatten vorrangig um Überlegungen und die Entscheidung für ein bestimmtes Modell – Widerspruchs-, Informations- oder Zustimmungslösung – zur Legalisierung der Organspende, wurde später auch das Problem der Todesbestimmung thematisiert. In dessen Folge wurden mehrere Entwürfe zu einem Transplantationsgesetz von verschiedenen Seiten immer wieder abgelehnt, letztlich war man sich jedoch mit fraktionsübergreifender Mehrheit über die Ziele der Gesetzesvorlage einig: Es sollten klare Rechtsvorschriften für die klinische Praxis geschaffen, Rechtsunsicherheiten beseitigt und die Organspendebereitschaft in der Bevölkerung erhöht werden. Bei der abschließenden Lesung des Gesetzes wurde denn auch der Hirntod als der Tod des Menschen festgelegt und als Entnahmekriterium für Organe festgeschrieben. Die bestehende Praxis der Transplantationsmedizin wurde somit legalisiert und die eigentliche Problematik – die Vorverlagerung des Todeszeitpunktes – nicht weiter thematisiert.

Grundsätzliche Probleme physischer, psychischer und sozialer Art wurden nicht beseitigt, im Gegenteil: Durch die erweiterte Zustimmungslösung wird von den Angehörigen in einer Situation, in der sie vom Sterben eines ihnen nahestehenden Menschen erfahren, eine Entscheidung für oder gegen eine Organspende erwartet, bei einem Menschen, der mit seinem warmen, durchbluteten Körper alles andere als tot aussieht und somit auch nicht als tot wahrgenommen werden kann. Erschwerend kommt hinzu, dass die Tragweite dieser Entscheidung häufig erst viel später realisiert wird, meist zu einem Zeitpunkt, an dem diese nicht mehr rückgängig zu machen ist.

Auch für viele in der Transplantationsmedizin beschäftigte Pflegende sind die Zweifel an der Gleichsetzung des Hirntods mit dem Tod des Menschen nicht beseitigt worden. Sie stehen nicht nur im Konflikt, einem sterbenden Menschen einen würdevollen Tod ermöglichen zu wollen, was mit dem für den Erhalt der Organe notwendigen pflegerisch- und medizinisch-technischen Aufwand nicht in Einklang zu bringen ist. Sie fühlen sich darüber hinaus durch die Beteiligung am Explantationsgeschehen unter Umständen mitschuldig am Tod dieses Menschen, auch wenn er nach heutigem Erkenntnisstand nicht hätte am Leben erhalten werden können. Als zusätzliche Belastung wird nicht selten die Betreuung und der Umgang mit den Angehörigen „hirntoter" Menschen beschrieben. Es fehlt nicht nur an Zeit und Raum, um auf deren Bedürfnisse in angemessener Form eingehen zu können – viele Pflegende fühlen sich auch mit dieser Aufgabe allein gelassen: Sie erhalten kaum Unterstützung, weder durch ihre KollegInnen, noch durch die behandelnden ÄrztInnen. Besonders schwierig ist die Situation für Pflegende, die selbst einer Organspende negativ gegenüber stehen und die „hirntote" Menschen als Lebende betrachten. Sie sind in der Regel von ihren Vorgesetzten gehalten, die eigene Einstellung, die eigenen Zweifel nicht zum Ausdruck zu bringen, um die Angehörigen nicht zusätzlich zu verunsichern oder sie zum Überdenken einer bereits getroffenen Entscheidung zu veranlassen.

Zu ihren Bewältigungsmöglichkeiten befragt, um auf Dauer mit diesen Belastungen umgehen zu können, wurden verschiedene individuelle Maßnahmen genannt. Weitgehende Einigkeit herrschte bei den Pflegenden darin, dass es nicht nur der kontinuierlichen Begleitung und professionellen Unterstützung der in diesen Bereichen Beschäftigten bedarf, sondern dass die Auseinandersetzung mit diesem Thema bereits in der Theorie, d. h. in der Ausbildung beginnen sollte, damit Pflegende nicht unvorbereitet in der Praxis damit konfrontiert werden. Dies aufgreifend, wurden Aufgaben, Ziele und Möglichkeiten von Supervision für die Pflege thematisiert und notwendige Voraussetzungen benannt, um Mitarbeiter und Mitarbeiterinnen zur Teilnahme zu motivieren. Hinsichtlich der theoretischen Vorbereitung auf die Anforderungen in der Praxis, insbesondere bezüglich des Umgangs mit „hirntoten" Menschen, wurde festgestellt, dass in den vorhandenen Curricula und Lehrplänen bisher wenig oder überhaupt nicht auf die für die Pflegenden veränderte Situation (steigende Transplantationszahlen, pflegerische Autonomiebestrebungen) durch entsprechende Modifikation reagiert wurde. Die Gespräche mit Lehrenden in verschiedenen Bildungseinrichtungen haben dies bestätigt. Deutlich wird demnach, dass das Angebot zu dieser Thematik in den Krankenpflegeschulen und Weiterbildungseinrichtungen sowohl quantitativ als auch qualitativ verbesserungswürdig ist.

In den anschließenden Überlegungen zur Integration der Themen „Hirntod und Organtransplantation" in die Aus-, Fort- und Weiterbildung wurde die Tatsache berücksichtigt, dass die Auszubildenden in der Krankenpflege eher selten, WeiterbildungsteilnehmerInnen und Beschäftigte auf der Intensivstation und/oder im OP dagegen unter Umständen häufig direkten Kontakt zu „hirntoten" PatientInnen haben. Demzufolge wurden die Schwerpunkte bei der Auseinandersetzung mit dieser Thematik entsprechend differenziert. Als gemeinsame Basis, losgelöst von der Beschränkung auf ein bestimmtes Unterrichtsfach, wurde jedoch der Erwerb ethisch-moralischer Kompetenzen als Komponente eigenverantwortlichen Handelns für den Umgang mit auftretenden Dilemmata erachtet. Dafür wurden Anforderungen an moral-pädagogische Bildungskonzepte beschrieben, denen beispielsweise das von *OSER* entwickelte Konzept der „Just Community" Rechnung trägt. Unberücksichtigt blieben im Rahmen dieser Arbeit die Fragen, über welche Qualifikationen und Kompetenzen Lehrende und Lernende verfügen sollten, um den geforderten Ansprüchen dieses Modells gerecht zu werden, unter welchen Bedingungen oder Voraussetzungen Bildungseinrichtungen bereit wären, ihr Schulkonzept zu verändern, und wie die praktischen Einsatzstellen in der Pflegeaus-, Fort- und Weiterbildung miteinbezogen werden könnten.

Zuletzt wurden konkrete Unterrichtsinhalte bzw. Fortbildungsangebote bezüglich der Themen „Hirntod" und „Organtransplantation" skizziert, die den veränderten Anforderungen an die Pflegenden und den gestiegenen Erwartungen sowohl vonseiten der Pflegenden als auch denen der PatientInnen bzw. deren Angehörigen gerecht werden sollen. Der Gebrauchswert sowie die Reichweite eines hierfür entwickelten Konzepts orientierte sich dabei an der festgestellten Problematik beim Umgang mit „hirntoten" Menschen. Die Frage der Finanzierung eines solchermaßen definierten Konzepts muss an dieser Stelle offen bleiben; denkbar wäre jedoch eine Kostenübernahme vonseiten der Gesetzlichen Krankenversicherung, weil dort nach dem Solidaritätsprinzip der Mitglieder unserer Meinung nach am ehesten der gesamtgesellschaftlich gewünschte Auftrag – die Pflege „hirntoter" OrganspenderInnen – verortet werden kann .

Bei all diesen Überlegungen ist jedoch einschränkend festzuhalten ist, dass die Frage, wie jedeR Einzelne sich zur Transplantationsmedizin und zum Hirntod-Konzept stellen kann, weder durch berufsbegleitende Angebote, noch durch Thematisierung in der Ausbildung zu lösen ist. Diese Frage kann jedeR letztlich nur für sich selbst klären. Unserer Ansicht nach könnten sich Pflegende allerdings präziser orientieren, wenn als Basis ein theoretisch fundiertes Konzept vorläge. Zur Zeit kann jedoch auf keine pflegewissenschaftliche Grundlage verwiesen werden, die die Pflege „hirntoter" PatientInnen kongruent zum gesellschaftspolitischen Auftrag in das Paradigma integriert.

Trotz der intensiven Auseinandersetzung mit der sehr komplexen Problematik der Organtransplantation und darin insbesondere des Hirntod-Konzepts sind Fragen offen geblieben, die ohne Weiteres nicht lösbar erscheinen. Fest steht jedoch, dass das Hirntod-Konzept mit seiner Gleichsetzung des Hirntods mit dem Tod des Menschen unserer Meinung nach nicht zu akzeptieren ist. Weil der Tod als solcher nicht erfahrbar ist, kann niemand mit letzter Sicherheit behaupten, ein Mensch sei nach festgestelltem Hirntod bereits tot, obwohl ein Teil seines Körpers noch lebt. Es gibt keinen Beweis dafür, dass ein „hirntoter" Mensch nicht mehr leidensfähig ist und niemand weiß, was er auf einer vom Gehirn unabhängigen Ebene möglicherweise noch wahrnimmt. Die Hirntod-Definition beruht nicht auf einer naturwissenschaftlichen Tatsache, sondern stellt eine Vereinbarung dar, die ursprünglich dazu geschaffen wurde, den Zeitpunkt zu bestimmen, von dem an lebenserhaltende Maßnahmen eingestellt und ein Mensch seinem Sterben überlassen werden kann. Heute wird sie darüber hinaus zu einer völlig entgegengesetzten Absicht benutzt: Sie bestimmt den Zeitpunkt, von dem an es (gesetzlich) erlaubt ist, Organe zum Zweck der Transplantation zu entnehmen.

Menschliches Leben darf unserer Ansicht nach jedoch nicht vom Nachweis der Hirnfunktion abhängig gemacht werden. Auch wenn im Rahmen dieser Arbeit die Problematik des Teilhirntodes ausgeklammert wurde, so sind doch Tendenzen, das Hirntod-Konzept in ein Teilhirntod-Konzept zu überführen, nicht zu übersehen. Wenn das Vorhandensein von Bewusstsein notwendige Bedingung für menschliches Leben wäre, wären die Schutzrechte von Behinderten und Sterbenden in starkem Maße bedroht. Menschen mit angeborenen oder erworbenen Hirndefekten würden nicht als menschliche Wesen angesehen, sondern für tot erklärt, wenn ihnen personale Äußerung und/oder Reaktionsfähigkeit fehlen.

Mit der Organtransplantation wurde eine Behandlungsmöglichkeit geschaffen, in deren Folge aus einem Bedürfnis nach Therapie mitunter ein Anspruch auf eine Behandlung entstanden ist. Einen solchen Anspruch auf den menschlichen Körper bzw. seine Organe kann es jedoch nicht geben. Das Recht jedes/r Einzelnen auf Leben und körperliche Unversehrtheit ist im Grundgesetz, Art. 2,

Abs. 2 garantiert. Gesellschaftliche Solidaritätsanforderungen sind gegenüber den Persönlichkeitsrechten der Verfassung nachrangig, d. h. es gibt weder ein Recht auf Organe, noch die Pflicht, Organe zu spenden. Da es jedoch mehr wartende potenzielle OrganempfängerInnen als zur Verfügung stehende Organe gibt, sind Fragen hinsichtlich deren gerechter Verteilung zu klären, die sich in diesem Zusammenhang als Fragen nach der sozialen Gerechtigkeit stellen.

Die Todesgrenze ist nicht fassbar. Bei Eingriffen in den Sterbeprozess ist deshalb ein Höchstmaß an Rechtssicherheit notwendig. Dieses Niveau wurde im Transplantationsgesetz nicht erreicht – hier wurde lediglich eine Faktizität legalisiert. Nur eine enge Zustimmungslösung hätte die Gewissheit geschaffen, dass niemand gegen seinen Willen explantiert wird. Sie hätte nicht nur die Angehörigen, sondern auch die Pflegenden entlastet. Sie müssten weniger Zweifel daran haben, ob eine Organspende wirklich im Sinne des/r SpenderIn ist. Organspende kann unserer Meinung nach nur die gut informierte und wohlüberlegte Entscheidung des/der potenziellen SpenderIn sein. Eine nicht vorliegende Entscheidung ist zu respektieren und keinesfalls – in welche Richtung auch immer – zu interpretieren.

In Zusammenhang mit der Befürwortung einer engen Zustimmungslösung ergibt sich ein Problem, das gedanklich zu lösen wir uns bisher nicht in der Lage sehen: Kinder haben juristisch gesehen keine Entscheidungsbefugnis. Eine enge Zustimmungslösung würde demnach bedeuten, Kinder kämen grundsätzlich nicht als OrganspenderInnen infrage. Soweit stimmen wir zu. In der Konsequenz bedeutet das jedoch, für Kinder gäbe es auch die Chance, durch Austausch eines kranken Organs gegen ein gesundes ein vielleicht qualitativ besseres Leben führen zu können, nicht. Haben wir das Recht, so die Frage, über Leben und Tod eines anderen Menschen – soweit es in unseren Händen liegt – zu entscheiden? Rechtfertigt das mithilfe einer Organtransplantation zu erreichende eventuelle Überleben eines schwerkranken Kindes den Eingriff in das Sterben eines anderen, zwar „hirntoten", aber dennoch noch lebenden Kindes? Der ethische Wert von Handlungen lässt sich sicher nicht nur vom Zweck her bestimmen. Als Eltern haben wir die Verantwortung für unsere Kinder und müssen Entscheidungen aus dieser Verantwortung heraus treffen. Wie wir selbst zur Organspende stehen, diese Haltung wird letzten Endes die Entscheidung bestimmen. Eine für alle Beteiligten gültige und allen gerecht werdende Antwort auf diese Frage bleibt an dieser Stelle offen.

Gleichwohl ist es unserer Ansicht nach erforderlich, sich das Wissen darum, was Tot-sein bedeutet, zu bewahren. Ein Mensch lebt, solange sich Leben in ihm regt, unabhängig davon, mit welchen Maßnahmen dieses Leben aufrecht erhalten wird. „Hirntote" Menschen sind sterbende, aber dennoch noch lebende Menschen, denen sowohl auf der Intensivstation, als auch im OP als solchen zu begegnen ist. Es ist zu wünschen, dass Pflegende sich nicht lediglich als Ausführende medizinischer Maßnahmen betrachten oder als solche betrachtet werden, sondern in Zusammenhang mit ihrer Eigenständigkeit eigene Interessen zum Ausdruck bringen und für die ihrer Patientinnen eintreten.

Eine Möglichkeit, dies in die Praxis umzusetzen, bietet die Mitarbeit von Pflegenden in Ethikkommissionen. Wurden Forschungsvorhaben, die Menschen miteinbeziehen, bisher ausschließlich von MedizinerInnen begutachtet, so ist doch eine interdisziplinäre Zusammensetzung anzustreben. Dies ist mit den bereits genannten Forderungen der WHO bezüglich der gleichberechtigten Zusammenarbeit von Mitgliedern eines multiprofessionellen Teams kongruent. In Ethikkommissionen als Instrument für ethische Reflexionen und Entscheidungen sollten Pflegende unserer Meinung nach ihre Positionen darlegen und gegenüber anderen Disziplinen vertreten.

Daneben halten wir die Mitwirkung an Veränderungen der konkreten Bedingungen sowohl für Pflegende als auch für die Angehörigen „hirntoter" PatientInnen für dringend erforderlich. Pflegende dürfen mit ihren inneren Konflikten nicht allein gelassen werden. Sie brauchen Möglichkeiten zur Aussprache und Verarbeitung. Dafür sind Gesprächskreise, in denen ein Austausch aller an der Transplantationsmedizin beteiligten MitarbeiterInnen stattfinden kann, einzurichten und regelmäßige Fortbildungsangebote zu integrieren. Für die Angehörigen sind geeignete Räumlichkeiten einzurichten, in denen sie in weitgehender Ruhe von den ihnen Nahestehenden Abschied nehmen können. Ausreichend Zeit für die Entscheidung für oder gegen eine Organentnahme ist ihnen zu gewähren. Auch nach erfolgter Organentnahme sollte es für sie möglich sein, den verstorbenen Menschen noch einmal zu sehen, damit die Realität des Todes sinnlich wahrgenommen werden und seine Verarbeitung, die Trauer, beginnen kann. Aufgabe des Therapeutischen Teams (Pflegende, ÄrztInnen) könnte hierbei sein – soweit möglich und erwünscht – den Angehörigen beizustehen, nicht um vorschnell Trost zu spenden, sondern um ihr Mitgefühl durch Zulassen von eigener Trauer und Betroffenheit auszudrücken.

Die Auseinandersetzung mit der Transplantationsmedizin hat uns veranlasst, über Alternativen zu dieser Therapie nachzudenken. Neben der geschilderten komplexen Problematik mit ihrem umstrittenen Hirntod-Konzept sind Transplantationen eine sehr kostspielige Angelegenheit und können kaum dazu beitragen, den Gesundheitszustand der Gesamtbevölkerung zu verbessern. Sinnvoller und weitaus effektiver wäre es, auf lange Sicht hin die Transplantationsmedizin abzuschaffen und die freiwerdenden Gelder für Prävention und Forschungen bezüglich Therapien ohne fremde Organe zur Verfügung zu stellen. Ziel sollte die Verhinderung von Krankheit sein, nicht „Heilung" durch Reparatur und Austausch defekter Organe auf Kosten anderer Menschen. Darüber hinaus ist jedoch jedes Mitglied der Gesellschaft gefordert, sich um die Verringerung von Schäden zu bemühen und Verantwortung für das eigene Leben und den eigenen Körper zu übernehmen.

Trotzdem: Wie auch immer jedeR Einzelne zur Transplantationsmedizin steht, sie befürwortet oder ablehnt oder keine Stellung beziehen mag: Sterben und Tod stehen am Ende des Weges, den jeder Mensch gehen muss, der geboren wurde. Es scheint uns geboten, sich wieder mehr mit dieser Endlichkeit auseinander zusetzen und auf technisch Machbares zu verzichten, wenn nicht ausgeschlossen werden kann, dass anderen Menschen damit Leid zugefügt wird.

In diesem Sinn hat *HANS JONAS* sehr eindrücklich darauf hingewiesen, zu bedenken,

„daß es nicht das Ziel des Fortschritts sein kann, das Los der Sterblichkeit abzuschaffen. An dieser oder jener Krankheit wird jeder von uns sterben. Unsere sterbliche Verfassung liegt auf uns mit einer Härte, aber auch Weisheit, denn ohne sie gäbe es nicht die ewig neue Verheißung der Frische, der Ursprünglichkeit und des Eifers der Jugend; noch gäbe es für jeden von uns den Antrieb, unsere Tage zu zählen und sie zählen zu machen. Bei all unserem Bestreben, der Sterblichkeit abzuringen, was wir können, sollen wir ihr Gewicht mit Geduld und Würde zu tragen wissen."[306]

---

[306] **Jonas**, H., 1985a, S. 145.

12. Literaturverzeichnis

Angstwurm, Heinz:
- [1994a]: Der vollständige und endgültige Hirnausfall (Hirntod) als sicheres Todeszeichen des Menschen, in: Wann ist der Mensch tot? – Organverpflanzung und «Hirntod»-Kriterium. Reinbek bei Hamburg: Rowohlt Verlag GmbH 1994, S. 41-50
- [1994b]: Wann ist ein Mensch wirklich tot? Ärztlicher Todesbegriff und Organtransplantation als Anfrage an unser Menschenbild. Vortrag im Rahmen der 3.Werner-Reihlen-Vorlesung am 27.5.1994 in der Theologischen Fakultät der Humboldt-Universität zu Berlin, in: Gehirntod und Organtransplantation als Anfrage an unser Menschenbild. Wichern-Verlag 1994, S. 33-41

Arbeitskreis Arzt und Seelsorger: Keine Organspenden ohne Zustimmung! Erklärung des Arbeitskreises Arzt und Seelsorger an der Ev. Akademie Iserlohn, in: Transplantation: Spenden und Empfangen. Thesen, Texte und Anregungen für das Gespräch über Organtransplantation. Materialien für den Dienst in der Ev. Kirche von Westfalen. Reihe B, Heft 10, Bielefeld 1995, S. 14-17

Arndt, Marianne: Ethik denken: Maßstäbe zum Handeln in der Pflege. Stuttgart; New York: Thieme 1996

Arnold, Michael:
- Es geht um eine Technikfolgenabschätzung, in: Universitas. Zeitschrift für interdisziplinäre Wissenschaft, Stuttgart, 50 (1995) Heft 4, S. 307-321
- Die Janusköpfigkeit des medizinischen Fortschritts, in: Universitas. Zeitschrift für interdisziplinäre Wissenschaft, Stuttgart, 53 (1998) Heft 4, S. 308-318

Ausschußdrucksache 594/13, Deutscher Bundestag, Ausschuß für Gesundheit. Sammelstellungnahme zu den Anhörungen am 25.9.96 und 9.10.96. Richard Fuchs, Dokumentationszentrum Organtransplantation, S. 4-7

Birnbacher, Dieter:
- Einige Gründe, das Hirntodkriterium zu akzeptieren, in: Wann ist der Mensch tot? – Organverpflanzung und «Hirntod»-Kriterium. Reinbek bei Hamburg: Rowohlt GmbH 1994, S. 28-40

- Der vollständige und endgültige Ausfall der Hirntätigkeit als Todeszeichen des Menschen – Anthropologischer Hintergrund, in: Medizin – Die Übersicht. In: Deutsches Ärzteblatt 90, Heft 44, 05. November 1993 (43), B-2170 - B-2173

Bockenheimer-Lucius, Gisela: Organtransplantation – medizinische Informationen, in: Wege zum Menschen. Monatszeitschrift für Seelsorge und Beratung, heilendes und soziales Handeln, Göttingen, 8 (1996) Heft 4, S. 203-210

Brenner, Günter: Rechtskunde für das Krankenpflegepersonal einschließlich des Altenpflegepersonals und anderer Berufe im Gesundheitswesen. Lehrbuch und Nachschlagwerk für die Praxis. 6., neubearb. und erw. Aufl. Stuttgart; Jena; Lübeck; Ulm: Fischer, 1997, S. 35

Conrad, Joachim: Pflege hirntoter Patienten. Forschungsprojekt an der Evangelischen Fachhochschule Ludwigshafen, im Fach Pflegeleitung, 1998. Auszugsweise veröffentlicht (s. Feuerhack; Conrad)

Dahl, Jürgen: Hat der Schwarze Kutscher recht? Organtransplantation und die Folgen, in: Organspende. Kritische Ansichten zur Transplantationsmedizin. Renate Greinert; Gisela Wuttke (Hrsg.) - Göttingen: Lamuv-Verl., 1991, S. 35-55

Deutscher Berufsverband für Krankenpflege e.V.:
- Hessisches Curriculum Krankenpflege, 1. Ausbildungsabschnitt, Eschborn 1990
- Hessisches Curriculum Krankenpflege, 2. Ausbildungsabschnitt, Eschborn 1991

Debong, B.; **Andreas**, M.: Auch im Krankenhausbereich gelten für Meinungs- und Pressefreiheit gesetzliche Regeln, in: Die Schwester/Der Pfleger 36 (1997), Heft 3, S. 228

Deutscher Bundestag, Pressezentrum (Hrsg.):
- [Anhörung, 1996] Gesundheit: Anhörung zum Thema Organspenden. Bundestag Heft 20/20.11.96
- [Hirntod, 1997] Gesundheit: Hirntod ist ein Kriterium für Transplantation. Bundestag Heft 1/22.01.97

- [Organentnahme, 1997a] Gesundheit: Organentnahme soll bei Hirntod zulässig sein. WIB Heft 12/01.07.97

Deutsche Stiftung Organtransplantation (Hrsg.):
- [1997a]: Gesetz über die Spende, Entnahme und Übertragung von Organen. (Transplantationsgesetz - TPG) vom 5. November 1997. Neu-Isenburg: ohne Jahresangabe
- [1997b]: Organspende eine gemeinsame Aufgabe. Transplantationszentrum Heidelberg. Jahresbericht 1997
- [1997c]: **Smit**, Heiner et al.: Organspende und Transplantation in Deutschland. 1997
- [2001]: Organspende und Transplantation in Deutschland. AutorInnen: Prof. Dr. Med. Martin Molzahn, Dr. Med. Annette Tuffs, Dipl.-Volkswirt Andreas Köhler. Neu-Isenburg, September 2001

dpa: Weniger Organspender. „Eurotransplant" nennt Rückgang dramatisch. Die Rheinpfalz, 54 (1998), Nr. 127, 04.06.1998

Dreymüller, Veronika u.a.: Pflegen können. Ein Curriculum für die theoretische Ausbildung in der Krankenpflege. 2., neu bearb. Aufl. - Freiburg im Breisgau: Lambertus, 1993

E.D. H.E.P.-Programm: Organspende. Seminarunterlagen zum Umgang mit Trauernden. EDHEP (European Donor Hospital Education Program). Institut für Medizinische Psychologie der Universität Münster für Deutsche Stiftung Organtransplantation und Arbeitsgemeinschaft der Deutschen Transplantationszentren e.V.

Erklärung der Deutschen Bischofskonferenz und des Rates der Evangelischen Kirche in Deutschland: Organtransplantationen, in: Gemeinsame Texte. Hrsg. vom Sekretariat der Deutschen Bischofskonferenz und vom Kirchenamt der Evangelischen Kirche in Deutschland. Bonn / Hannover, 31. August 1990

Feuerhack, Maria; **Conrad**, Joachim:
- Was der Patient empfindet, das ist eine andere Sache. Hirntod und Organtransplantation aus der Sicht von Pflegenden, in: Dr. med. Mabuse, Heft Mai/Juni 1999, S. 54-57

- Von der Schwierigkeit, Tote zu pflegen. Organtransplantation aus der Sicht von Pflegenden, in: SM Soziale Medizin (Schweiz), Nr. 3/00, S. 28-31

Feuerhack, Maria: Hirntod und Organtransplantation aus der Sicht von Pflegenden. Forschungsprojekt an der Evangelischen Fachhochschule Ludwigshafen, im Fach Pflegepädagogik, 1998. Auszugsweise veröffentlicht (s. Feuerhack; Conrad)

Feuerstein, Günther: Das Transplantationssystem. Dynamik, Konflikte und ethisch-moralische Grenzgänge. Juventa Gesundheitsforschung. Weinheim; München: Juventa Verlag 1995

Fischer, Sabine: Ethikunterricht in der Krankenpflegeausbildung, in: Gesundheits- und Pflegewissenschaften zwischen Vision und Wirklichkeit: Viertes Jahrbuch der Studentischen Fachtagung Gesundheits- und Pflegewissenschaften − Frankfurt am Main: Mabuse- Verl., 1996

Fritsch-Oppermann, Sybille: Medizin in unterschiedlichen Kulturen - eine Nachbetrachtung, in: Loccumer Protokolle 61/96. Dokumentation einer Tagung der Evang. Akademie Loccum vom 25.-27.10.1996. Hrsg.: S. Fritsch-Oppermann. Ev. Akademie Loccum − Protokollstelle − Rehburg-Loccum, S. 145-156

Geisler, Linus:
- [1996a]: Organtransplantation aus medizinischer Sicht. Ethische, gesellschaftspolitische Fragestellungen und gesellschaftlicher Rahmen, in: Wege zum Menschen. Monatszeitschrift für Seelsorge und Beratung, heilendes und soziales Handeln, Göttingen, 8 (1996) Heft 4, S. 211-224
- [1996b]: Ärztliche Sicht des Hirntodes, in: Herrmann, Uwe (Hrsg.); Dommel, Christa, Die Seele verpflanzen? Organtransplantation als psychische und ethische Herausforderung. Gütersloh: Gütersloher Verl.-Haus, 1996

Gerber, Uwe: Organtransplantation: Argumente − Gegenargumente − Trends, in: Wege zum Menschen. Monatszeitschrift für Seelsorge und Beratung, heilendes und soziales Handeln, Göttingen, 8 (1996) Heft 4, S. 188-203

Giese, Constanze: Pflegeethik - Reise ins Ungewisse, in: Dr. med. Mabuse, Zeitschrift im Gesundheitswesen, 23 (1998) Heft 114, S. 49-55

Grewel, Hans:
- [1994a]: Lohnen sich Organtransplantationen? Zur Frage der Lebensqualität. Vortrag im Rahmen der 3.Werner-Reihlen-Vorlesung am 27.5.1994 in der Theologischen Fakultät der Humboldt-Universität zu Berlin, in: Gehirntod und Organtransplantation als Anfrage an unser Menschenbild. Wichern-Verlag 1994, S. 66-77
- [1994b]: Gesellschaftliche und ethische Implikationen der Hirntodkonzeption, in: Wann ist der Mensch tot? – Organverpflanzung und «Hirntod»-Kriterium. Reinbek bei Hamburg: Rowohlt GmbH 1994, S. 332-349

Heffels, Wolfgang: Förderung der ethisch-moralischen Kompetenzen von Pflegepersonen in Pflegebildungseinrichtungen, in: Pflegepädagogik. Das europäische Magazin für Lehrerinnen und Lehrer für Gesundheits- und Sozialberufe, 8 (1998) Heft 2, S. 8-16

Herold, Gerd (Hrsg.) et al.: Innere Medizin. Eine vorlesungsorientierte Darstellung. Köln: Herold, 1996

Herrmann, Uwe: Auf dem Weg zu einem Organtransplantationsgesetz, in: Herrmann, Uwe (Hrsg.); Dommel, Christa: Die Seele verpflanzen? Organtransplantation als psychische und ethische Herausforderung. Gütersloh: Gütersloher Verl.-Haus, 1996

Heuering, Christine: Pflege eines potentiellen Organspenders, in: Die Schwester/ Der Pfleger 37 (1998), Heft 9, S. 774-776

Höver, Gerd: Transplantation, Hirntod und christliches Menschenbild. Überlegungen zur gegenwärtigen Debatte. Schriftenreihe des Diözesan-Caritasverbandes, Heft-Nr. 34. Hrsg. vom Diözesan-Caritasverband für das Erzbistum Köln e.V., Mai 1997

Hoff, Johannes; **in der Schmitten**, Jürgen (Hrsg.):
- Kritik der «Hirntod»-Konzeption. Plädoyer für ein menschenwürdiges Todeskriterium, in: Wann ist der Mensch tot? – Organverpflanzung und «Hirntod»-Kriterium. Reinbek bei Hamburg: Rowohlt GmbH 1994, S. 153-252
- Hirntote Patienten sind sterbende Menschen, in: Universitas. Zeitschrift für interdisziplinäre Wissenschaft, Stuttgart, 50 (1995) Heft 4, S. 313-342

Illich, Ivan: Die Nemesis der Medizin. Die Kritik der Medikalisierung des Lebens. Aus dem Englischen von Thomas Lindquist und Johannes Schwab. 4., überarb. Aufl.. München: Beck, 1995

Jonas, Hans:
- Brief an Hans-Bernhard Wuermling, in: Wann ist der Mensch tot? – Organverpflanzung und «Hirntod»-Kriterium. Reinbek bei Hamburg: Rowohlt GmbH 1994, S. 21-25
- [1985a]: Im Dienste des medizinischen Fortschritts: Über Versuche an menschlichen Subjekten, in: Technik, Medizin und Ethik. Zur Praxis des Prinzips Verantwortung. 2. Aufl. 1987 Frankfurt am Main: Insel Verlag 1985, S. 109-145
- [1985b]: Gehirntod und menschliche Organbank. Zur pragmatischen Umdefinierung des Todes, in: Technik, Medizin und Ethik. Zur Praxis des Prinzips Verantwortung. 2. Aufl. 1987 Frankfurt am Main: Insel Verlag 1985, S. 219-239

Jörns, Klaus-Peter: Podiumsdiskussion I im Rahmen der 3.Werner-Reihlen-Vorlesung am 27.5.1994 in der Theologischen Fakultät der Humboldt-Universität zu Berlin, in: Gehirntod und Organtransplantation als Anfrage an unser Menschenbild. Wichern-Verlag 1994, S. 96-98

Juchli, Liliane: Pflege: Praxis und Theorie der Gesundheits- und Krankenpflege. 7. Neubearb. Aufl. - Stuttgart; New York: Thieme 1994

Käppeli, Silvia:
- Pflegekonzepte. Phänomene im Erleben von Krankheit und Umfeld. Bern; Göttingen; Toronto; Seattle: Huber Verlag 1998
- [1988a] : Pflege und Pflegetheorien, in: Krankenpflege 1/88, S. 5-8
- [1988b] : Moralisches Handeln und berufliche Unabhängigkeit in der Krankenpflege, in: Pflege 1 (1988) Heft 1, S. 20-27

Kerres, Andrea: Sind Empathie, Echtheit und Akzeptanz im Unterricht vermittelbare Schlüsselqualifikationen? In: Pflegepädagogik. Das europäische Magazin für Lehrerinnen und Lehrer für Gesundheits- und Sozialberufe, 7 (1997), Heft 1, S. 16-18

Klafki, Wolfgang: Die Bedeutung der klassischen Bildungstheorien für ein zeitgenössisches Konzept allgemeiner Bildung, in: Zeitschrift für Pädagogik, 32. Jg. 4: 455-476

Klein, Martin: Hirntod: vollständiger und irreversibler Verlust aller Hirnfunktionen? Ethik in der Medizin, Springer Verlag, (1995) 7: 6-15

Knoche, Monika: Der andere Tod. Zur Kontroverse um das Hirntodkonzept, in: Dr. med. Mabuse, Zeitschrift im Gesundheitswesen, 20 (1995) Heft 97, S. 32-34

Kriz, Jürgen; **Lück**, Helmut E.; **Heidbrink**, Horst: Paradigmen und Paradigmenwechsel durch wissenschaftliche Revolutionen. In: Wissenschafts- und Erkenntnistheorie. Eine Einführung für Psychologen und Humanwissenschaftler. 3. Auflage. Opladen: Leske, Budrich, 1996

Krohwinkel, Monika: Konzeptuelle Modelle und Theorien der Pflege. In: Krankenpflege, Heft 1, 1988, S. 9-12

Kurtenbach, Hermann: Krankenpflegegesetz: mit Ausbildungs- und Prüfungsverordnung für die Berufe in der Krankenpflege / von Hermann Kurtenbach, Günter Golombek und Heidi Siebers. - 3, neubearb. Aufl.- Berlin; Dresden; Erfurt; Hannover; Kiel; Köln; Magdeburg; Mainz; München; Schwerin; Stuttgart: Kohlhammer, 1994

Lenz-Müller, Monika: Erfahrungsbericht. Referateskript zum Workshop Intensivmedizin für Pflegende im Klinikum der Stadt Mannheim, 08. - 10.02.1996

Lermann, Gisela (Hrsg.): Ungeteilt sterben – Kritische Stimmen zur Transplantationsmedizin. Mainz: Dr. Gisela Lermann, 1996

Lehrpläne für die Berufsfachschule für Krankenpflege. Alle Fächer der Ausbildungs- und Prüfungsverordnung. Hrsg.: Staatsinstitut für Schulpädagogik und Bildungsforschung. München 1992

Linke, Detlev: Hirnverpflanzung. Die erste Unsterblichkeit auf Erden. Rowohlt Taschenbuch Verlag GmbH, Reinbek bei Hamburg, Juli 1996

Lo-Biondo-Wood, Geri; **Haber**, Judith: Pflegeforschung. Methoden, kritische Einschätzung und Anwendung. Berlin; Wiesbaden: Ullstein Mosby, 1996

Mabuse, Dr. med.: Gericht lehnt Lebertransplantation für Asylbewerber ab. Dr. med. Mabuse, Zeitschrift im Gesundheitswesen, 22 (1997) Heft 109, S. 10

Manzei, Alexandra: Hirntod, Herztod, ganz tot? Von der Macht der Medizin und der Bedeutung der Sterblichkeit für das Leben. Eine soziologische Kritik des Hirntodkonzeptes. Frankfurt am Main: Mabuse-Verl., 1997

Marriner-Tomey, Ann:
- Nursing Theorists and their Work. 2nd ed.. USA, St. Louis, Missouri: Mosby, 1986
- Pflegetheoretikerinnen und ihr Werk. [Übers.: Regina Simmes]. Basel: Recom 1992

Meyer, Gabriele: Der andere Tod. Die Kontroverse um den Hirntod. Frankfurt am Main: Mabuse-Verl., 1998

Müller, Birgit: Pflege und Überwachung hirntoter Patienten bis zur Organentnahme – Ein Toter mit warmer Haut – , in: Die Schwester/ Der Pfleger 36 (1997), Heft 3, S. 218-222

Nagel, Eckhard; **Schmidt**, Petra: Transplantation. Leben durch fremde Organe. Hrsg. von Rudolf Pichlmayr. Berlin, Heidelberg: Springer, 1996

Newton, Charleen: Pflege nach Roper, Logan, Tierney. Nursing Models in Action Series, Band 2 [Übers. aus dem Engl. von Vera Derr]. Freiburg im Breisgau: Lambertus, 1997

Nightingale, Florence: NOTES ON NURSING. What it is, and what it is not. [An unabridged republication of the first American edition, as published by D. Appleton and Company in 1860]. New York: Dover, 1969

Oduncu, Fuat: Hirntod und Organtransplantation. Medizinische, juristische und ethische Fragen. Göttingen: Vandenhoeck & Ruprecht, 1998

Oelke, Uta:
- [1991a]: Planen, Lehren und Lernen in der Krankenpflegeausbildung: Begründungsrahmen und Entwicklung eines offenen, fächerintegrativen Curriculums für die theoretische Ausbildung. Basel; Baunatal: RECOM-Verl., 1991
- [1991b]: Planen, Lehren und Lernen in der Krankenpflegeausbildung: ein offenes, fächerintegratives Curriculum für die theoretische Ausbildung. Baunatal: Baunataler Verlag& Software GmbH (ohne Jahresangabe)
- Schlüsselqualifikationen als Bildungsziele für Pflegende, in: Pflegepädagogik. Das europäische Magazin für Lehrerinnen und Lehrer für Gesundheitsberufe 8 (1998) Heft 2, S. 42-46

Pflege heute: Lehrbuch und Atlas für die Pflegeberufe. Arne Schäffler (Hrsg.), Ulm; Stuttgart; Jena; Lübeck: G. Fischer. Lehrbuch und Atlas. - 1. Aufl. - 1997

Pieper, Annemarie: Ethik und Moral – Eine Einführung in die praktische Philosophie, München: C. H. Beck, 1985

Plieth, Martina: Organspende – Ausdruck gelebter Nächstenliebe?! In: Die Rot-Kreuz-Schwester, 1997, Heft 3, S. 10-11

Poeck, Klaus: Neurologie. 8., überarbeitete und erweiterte Auflage. Berlin, Heidelberg, New York: Springer, 1992

Preuss, Kristine: Die erste Transplantation eines menschlichen Herzens, in: Deutsches Ärzteblatt, Nr. 51/23.12.1967, S. 2769 - 2771

Protokoll der 64. Sitzung des Ausschusses für Gesundheit am Mittwoch, dem 25. September 1996, 11.00 Uhr, Deutscher Bundestag 13. Wahlperiode, Ausschuß für Gesundheit - 14. Ausschuß, Protokoll Nr. 64

Reiter, (o. Vorname): Protokoll der 64. Sitzung des Ausschusses für Gesundheit am Mittwoch, dem 25. September 1996, 11.00 Uhr, Deutscher Bundestag 13. Wahlperiode, Ausschuß für Gesundheit - 14. Ausschuß, Protokoll Nr. 64

Rimpau, Walter: Wann ist der Mensch tot? Das Kriterium des Hirntods in der Transplantationsgesetzgebung, in: Dr. med. Mabuse, Zeitschrift im Gesundheitswesen, 21 (1996) Heft 100, S. 73-76

Robert-Bosch-Stiftung (Hrsg.), Beiträge zur Gesundheitsökonomie 28. Pflege braucht Eliten. Denkschrift zur Hochschulausbildung für Lehr- und Leitungskräfte in der Pflege. Gerlingen: Bleicher 1992

Roper, Nancy; **Logan**, Winifred W.; **Tierney**, Alison J.: Die Elemente der Krankenpflege. Ein Pflegemodell, das auf einem Lebensmodell beruht. 4., überarbeitete Auflage. Basel: Recom, 1993

Ruschmeyer, Jutta: Supervision – eine Vision für die Krankenpflege? In: Was Florence noch nicht ahnen konnte. Neue Herausforderungen an die berufliche Qualifizierung in der Pflege. Hrsg.: Th. Bals. Melsungen: Bibliomed, Med. Verl.-Ges., 1994. S. 147-165

Schadt, Frank: Von der Unmöglichkeit der Gleichsetzung des Hirntodes mit dem Tod des Menschen – Mit Anmerkungen zum Transplantationsgesetz, in: Die Schwester/Der Pfleger 36 (1997), Heft 6, S. 466-473

Schaeffer, Doris (Hrsg.) et al.: Pflegetheorien. Beispiele aus den USA. Aus dem Amerikanischen von Ulrich Endewitz et al. - Bern; Göttingen; Toronto; Seattle: Huber, 1997

Schlake, Hans-Peter; **Roosen**, Klaus: Der Hirntod als der Tod des Menschen. Hrsg. von Deutsche Stiftung Organtransplantation, Neu-Isenburg, 1995

Schlesselmann, Elke; **Spangenberg**, Gaby: Die Methode „Zukunftswerkstatt", in: Unterricht Pflege, Brake: Prodos Verlag, 3 (1998), Heft 4, S. 20-25

Schmidt, Volker H.: Politik der Organverteilung. Eine Untersuchung über Empfängerauswahl in der Transplantationsmedizin. Baden-Baden: Nomos, 1996

Schoeller, Birgit: Vorschlag für eine gesetzliche Regelung der Organspende vom lebenden Spender. Frankfurt am Main: Peter Lang,, 1994 (Europäische Hochschulschriften: Reihe 2, Rechtswissenschaft; Bd. 1533)

Schreiner, Paul-Werner: Organtransplantation und Hirntod. Ein kritischer Beitrag zur Hirntoddefinition, in: Pflege, Heft 10, 1997, S. 151-156

Silbernagel, Stefan; **Despopoulos**, Agamemnon: Taschenatlas der Physiologie. 4., überarbeitete Auflage. Stuttgart: Thieme, 1991

Spittler, Johann Friedrich:
- [1995a]: Der Hirntod ist der Tod des Menschen, in: Universitas. Zeitschrift für interdisziplinäre Wissenschaft, Stuttgart, 50 (1995) 4, S. 313-327.
- [1995b]: Zum Tag der Organspende am 4.6.1994: Statement eines Neurologen, in: Transplantation: Spenden und Empfangen. Thesen, Texte und Anregungen für das Gespräch über Organtransplantation. Materialien für den Dienst in der Ev. Kirche von Westfalen. Reihe B, Heft 10, Bielefeld 1995, S. 57-59

Steiger, Elke: Organtransplantation – Pro und Contra: Unwissenheit und diffuse Ängste bestimmen die Diskussion, in: Pflege Zeitschrift 49 (1996), Heft 11, S. 707-711

Stengel, Dieter: Ich pflege tote Patienten. Fernseh-Film, Südwestfunk Baden Baden, 1989

Stoff- und Lernzielkatalog für die dreijährige Kranken- und Kinderkrankenpflegeausbildung sowie für die einjährige Krankenpflegehilfeausbildung im Lande Rheinland-Pfalz. Hrsg: Landesarbeitsgemeinschaft der Unterrichtsschwestern/ -pfleger Rheinland-Pfalz. Frühjahr 1987

Striebel, Hans Walter, **Link**, Jürgen (Hrsg.): Ich pflege Tote – Die andere Seite der Transplantationsmedizin. Basel/Baunatal: RECOM, 1991

Student, Johann-Christoph: Wenn die Zeit zum Abschied fehlt. Transplantationsmedizin und Trauer, in: Die Seele verpflanzen? Organtransplantation als psychische und ethische Herausforderung. Hrsg.: Uwe Herrmann. Gütersloh: Gütersloher Verl.-Haus, 1996. S. 43-55

Torres, Gertrude: Florence Nightingale. In: Nursing theories: the base for professional nursing practice / editor, Julia B. George. 3rd ed.. Englewood Cliffs, New Jersey: Prentice-Hall, 1994

Tschudin, Verena: Ethik in der Krankenpflege. Dt. Übers.: Christine Andina. Überarb. von: Dorothee Mäder u. Verena Tschudin. Basel: RECOM **Uhlich**, 1988

Volontieri, Franco J. (Hrsg.): Ethik im aktuellen Lehrangebot von Krankenpflegeschulen in der Bundesrepublik Deutschland. Stand Frühjahr 1989. Saarbrücken-Scheidt: Dadder, 1992

Von Scheidt, Jörg: Supervision in der Pflege, in: Die Schwester/Der Pfleger 35 (1996) Heft 7, S. 652-655

Wegener, Hildburg: Eine mögliche Entscheidung oder die größere Liebe? Stellungnahme der EKD zur Organtransplantation von 1985-1995, in: Wege zum Menschen. Monatszeitschrift für Seelsorge und Beratung, heilendes und soziales Handeln, Göttingen, 8 (1996) Heft 4, S. 254-263

Wellhöfer, Peter R.: Grundstudium Persönlichkeitspsychologie. Eine Einführung in Theorie und Diagnose individueller Verhaltensweisen. Stuttgart: Enke, 1977

Wellendorf, Elisabeth: Mit dem Herzen eines anderen leben? Die seelischen Folgen der Organtransplantation. Zürich : Kreuz-Verl., 1993

Wiesemann, Claudia:
- Hirntod und Gesellschaft. Argumente für einen pragmatischen Skeptizismus. Ethik in der Medizin, Springer Verlag, (1995) Heft 7: 16-28
- Was spricht gegen eine lediglich pragmatische Hirntod-Definition? In: Der vollständige und endgültige Ausfall der Hirntätigkeit als Todeszeichen des Menschen − Anthropologischer Hintergrund, in: Deutsches Ärzteblatt 91, Heft 31/32, 08. August 1994 (37), B-1590 - B-1591

Wilker, Friedrich-Wilhelm; **Bischoff**, Claus; **Novak**, Peter: Medizinische Psychologie und Medizinische Soziologie. Nach der Sammlung von Gegenständen für den schriftlichen Teil der Ärztlichen Vorprüfung. 2. Auflage. München, Wien, Baltimore: Urban & Schwarzenberg, 1994

Windels-Buhr, Doris: Hirntod und Organtransplantation. Ethische Dilemmata für die Pflege? In: Pflege 1997, Heft 10, S. 144 -150

Wissenschaftler für ein verfassungsgemäßes Transplantationsgesetz (Hrsg.): Gegen die Gleichsetzung „hirntoter" Patienten mit Leichen, in: Die Schwester/Der Pfleger, Melsungen, 34 (1995) Heft 11, S. 1017-1020

Wissenschaftlicher Beirat der Bundesärztekammer:
- Der endgültige Ausfall der gesamten Hirnfunktion („Hirntod") als sicheres Todeszeichen. Deutsches Ärzteblatt 1993; 90: A_1-2933-2935 [Heft 44]
- Richtlinien zur Feststellung des Hirntodes. Dritte Fortschreibung 1997 mit Ergänzungen gemäß Transplantationsgesetz (TPG), in: Deutsches Ärzteblatt 95, Heft 30, 24. Juli 1998 (49), B-1509 - B-1516

Wittrahm, Andreas:
- Verantwortlich handeln lernen, in: Pflegepädagogik. Das europäische Magazin für Lehrerinnen und Lehrer für Gesundheits- und Sozialberufe, 6 (1996) Heft 2, S. 14-20
- Ethik – meine Verantwortung und Chance als LehrerIn, in: Pflegepädagogik. Das europäische Magazin für Lehrerinnen und Lehrer für Gesundheits- und Sozialberufe, 7 (1997) Heft 1, S. 18-21

Wuttke, Gisela:
- Der ökonomische Aspekt der Organtransplantation, in: Wege zum Menschen. Monatszeitschrift für Seelsorge und Beratung, heilendes und soziales Handeln, Göttingen, 8 (1996) Heft 4, S. 236-246
- Ein Tod in Erlangen. Der Bedarf bestimmt die Definition, in: Dr. med. Mabuse, Zeitschrift im Gesundheitswesen, 17 (1992) Heft 81, S. 29-30
- Körperkolonie Mensch, in: Organspende. Kritische Ansichten zur Transplantationsmedizin / Renate Greinert; Gisela Wuttke (Hrsg.) - Göttingen: Lamuv-Verl., 1991. S. 9-34

Anhang I

Protokoll zur Feststellung des Hirntodes

Name _____ Vorname _____ geb.: _____ Alter: _____
Klinik: _____
Untersuchungsdatum: _____ Uhrzeit: _____ Protokollbogen-Nr.: _____

1 Voraussetzungen

1.1 Diagnose _____
Primäre Hirnschädigung: _____ supratentoriell _____ infratentoriell _____
Sekundäre Hirnschädigung: _____
Zeitpunkt des Unfalls/Krankheitsbeginns: _____

1.2 Folgende Feststellungen und Befunde bitte beantworten mit ja oder nein
Intoxikation   ausgeschlossen: _____
Relaxation   ausgeschlossen: _____
Primäre Hypothermie   ausgeschlossen: _____
Metabolisches oder endokrines Koma ausgeschlossen: _____
Schock   ausgeschlossen: _____
Systolischer Blutdruck   _____ mm Hg

2 Klinische Symptome des Ausfalls der Hirnfunktion

2.1 Koma _____
2.2 Pupillen   weit / mittelweit
                Lichtreflex beidseits   fehlt _____
2.3 Okulo-zephaler Reflex (Puppenkopf-Phänomen)
                beidseits   fehlt _____
2.4 Korneal-Reflex beidseits   fehlt _____
2.5 Trigeminus-Schmerz-Reaktion beidseits   fehlt _____
2.6 Pharyngeal-/Tracheal-Reflex   fehlt _____
2.7 Apnoe-Test bei art. $p_a\ CO_2$ _____ mm Hg   erfüllt _____

3 Irreversibilitätsnachweis durch 3.1 oder 3.2

3.1 Beobachtungszeit:
Zum Zeitpunkt der hier protokollierten Untersuchungen bestehen die obengenannten Symptome seit _____ Std.
Weitere Beobachtung ist erforderlich   ja _____   nein _____
mindestens 12/24/72 Stunden

3.2 Ergänzende Untersuchungen:
3.2.1 Isoelektrisches (Null-Linien-) EEG,   _____
30 Min. abgeleitet: ja   nein   Datum   Uhrzeit   Arzt
3.2.2 Frühe akustisch evozierte Hirnstamm-   _____
potentiale Welle III-V beidseits erloschen   ja   nein   Datum   Uhrzeit   Arzt

Medianus-SEP beidseits erloschen   ja   nein   Datum   Uhrzeit   Arzt
3.2.3 Zerebraler Zirkulationsstillstand beidseits festgestellt durch:
       Dopplersonographie: ____ Perfusionsszintigraphie: ____ Zerebrale Angiographie: ____
       Datum _____ Uhrzeit _____ untersuchender Arzt _____

Abschließende Diagnose:
Aufgrund obiger Befunde, zusammen mit den Befunden der Protokollbögen Nr. _____, wird
der Hirntod und somit der **Tod des Patienten** festgestellt am: _____ um _____ Uhr.
Untersuchender Arzt: _____   _____
                             Name   Unterschrift

Vgl. Deutsches Ärzteblatt 95, Heft 30, 24. Juli 1998, S. B-1514.

Anhang II

Der Bundestag hat mit Zustimmung des Bundesrates das folgende Gesetz beschlossen:

Gesetz über die Spende, Entnahme und Übertragung von Organen (Transplantationsgesetz – TPG)

vom 5. November 1997

Quelle: Deutsche Stiftung Organtransplantation (Hrsg.): Gesetz über die Spende, Entnahme und Übertragung von Organen. Transplantationsgesetz. Der Gesetzestext mit Stellungnahmen von Experten und Betroffenen. Neu-Isenburg, 1998, S. 25-57

Erster Abschnitt
Allgemeine Vorschriften

§ 1 Anwendungsbereich

(1) Dieses Gesetz gilt für die Spende und die Entnahme von menschlichen Organen, Organteilen oder Geweben (Organe) zum Zwecke der Übertragung auf andere Menschen sowie für die Übertragung der Organe einschließlich der Vorbereitung dieser Maßnahmen. Es gilt ferner für das Verbot des Handels mit menschlichen Organen.

(2) Dieses Gesetz gilt nicht für Blut und Knochenmark sowie embryonale und fetale Organe und Gewebe.

§ 2 Aufklärung der Bevölkerung, Erklärung zur Organspende, Organspenderegis-ter, Organspendeausweise

(1) Die nach Landesrecht zuständigen Stellen, die Bundesbehörden im Rahmen ihrer Zuständigkeit, insbesondere die Bundeszentrale für gesundheitliche Aufklärung, sowie die Krankenkassen sollen auf der Grundlage dieses Gesetzes die Bevölkerung über die Möglichkeiten der Organspende, die Voraussetzungen der Organentnahme und die Bedeutung der Organübertragung aufklären. Sie sollen auch Ausweise für die Erklärung zur Organspende (Organspendeausweise) zusammen mit geeigneten Auf-

klärungsunterlagen bereithalten. Die Krankenkassen und die privaten Krankenversicherungsunternehmen stellen diese Unterlagen in regelmäßigen Abständen ihren Versicherten, die das sechzehnte Lebensjahr vollendet haben, zur Verfügung mit der Bitte, eine Erklärung zur Organspende abzugeben.

(2) Wer eine Erklärung zur Organspende abgibt, kann in eine Organentnahme nach § 3 einwilligen, ihr widersprechen oder die Entscheidung einer namentlich benannten Person seines Vertrauens übertragen (Erklärung zur Organspende). Die Erklärung kann auf bestimmte Organe beschränkt werden. Die Einwilligung und die Übertragung der Entscheidung können vom vollendeten sechzehnten, der Widerspruch kann vom vollendeten vierzehnten Lebensjahr an erklärt werden.

(3) Das Bundesministerium für Gesundheit kann durch Rechtsverordnung mit Zustimmung des Bundesrates einer Stelle die Aufgabe übertragen, die Erklärungen zur Organspende auf Wunsch der Erklärenden zu speichern und darüber berechtigten Personen Auskunft zu erteilen (Organspenderegister). Die gespeicherten personenbezogenen Daten dürfen nur zum Zwecke der Feststellung verwendet werden, ob bei demjenigen, der die Erklärung abgegeben hatte, eine Organentnahme nach § 3 oder § 4 zulässig ist.

Die Rechtsverordnung regelt insbesondere
1. die für die Entgegennahme einer Erklärung zur Organspende oder für deren Änderung zuständigen öffentlichen Stellen (Anlaufstellen), die Verwendung eines Vordrucks, die Art der darauf anzugebenden Daten und die Prüfung der Identität des Erklärenden,
2. die Übermittlung der Erklärung durch die Anlaufstellen an das Organspenderegister sowie die Speicherung der Erklärung und der darin enthaltenen Daten bei den Anlaufstellen und dem Register,
3. die Aufzeichnung aller Abrufe im automatisierten Verfahren nach § 10 des Bundesdatenschutzgesetzes sowie der sonstigen Auskünfte aus dem Organspenderegister zum Zwecke der Prüfung der Zulässigkeit der Anfragen und Auskünfte,
4. die Speicherung der Personendaten der nach Absatz 4 Satz 1 auskunftsberechtigten Ärzte bei dem Register sowie die Vergabe, Speicherung und Zusammensetzung der Codenummern für ihre Auskunftsberechtigung,
5. die Löschung der gespeicherten Daten und
6. die Finanzierung des Organspenderegisters.

(4) Die Auskunft aus dem Organspenderegister darf ausschließlich an den Erklärenden sowie an einen von einem Krankenhaus dem Register als

auskunftsberechtigt benannten Arzt erteilt werden, der weder an der Entnahme noch an der Übertragung der Organe des möglichen Organspenders beteiligt ist und auch nicht Weisungen eines Arztes untersteht, der an diesen Maßnahmen beteiligt ist. Die Anfrage darf erst nach der Feststellung des Todes gemäß § 3 Abs. 1 Nr. 2 erfolgen. Die Auskunft darf nur an den Arzt weitergegeben werden, der die Organentnahme vornehmen soll, und an die Person, die nach § 3 Abs. 3 Satz 1 über die beabsichtigte oder nach § 4 über die in Frage kommende Organentnahme zu unterrichten ist.

(5) Das Bundesministerium für Gesundheit kann durch allgemeine Verwaltungsvorschrift mit Zustimmung des Bundesrates ein Muster für einen Organspendeausweis festlegen und im Bundesanzeiger bekanntmachen.

Zweiter Abschnitt
Organentnahme bei toten Organspendern

§ 3 Organentnahme mit Einwilligung des Organspenders

(1) Die Entnahme von Organen ist, soweit in § 4 nichts Abweichendes bestimmt ist, nur zulässig, wenn
 1. der Organspender in die Entnahme eingewilligt hatte,
 2. der Tod des Organspenders nach Regeln, die dem Stand der Erkenntnisse der medizinischen Wissenschaft entsprechen, festgestellt ist und
 3. der Eingriff durch einen Arzt vorgenommen wird.

(2) Die Entnahme von Organen ist unzulässig, wenn
 1. die Person, deren Tod festgestellt ist, der Organentnahme widersprochen hatte,
 2. nicht vor der Entnahme bei dem Organspender der endgültige, nicht behebbare Ausfall der Gesamtfunktion des Großhirns, des Kleinhirns und des Hirnstamms nach Verfahrensregeln, die dem Stand der Erkenntnisse der medizinischen Wissenschaft entsprechen, festgestellt ist.

(3) Der Arzt hat den nächsten Angehörigen des Organspenders über die beabsichtigte Organentnahme zu unterrichten. Er hat Ablauf und Umfang der Organentnahme aufzuzeichnen. Der nächste angehörige hat das Recht auf Einsichtnahme. Er kann eine Person seines Vertrauens hinzuziehen.

§ 4 Organentnahme mit Zustimmung andere Personen

(1) Liegt dem Arzt, der die Organentnahme vornehmen soll, weder eine schriftliche Einwilligung noch ein schriftlicher Widerspruch des möglichen Organspenders vor, ist dessen

nächster Angehöriger zu befragen, ob ihm von diesem eine Erklärung zur Organspende bekannt ist. Ist auch dem angehörigen eine solche Erklärung nicht bekannt, so ist die Entnahme unter den Voraussetzungen des § 3 Abs. 1 Nr. 2 und 3 und Abs. 2 nur zulässig, wenn ein Arzt den Angehörigen über eine in Frage kommende Organentnahme unterrichtet und dieser ihr zugestimmt hat. Der angehörige hat bei seiner Entscheidung einen mutmaßlichen Willen des möglichen Organspenders zu beachten. Der Arzt hat den angehörigen hierauf hinzuweisen. Der Angehörige kann mit dem Arzt vereinbaren, daß er seine Erklärung innerhalb einer bestimmten, vereinbarten Frist widerrufen kann.

(2) Nächste Angehörige im Sinne dieses Gesetzes sind in der Rangfolge ihrer Aufzählung
1. Ehegatte,
2. volljährige Kinder,
3. Eltern oder, sofern der mögliche Organspender zur Todeszeit minderjährig war und die Sorge für seine Person zu dieser Zeit nur einem Elternteil, einem Vormund oder einem Pfleger zustand, dieser Sorgeinhaber,
4. volljährige Geschwister,
5. Großeltern.

Der nächste Angehörige ist nur dann zu einer Entscheidung nach Absatz 1 befugt, wenn er in den letzten zwei Jahren vor dem Tod des möglichen Organspenders zu diesem persönlichen Kontakt hatte. Der Arzt hat dies durch Befragung des Angehörigen festzustellen. Bei mehreren gleichrangigen Angehörigen genügt es, wenn einer von ihnen nach Absatz 1 beteiligt wird und seine Entscheidung trifft; es ist jedoch der Widerspruch eines jeden von ihnen beachtlich. Ist ein vorrangiger Angehöriger innerhalb angemessener Zeit nicht erreichbar, genügt die Beteiligung und Entscheidung des nächsterreichbaren nachrangigen Angehörigen. Dem nächsten Angehörigen steht eine volljährige Person gleich, die dem möglichen Organspender bis zu seinem Tode in besonderer persönlicher Verbundenheit offenkundig nahegestanden hat; sie tritt neben den nächsten Angehörigen.

(3) Hatte der mögliche Organspender die Entscheidung über eine Organentnahme einer bestimmten Person übertragen, tritt diese an die Stelle des nächsten Angehörigen.

(4) Der Arzt hat Ablauf, Inhalt und Ergebnis der Beteiligung der Angehörigen sowie der Personen nach Absatz 2 Satz 6 und Absatz 3 aufzuzeichnen. Die Personen nach den Absätzen 2 und 3 haben das Recht auf Einsichtnahme. Eine Vereinbarung nach Absatz 1 Satz 5 bedarf der Schriftform.

§ 5 Nachweisverfahren

(1) Die Feststellung nach § 3 Abs. 1 Nr. 2 und Abs. 2 Nr. 2 sind jeweils durch zwei dafür qualifizierte Ärzte zu treffen, die den Organspender unabhängig voneinander untersucht haben. Abweichend von Satz 1 genügt zur Feststellung nach § 3 Abs. 1 Nr. 2 die Untersuchung und Feststellung durch einen Arzt, wenn der endgültige, nicht behebbare Stillstand von Herz und Kreislauf eingetreten ist und seitdem mehr als drei Stunden vergangen sind.

(2) Die an den Untersuchungen nach Absatz 1 beteiligten Ärzten dürfen weder an der Entnahme noch an der Übertragung der Organe des Organspenders beteiligt sein. Sie dürfen auch nicht Weisungen eines Arztes unterstehen, der an diesen Maßnahmen beteiligt ist. Die Feststellung der Untersuchungsergebnisse und ihr Zeitpunkt sind von den Ärzten unter Angabe der zugrundeliegenden Untersuchungsbefunde jeweils in einer Niederschrift aufzuzeichnen und zu unterschreiben. Dem nächsten angehörigen sowie den Personen nach § 4 Abs. 2 Satz 6 und Abs. 3 ist Gelegenheit zur Einsichtnahme zu geben. Sie können eine Person ihres Vertrauens hinzuziehen.

§ 6 Achtung der Würde des Organspenders

(1) Die Organentnahme und alle mit ihr zusammenhängenden Maßnahmen müssen unter Achtung der Würde des Organspenders in einer der ärztlichen Sorgfaltspflicht entsprechenden Weise durchgeführt werden.

(2) Der Leichnam des Organspenders muß in würdigem zustand zur Bestattung übergeben werden. Zuvor ist dem nächsten Angehörigen Gelegenheit zu geben, den Leichnam zu sehen.

§ 7 Auskunftspflicht

(1) Dem Arzt, der eine Organentnahme bei einem möglichen Organspender nach § 3 oder § 4 beabsichtigt, oder der von der Koordinierungsstelle (§ 11) beauftragten Person ist auf Verlangen Auskunft zu erteilen, soweit dies zur Feststellung, ob die Organentnahme nach diesen Vorschriften zulässig ist und ob ihr medizinische Gründe entgegenstehen, sowie zur Unterrichtung nach § 3 Abs. 3 Satz 1 erforderlich ist. Der Arzt muß in einem Krankenhaus tätig sein, das nach § 108 des Fünften Buches Sozialgesetzbuch oder nach anderen gesetzlichen Bestimmungen für die Übertragung der Organe, deren Entnahme er beabsichtigt, zugelassen ist oder mit einem solchen Krankenhaus zum Zwecke der Ent-

nahme dieser Organe zusammenarbeitet. Die Auskunft soll für alle Organe, deren Entnahme beabsichtigt ist, zusammen eingeholt werden. Die Auskunft darf erst erteilt werden, nachdem der Tod des möglichen Organspenders gemäß § 3 Abs. 1 Nr. 2 festgestellt ist.

(2) Zur Auskunft verpflichtet sind
1. Ärzte, die den möglichen Organspender wegen einer dem Tode vorausgegangenen Erkrankung behandelt hatten,
2. Ärzte, die über den möglichen Organspender eine Auskunft aus dem Organspenderegister nach § 2 Abs. 4 erhalten haben,
3. der Arzt, der bei dem möglichen Organspender die Leichenschau vorgenommen hat,
4. die Behörde, in deren Gewahrsam sich der Leichnam des möglichen Organspenders befindet, und
5. die von der Koordinierungsstelle beauftragte Person, soweit sie nach Absatz 1 Auskunft erhalten hat.

Dritter Abschnitt

Organentnahme bei lebenden Organspendern

§ 8 Zulässigkeit der Organentnahme

(1) Die Entnahme von Organen einer lebenden Person ist nur zulässig, wenn

1. die Person
a) volljährig und einwilligungsfähig ist,
b) nach Absatz 2 Satz 1 aufgeklärt worden ist und in die Entnahme eingewilligt hat,
c) nach ärztlicher Beurteilung als Spender geeignet ist und voraussichtlich nicht über das Operationsrisiko hinaus gefährdet oder über die unmittelbaren Folgen der Entnahme hinaus gesundheitlich schwer beeinträchtigt wird,
2. die Übertragung des Organs auf den vorgesehenen Empfänger nach ärztlicher Beurteilung geeignet ist, das Leben dieses Menschen zu erhalten oder bei ihm eine schwerwiegende Krankheit zu heilen, ihre Verschlimmerung zu verhüten oder ihre Beschwerden zu lindern,
3. ein geeignetes Organ eines Spenders nach § 3 oder § 4 im Zeitpunkt der Organentnahme nicht zur Verfügung steht und
4. der Eingriff durch einen Arzt vorgenommen wird.

Die Entnahme von Organen, die sich nicht wieder bilden können, ist darüber hinaus nur zulässig zum Zwecke der Übertragung auf Verwandte ersten und zweiten Grades, Ehegatten, Verlobte oder andere Personen, die dem Spender in besonderer persönlicher Verbundenheit offenkundig nahestehen.

(2) Der Organspender ist über die Art des Eingriffs, den Umfang und mögliche Folgen, auch mittelbare Folgen und Spätfolgen der beabsichtigten Organentnahme für seine Gesundheit sowie über die zu erwartende Erfolgsaussicht der Organübertragung und sonstige Umstände, denen er erkennbar eine Bedeutung für die Organspende beimißt, durch einen Arzt aufzuklären. Die Aufklärung hat in Anwesenheit eines weiteren Arztes, für den § 5 Abs. 2 Satz 1 und 2 entsprechend gilt, und, soweit erforderlich, anderer sachverständiger Personen zu erfolgen. Der Inhalt der Aufklärung und die Einwilligungserklärung des Organspenders sind in einer Niederschrift aufzuzeichnen, die von den aufklärenden Personen, dem weiteren Arzt und dem Spender zu unterschreiben ist. Die Niederschrift muß auch eine Angabe über die versicherungsrechtliche Absicherung der gesundheitlichen Risiken nach Satz 1 enthalten. Die Einwilligung kann schriftlich oder mündlich widerrufen werden.

(3) Die Entnahme von Organen bei einem Lebenden darf erst durchgeführt werden, nachdem sich der Organspender und der Organempfänger zur Teilnahme an einer ärztlich empfohlenen Nachbetreuung bereit erklärt haben. Weitere Voraussetzung ist, daß die nach Landesrecht zuständige Kommission gutachtlich dazu Stellung genommen hat, ob begründete tatsächliche Anhaltspunkte dafür vorliegen, daß die Einwilligung in die Organspende nicht freiwillig erfolgt oder das Organ Gegenstand verbotenen Handeltreibens nach § 17 ist. Der Kommission muß ein Arzt, der weder an der Entnahme noch an der Übertragung von Organen beteiligt ist, noch Weisungen eines Arztes untersteht, der an solchen Maßnahmen beteiligt ist, eine Person mit der Befähigung zum Richteramt und eine in psychologischen Fragen erfahrene Person angehören. Das Nähere, insbesondere zur Zusammensetzung der Kommission, zum Verfahren und zur Finanzierung, wird durch Landesrecht bestimmt.

Vierter Abschnitt
Entnahme, Vermittlung und Übertragung bestimmter Organe

§ 9 Zulässigkeit der Organübertragung

Die Übertragung von Herz, Niere, Leber, Lunge, Bauchspeicheldrüse und Darm darf nur in dafür zugelassenen Transplantationszentren (§ 10) vorgenommen werden. Sind diese Organe Spendern nach § 3 oder § 4 entnommen worden (vermittlungspflichtige Organe), ist ihre Übertragung nur zulässig, wenn sie durch die Vermittlungsstelle unter Beachtung der Regelungen nach § 12 vermittelt worden sind. Sind vermittlungspflichtige Organe im Geltungsbereich dieses Gesetzes entnommen worden, ist ihre Übertragung darüber hinaus nur zulässig, wenn die Entnahme unter Beachtung der Regelungen nach § 11 durchgeführt wurde.

§ 10 Transplantationszentren

(1) Transplantationszentren sind Krankenhäuser oder Einrichtungen an Krankenhäusern, die nach § 108 des Fünften Buches Sozialgesetzbuch oder nach anderen gesetzlichen Bestimmungen für die Übertragung von in § 9 Satz 1 genannten Organen zugelassen sind. Bei der Zulassung nach § 108 des Fünften Buches Sozialgesetzbuch sind Schwerpunkte für die Übertragung dieser Organe zu bilden, um eine bedarfsgerechte, leistungsfähige und wirtschaftliche Versorgung zu gewährleisten und die erforderliche Qualität der Organübertragung zu sichern.

(2) Die Transplantationszentren sind verpflichtet,
1. Wartelisten der zur Transplantation angenommen Patienten mit den für die Organvermittlung nach § 12 erforderlichen Angaben zu führen sowie unverzüglich über die Annahme eines Patienten zur Organübertragung und seine Aufnahme in die Warteliste zu entscheiden und den behandelnden Arzt darüber zu unterrichten, ebenso über die Herausnahme eines Patienten aus der Warteliste,
2. über die Aufnahme in die Warteliste nach Regeln zu entscheiden, die dem Stand der Erkenntnisse der medizinischen Wissenschaft entsprechen, insbesondere nach Notwendigkeit und Erfolgsaussicht einer Organübertragung,
3. die auf Grund der §§ 11 und 12 getroffenen Regelungen zur Organentnahme und Organvermittlung einzuhalten,
4. jede Organübertragung so zu dokumentieren, daß eine lückenlose Rückverfolgung der Organe vom Empfänger zum Spender ermöglicht wird; bei der Übertragung von vermittlungspflichtigen Organen ist die Kenn-Nummer (§ 13 Abs. 1 Satz 1) anzugeben, um eine Rückverfolgung durch die Koordinierungsstelle zu ermöglichen,
5. vor und nach einer Organübertragung Maßnahmen für eine erforderliche psychische Betreuung der Patienten im Krankenhaus sicherzustellen und
6. nach Maßgabe der Vorschriften des Fünften Buches Sozialgesetzbuch Maßnahmen zur Qualitätssicherung, die auch einen Vergleich mit anderen Transplantationszentren ermöglichen, im Rahmen ihrer Tätigkeit nach diesem Gesetz durchzuführen; dies gilt für die Nachbetreuung von Organspendern nach § 8 Abs. 3 Satz 1 entsprechend.

(3) Absatz 2 Nr. 4 und 6 gilt für die Übertragung von Augenhornhäuten entsprechend.

§ 11 Zusammenarbeit bei der Organentnahme, Koordinierungsstelle

(1) Die Entnahme von vermittlungspflichtigen Organen einschließlich der Vorbereitung von Entnahme, Vermittlung und Übertragung ist gemeinschaftliche Aufgabe der Transplantationszentren und der anderen Krankenhäuser in regionaler Zusammenarbeit. Zur Organisation dieser Aufgabe errichten oder beauftragen die Spitzenverbände der Krankenkassen gemeinsam, die Bundesärztekammer und die Deutsche Krankenhausgesellschaft oder die Bundesverbände der Krankenhausträger gemeinsam eine geeignete Einrichtung (Koordinierungsstelle. Sie muß auf Grund einer finanziell und organisatorisch eigenständigen Trägerschaft, der Zahl und Qualifikation ihrer Mitarbeiter, ihrer betrieblichen Organisation sowie ihrer sachlichen Ausstattung die Gewähr dafür bieten, daß die Maßnahmen nach Satz 1 in Zusammenarbeit mit den Transplantationszentren und den anderen Krankenhäusern nach den Vorschriften dieses Gesetzes durchgeführt werden. Die Transplantationszentren müssen in der Koordinierungsstelle angemessen vertreten sein.

(2) Die Spitzenverbände der Krankenkassen gemeinsam, die Bundesärztekammer, die Deutsche Krankenhausgesellschaft oder die Bundesverbände der Krankenhausträger gemeinsam und die Koordinierungsstelle regeln durch Vertrag die Aufgaben der Koordinierungsstelle mit Wirkung für die Transplantationszentren und die anderen Krankenhäuser. Der Vertrag regelt insbesondere

1. die Anforderungen an die im Zusammenhang mit einer Organentnahme zum Schutz der Organempfänger erforderlichen Maßnahmen sowie die Rahmenregelungen für die Zusammenarbeit der Beteiligten,

2. die Zusammenarbeit und den Erfahrungsaustausch mit der Vermittlungsstelle,

3. die Unterstützung der Transplantationszentren bei Maßnahmen der Qualitätssicherung,

4. den Ersatz angemessener Aufwendungen der Koordinierungsstelle für die Erfüllung ihrer Aufgaben nach diesem Gesetz einschließlich der Abgeltung von Leistungen, die Transplantationszentren und andere Krankenhäuser im Rahmen der Organentnahme erbringen.

(3) Der Vertrag nach den Absätzen 1 und 2 sowie seine Änderung bedarf der Genehmigung durch das Bundesministerium für Gesundheit und ist im Bundesanzeiger bekannt zu machen. Die Genehmigung ist zu erteilen, wenn

der Vertrag oder seine Änderung den Vorschriften dieses Gesetzes und sonstigem Recht entspricht. Die Spitzenverbände der Krankenkassen gemeinsam, die Bundesärztekammer und die Deutsche Krankenhausgesellschaft oder die Bundesverbände der Krankenhausträger gemeinsam überwachen die Einhaltung der Vertragsbestimmungen.

(4) Die Transplantationszentren und die anderen Krankenhäuser sind verpflichtet, untereinander und mit der Koordinierungsstelle zusammenzuarbeiten. Die Krankenhäuser sind verpflichtet, den endgültigen, nicht behebbaren Ausfall der Gesamtfunktion des Großhirns, des Kleinhirns und des Hirnstamms von Patienten, die nach ärztlicher Beurteilung als Spender vermittlungspflichtiger Organe in Betracht kommen, dem zuständigen Transplantationszentrum mitzuteilen, das die Koordinierungsstelle unterrichtet. Das zuständige Transplantationszentrum klärt in Zusammenarbeit mit der Koordinierungsstelle, ob die Voraussetzungen für eine Organentnahme vorliegen. Hierzu erhebt das zuständige Transplantationszentrum die Personalien dieser Patienten und weitere für die Durchführung der Organentnahme und -vermittlung erforderliche personenbezogene Daten. Die Krankenhäuser sind verpflichtet, dem zuständigen Transplantationszentrum diese Daten zu übermitteln; Dieses übermittelt die Daten an die Koordinierungsstelle.

(5) Die Koordinierungsstelle veröffentlicht jährlich einen Bericht, der die Tätigkeit jedes Transplantationszentrums im vergangenen Kalenderjahr nach einheitlichen Vorgaben darstellt und insbesondere folgende, nicht personenbezogenen Angaben enthält:

1. Zahl und Art der durchgeführten Organübertragungen nach § 9 und ihre Ergebnisse, getrennt nach Organen von Spendern nach den §§ 3 und 4 sowie nach § 8,

2. die Entwicklung der Warteliste, insbesondere aufgenommene, transplantierte, aus anderen Gründen ausgeschiedene sowie verstorbene Patienten,

3. die Gründe für die Aufnahme oder Nichtaufnahme in die Warteliste,

4. Altersgruppe, Geschlecht, Familienstand und Versichertenstatus der zu Nummer 1 bis 3 betroffenen Patienten,

5. die Nachbetreuung der Spender nach § 8 Abs. 3 Satz 1 und die Dokumentation ihrer durch die Organspende bedingten gesundheitlichen Risiken,

6. die durchgeführten Maßnahmen zur Qualitätssicherung nach § 10 Abs. 2 Nr. 6.

In dem Vertrag nach Absatz 2 können einheitliche Vorgaben für den Tätigkeitsbericht und die ihm zugrundeliegenden Angaben der Transplantationszentren vereinbart werden.

(6) Kommt ein Vertrag nach den Absätzen 1 und 2 nicht innerhalb von zwei Jahren nach Inkrafttreten dieses Gesetzes zustande, bestimmt das Bundesministerium für Gesundheit durch Rechtsverordnung mit Zustimmung des Bundesrates die Koordinierungsstelle und ihre Aufgaben.

§ 12 Organvermittlung, Vermittlungsstelle

(1) Zur Vermittlung der vermittlungspflichtigen Organe errichten oder beauftragen die Spitzenverbände der Krankenkassen gemeinsam, die Bundesärztekammer und die Deutsche Krankenhausgesellschaft oder die Bundesverbände der Krankenhausträger gemeinsam eine geeignete Einrichtung (Vermittlungsstelle). Sie muß auf Grund einer finanziell und organisatorisch eigenständigen Trägerschaft, der Zahl und Qualifikation ihrer Mitarbeiter, ihrer betrieblichen Organisation sowie ihrer sachlichen Ausstattung die Gewähr dafür bieten, daß die Organvermittlung nach den Vorschriften dieses Gesetzes erfolgt. Soweit sie Organe vermittelt, die außerhalb des Geltungsbereiches dieses Gesetzes entnommen werden, muß sie auch gewährleisten, daß die zum Schutz der Organempfänger erforderlichen Maßnahmen nach dem Stand der Erkenntnisse der medizinischen Wissenschaft durchgeführt werden. Es dürfen nur Organe vermittelt werden, die im Einklang mit den am Ort der Entnahme geltenden Rechtsvorschriften entnommen worden sind, soweit deren Anwendung nicht zu einem Ergebnis führt, das mit wesentlichen Grundsätzen des deutschen Rechts, insbesondere mit den Grundrechten, offensichtlich unvereinbar ist.

(2) Als Vermittlungsstelle kann auch eine geeignete Einrichtung beauftragt werden, die ihren Sitz außerhalb des Geltungsbereichs dieses Gesetzes hat und die Organe im Rahmen eines internationalen Organaustausches unter Anwendung der Vorschriften dieses Gesetzes für die Organvermittlung vermittelt. Dabei ist sicherzustellen, daß die Vorschriften der §§ 14 und 15 sinngemäß Anwendung finden; eine angemessene Datenschutzaufsicht muß gewährleistet sein.

(3) Die vermittlungspflichtigen Organe sind von der Vermittlungsstelle nach Regeln, die dem Stand der Erkenntnisse der medizinischen Wissenschaft entsprechen, insbesondere nach Erfolgsaussicht und Dringlichkeit für geeignete Patienten zu vermitteln. Die Wartelisten der Transplantationszentren sind dabei als eine einheitliche Warteliste zu behandeln. Die Vermittlungsentscheidung ist für jedes Organ unter Angabe der Gründe zu dokumentieren und unter Verwendung der

Kenn-Nummer dem Transplantationszentrum und der Koordinierungsstelle zu übermitteln.

(4) Die Spitzenverbände der Krankenhäuser gemeinsam, die Bundesärztekammer, die Deutsche Krankenhausgesellschaft oder die Bundesverbände der Krankenhausträger gemeinsam und die Vermittlungsstelle regeln durch Vertrag die Aufgaben der Vermittlungsstelle mit Wirkung für die Transplantationszentren. Der Vertrag regelt insbesondere

1. die Art der von den Transplantationszentren nach § 13 Abs. 3 Satz 3 zu meldenden Angaben über die Patienten sowie die Verarbeitung und Nutzung dieser Angaben durch die Vermittlungsstelle in einheitlichen Wartelisten für die jeweiligen Arten der durchzuführenden Organübertragungen,

2. die Erfassung der von der Koordinierungsstelle nach § 13 Abs. 1 Satz 4 gemeldeten Organe,

3. die Vermittlung der Organe nach den Vorschriften des Absatzes 3 sowie Verfahren zur Einhaltung der Vorschriften des Absatzes 1 Satz 3 und 4,

4. die Überprüfung von Vermittlungsentscheidungen in regelmäßigen Abständen durch eine von den Vertragspartnern bestimmte Prüfungskommission,

5. die Zusammenarbeit und den Erfahrungsaustausch mit der Koordinierungsstelle und den Transplantationszentren,

6. eine regelmäßige Berichterstattung der Vermittlungsstelle an die anderen Vertragspartner,

7. den Ersatz angemessener Aufwendungen der Vermittlungsstelle für die Erfüllung ihrer Aufgaben nach diesem Gesetz,

8. eine vertragliche Kündigungsmöglichkeit bei Vertragsverletzungen der Vermittlungsstelle.

(5) Der Vertrag nach den Absätzen 1 und 4 sowie seine Änderung bedarf der Genehmigung durch das Bundesministerium für Gesundheit und ist im Bundesanzeiger bekannt zu machen. Die Genehmigung ist zu erteilen, wenn der Vertrag oder seine Änderung den Vorschriften dieses Gesetzes und sonstigem Recht entspricht. Die Spitzenverbände der Krankenkassen gemeinsam. Die Bundesärztekammer und die Deutsche Krankenhausgesellschaft oder die Bundesverbände der Krankenhausträger gemeinsam überwachen die Einhaltung des Vertragsbestimmungen.

(6) Kommt ein Vertrag nach den Absätzen 1 und 4 nicht innerhalb von zwei Jahren nach Inkrafttreten dieses Gesetzes zustande, bestimmt das Bundesministerium für Gesundheit durch Rechtsverordnung mit Zustimmung des Bundesrates die Vermittlungsstelle und ihre Aufgaben.

Fünfter Abschnitt
Meldungen, Datenschutz, Fristen, Richtlinien zum Stand der Erkenntnisse der medizinischen Wissenschaft

§ 13 Meldungen, Begleitpapiere

(1) Die Koordinierungsstelle verschlüsselt in einem mit den Transplantationszentren abgestimmten Verfahren die personenbezogenen Daten des Organspenders und bildet eine Kenn-Nummer, die ausschließlich der Koordinierungsstelle einen Rückschluß auf die Person des Organspenders ermöglicht. Die Kenn-Nummer ist in die Begleitpapiere für das entnommene Organ aufzunehmen. Die Begleitpapiere enthalten daneben alle für die Organübertragung erforderlichen medizinischen Angaben. Die Koordinierungsstelle meldet das Organ, die Kenn-Nummer und die für die Organvermittlung erforderlichen medizinischen Angaben an die Vermittlungsstelle und übermittelt nach Entscheidung der Vermittlungsstelle die Begleitpapiere an das Transplantationszentrum, in dem das Organ auf den Empfänger übertragen werden soll. Das Nähere wird im Vertrag nach § 11 Abs. 2 geregelt.

(2) Die Koordinierungsstelle darf Angaben aus den Begleitpapieren mit den personenbezogenen Daten des Organspenders zur weiteren Information über diesen nur gemeinsam verarbeiten und nutzen, insbesondere zusammenführen und an die Transplantationszentren weitergeben, in denen Organe des Spenders übertragen worden sind, soweit dies zur Abwehr einer zu befürchtenden gesundheitlichen Gefährdung der Organempfänger erforderlich ist.

(3) Der behandelnde Arzt hat Patienten, bei denen die Übertragung vermittlungspflichtiger Organe medizinisch angezeigt ist, mit deren schriftlicher Einwilligung unverzüglich an das Transplantationszentrum zu melden, in dem die Organübertragung vorgenommen werden soll. Die Meldung hat auch dann zu erfolgen, wenn eine Ersatztherapie durchgeführt wird. Die Transplantationszentren melden die für die Organvermittlung erforderlichen Angaben über die in den Wartelisten aufgenommenen Patienten nach deren schriftlicher Einwilligung an die Vermittlungsstelle. Der Patient ist vor der Einwilligung darüber zu unterrichten, an welche Stellen seine personenbezogenen Daten übermittelt werden. Duldet die Meldung nach Satz 1 oder 3 wegen der Gefahr des Todes oder einer schweren Gesundheitsschädigung des Patienten keinen Aufschub, kann sie auch ohne seine vorherige Einwilligung erfolgen; die Einwilligung ist unverzüglich nachträglich einzuholen.

§ 14 Datenschutz

(1) Ist die Koordinierungsstelle oder die Vermittlungsstelle eine nichtöffentliche Stelle im Geltungsbereich dieses Gesetzes, gilt § 38 des Bundesdatenschutzgesetzes mit der Maßgabe, daß die Aufsichtsbehörde die Einhaltung der Vorschriften über den Datenschutz überwacht, auch wenn ihr hinreichende Anhaltspunkte für eine Verletzung dieser Vorschriften nicht vorliegen oder die Daten nicht in Dateien verarbeitet werden. Dies gilt auch für die Verarbeitung und Nutzung personenbezogener Daten durch Personen mit Ausnahme des Erklärenden, an die nach § 2 Abs. 4 Auskunft aus dem Organspenderegister erteilt oder an die die Auskunft weitergegeben worden ist.

(2) Die an der Erteilung oder Weitergabe der Auskunft nach § 2 Abs. 4 beteiligten Personen mit Ausnahme des Erklärenden, die an der Stellungnahme nach § 8 Abs. 3 Satz 2, die an der Mitteilung, Unterrichtung oder Übermittlung nach § 11 Abs. 4 sowie die an der Organentnahme, -vermittlung oder -übertragung beteiligten Personen dürfen personenbezogene Daten der Organspender und der Organempfänger nicht offenbaren. Dies gilt auch für personenbezogene Daten von Personen, die nach § 3 Abs. 3 Satz 1 über die beabsichtigte oder nach § 4 über eine in Frage kommende Organentnahme unterrichtet worden sind. Die im Rahmen dieses Gesetzes erhobenen personenbezogenen Daten dürfen für andere als in diesem Gesetz genannte Zwecke nicht verarbeitet oder genutzt werden. Sie dürfen für gerichtliche Verfahren verarbeitet und genutzt werden, deren Gegenstand die Verletzung des Offenbarungsverbots nach Satz 1 oder 2 ist.

§ 15 Aufbewahrungs- und Löschungsfristen

Die Aufzeichnungen über die Beteiligung nach § 4 Abs. 4, zur Feststellung der Untersuchungsergebnisse nach § 5 Abs. 2 Satz 3, zur Aufklärung nach § 8 Abs. 2 Satz 3 und zur gutachtlichen Stellungnahme nach § 8 Abs. 3 Satz 2 sowie die Dokumentationen der Organentnahme, -vermittlung und -übertragung sind mindestens zehn Jahre aufzubewahren. Die in Aufzeichnungen und Dokumentationen nach den Sätzen 1 und 2 enthaltenen personenbezogenen Daten sind spätestens bis zum Ablauf eines weiteren Jahres zu vernichten; soweit darin enthaltene personenbezogene Daten in Dateien gespeichert sind, sind diese innerhalb dieser Frist zu löschen.

§ 16 Richtlinien zum Stand der Erkenntnisse der medizinischen Wissenschaft

(1) Die Bundesärztekammer stellt den Stand der Erkenntnisse der medizinischen Wissenschaft in Richtlinien fest für

1. die Regeln zur Feststellung des Todes nach § 3 Abs. 1 Nr. 2 und die Verfahrensregeln zur Feststellung des endgültigen, nicht behebbaren Ausfalls der Gesamtfunktion des Großhirns, des Kleinhirns und des Hirnstamms nach § 3 Abs. 2 Nr. 2 einschließlich der dazu jeweils erforderlichen ärztlichen Qualifikation,

2. die Regeln zur Aufnahme in die Warteliste nach § 10 Abs. 2 Nr. 2 einschließlich der Dokumentation der Gründe für die Aufnahme oder die Ablehnung der Aufnahme,

3. die ärztliche Beurteilung nach § 11 Abs. 4 Satz 2,

4. die Anforderungen an die im Zusammenhang mit einer Organentnahme zum Schutz der Organempfänger erforderlichen Maßnahmen einschließlich ihrer Dokumentation, insbesondere an

a) die Untersuchung des Organspenders, de entnommenen Organe und der Organempfänger, um die gesundheitlichen Risiken für die Organempfänger, insbesondere das Risiko der Übertragung von Krankheiten, so gering wie möglich zu halten,

b) die Konservierung, Aufbereitung, Aufbewahrung und Beförderung der Organe, um diese in einer für die Übertragung oder zur weiteren Aufbereitung und Aufbewahrung vor einer Übertragung geeigneten Beschaffenheit zu erhalten,

5. die Regeln zur Organvermittlung nach § 12 Abs. 3 Satz 1 und

6. die Anforderungen an die im Zusammenhang mit einer Organentnahme und -übertragung erforderlichen Maßnahmen zur Qualitätssicherung.

Die Einhaltung des Standes der Erkenntnisse der medizinischen Wissenschaft wird vermutet, wenn die Richtlinien der Bundesärztekammer beachtet worden sind.

(2) Bei der Erarbeitung der Richtlinien nach Absatz 1 Satz 1 Nr. 1 und 5 sollen Ärzte, die weder an der Entnahme noch an der Übertragung von Organen beteiligt sind, noch Weisungen eines Arztes unterstehen, der an solchen Maßnahmen beteiligt ist, bei der Erarbeitung von Richtlinien nach Absatz 1 Satz 1 Nr. 2 und 5 Personen mit der Befähigung zum Richteramt und Personen aus dem Kreis der Patienten, bei der Erarbeitung von Richtlinien nach Absatz 1 Satz 1 Nr. 5 ferner Personen aus dem Kreis der Angehörigen von Organspendern nach § 3 oder § 4 angemessen vertreten sein.

Sechster Abschnitt
Verbotsvorschriften

§ 17 Verbot des Organhandels

(1) Es ist verboten, mit Organen, die einer Heilbehandlung zu dienen bestimmt sind, Handel zu treiben. Satz 1 gilt nicht für

5. die Gewährung oder Annahme eines angemessenen Entgelts für die zur Erreichung des Ziels der Heilbehandlung gebotenen Maßnahmen, insbesondere für die Entnahme, die Konservierung, die weitere Aufbereitung einschließlich der Maßnahmen zum Infektionsschutz, die Aufbewahrung und die Beförderung der Organe, sowie

6. Arzneimittel, die aus oder unter Verwendung von Organen hergestellt sind und den Vorschriften des Arzneimittelgesetzes über die Zulassung oder Registrierung unterliegen oder durch Rechtsverordnung von der Zulassung oder Registrierung freigestellt sind.

(3) Ebenso ist verboten, Organe, die nach Absatz 1 Satz 1 Gegenstand verbotenen Handeltreibens sind, zu entnehmen, auf einen anderen Menschen zu übertragen oder sich übertragen zu lassen.

Siebter Abschnitt
Straf- und Bußgeldvorschriften

§ 18 Organhandel

(1) Wer entgegen § 17 Abs. 1 Satz 1 mit einem Organ Handel treibt oder entgegen § 17 Abs. 2 ein Organ entnimmt, überträgt oder sich übertragen läßt, wird mit Freiheitsstrafe bis zu fünf Jahren oder mit Geldstrafe bestraft.

(2) Handelt der Täter in den Fällen des Absatzes 1 gewerbsmäßig, ist die Strafe Freiheitsstrafe von einem Jahr bis zu fünf Jahren.

(3) Der Versuch ist strafbar.

(4) Das Gericht kann bei Organspendern, deren Organe Gegenstand verbotenen Handeltreibens waren, und bei Organempfängern von einer Bestrafung nach Absatz 1 absehen oder die Strafe nach seinem Ermessen mildern (§ 49 Abs. 2 des Strafgesetzbuchs).

§ 19 Weitere Strafvorschriften

(1) Wer entgegen § 3 Abs. 1 oder 2 oder § 4 Abs. 1 Satz 2 ein Organ entnimmt, wird mit Freiheitsstrafe bis zu drei Jahren oder mit Geldstrafe bestraft.

(2) Wer entgegen § 8 Abs. 1 Satz 1 Nr. 1 Buchstabe a, b, Nr. 4 oder Satz 2 ein Organ entnimmt, wird mit Freiheitsstrafe bis zu fünf Jahren oder mit Geldstrafe bestraft.

(3) Wer entgegen § 2 Abs. 4 Satz 1 oder 3 eine Auskunft erteilt oder weitergibt oder entgegen § 13 Abs. 2 Angaben verarbeitet oder nutzt oder entgegen § 14 Abs. 2 Satz 1 bis 3 personenbezogene Daten offenbart, verarbeitet oder nutzt, wird, wenn die Tat nicht in § 203 des Strafgesetzbuchs mit Strafe bedroht ist, mit Freiheitsstrafe bis zu einem Jahr oder mit Geldstrafe bestraft.

(4) In den Fällen der Absätze 1 und 2 ist der Versuch strafbar.

(5) Handelt der Täter in den fällen des Absatzes 1 fahrlässig, ist die Strafe Freiheitsstrafe bis zu einem Jahr oder Geldstrafe.

§ 20 Bußgeldvorschriften

(1) Ordnungswidrig handelt, wer vorsätzlich oder fahrlässig
1. entgegen § 5 Abs. 2 Satz 3 die Feststellung der Untersuchungsergebnisse oder ihren Zeitpunkt nicht, nicht richtig, nicht vollständig oder nicht in der vorgeschriebenen Weise aufzeichnet oder nicht unterschreibt,
2. entgegen § 9 ein Organ überträgt,
3. entgegen § 10 Abs. 2 Nr. 4, auch in Verbindung mit Abs. 3, die Organübertragung nicht oder nicht in der vorgeschriebenen Weise dokumentiert oder
4. entgegen § 15 Satz 1 eine dort genannte Unterlage nicht oder nicht mindestens zehn Jahre aufbewahrt.

(2) Die Ordnungswidrigkeit kann in den Fällen des Absatzes 1 Nr. 1 bis 3 mit einer Geldbuße bis zu fünfzigtausend Deutsche Mark, in den Fällen des Absatzes 1 Nr. 4 mit einer Geldbuße bis zu fünftausend Deutsche Mark geahndet werden.

Achter Abschnitt
Schlußvorschriften

§ 21 Änderung des Arzneimittelgesetzes

Das Arzneimittelgesetz in der Fassung der Bekanntmachung vom 19. Oktober 1994 (BGBl. I S. 3018), zuletzt geändert gemäß Artikel 3 der Verordnung vom 21. September 1997 (BGBl. I S. 2390), wird wie folgt geändert:
1. In § 2 Abs. 3 wird nach Nummer 7 der Punkt am Ende des Satzes durch

ein Komma ersetzt und folgende Nummer 8 angefügt:

„8. die in § 9 Satz 1 des Transplantationsgesetzes genannten Organe und Augenhäute, wenn sie zur Übertragung auf andere Menschen bestimmt sind."

2. § 80 wird wie folgt geändert:
a) In Satz 1 wird nach Nummer 3 der Punkt am Ende des Satzes durch ein Komma ersetzt und folgende Nummer 4 angefügt:

„4. menschliche Organe, Organteile und Gewebe, die unter der fachlichen Verantwortung eines Arztes zum Zwecke der Übertragung auf andere Menschen entnommen werden, wenn diese Menschen unter der fachlichen Verantwortung dieses Arztes behandelt werden."

b) Nach Satz 2 wird folgender Satz angefügt:

„Satz 1 Nr. 4 gilt nicht für Blutzubereitungen."

§ 22 Änderung des Fünften Buches Sozialgesetzbuch

§ 115 a Abs. 2 des Fünften Buches Sozialgesetzbuch – Gesetzliche Krankenversicherung – (Artikel 1 des Gesetzes vom 20. Dezember 1988, BGBl. I S. 2477), da zuletzt gemäß Artikel 39 der Verordnung vom 21. September 1997 (BGBl. I S. 2390) geändert worden ist, wird wie folgt gefaßt:

„(2) Die vorstationäre Behandlung ist auf längstens drei Behandlungstage innerhalb von fünf Tagen vor Beginn der stationären Behandlung begrenzt. Die nachstationäre Behandlung darf sieben Behandlungstage innerhalb von 14 Tagen, bei Organübertragungen nach § 9 des Transplantationsgesetzes drei Monate nach Beendigung der stationären Krankenhausbehandlung nicht überschreiten. Die Frist von 14 Tagen oder drei Monaten kann in medizinisch begründeten Einzelfällen im Einvernehmen mit dem einweisenden Arzt verlängert werden. Kontrolluntersuchungen bei Organübertragungen nach § 9 des Transplantationsgesetzes dürfen vom Krankenhaus auch nach Beendigung der nachstationären Behandlung fortgeführt werden, um die weitere Krankenbehandlung oder Maßnahmen der Qualitätssicherung wissenschaftlich zu begleiten oder zu unterstützen. Eine notwendige ärztliche Behandlung außerhalb des Krankenhauses während der vor- und nachstationären Behandlung wird im Rahmen des Sicherstellungsauftrags durch die an der vertragsärztlichen Versorgung teilnehmenden Ärzte gewährleistet. Das Krankenhaus hat den einweisenden Arzt über die vor- oder nachstationäre Behandlung sowie diesen und die an der weiteren Krankenbehandlung jeweils beteiligten Ärzte über die Kontrolluntersuchungen und deren Ergebnis unverzüglich zu unterrichten. Die Sätze 2 bis 6 gelten für die

Nachbetreuung von Organspendern nach § 8 Abs. 3 Satz 1 des Transplantationsgesetzes entsprechend."

§ 23 Änderung des Siebten Buches Sozialgesetzbuch

§ 2 Abs. 1 Nr. 13 Buchstabe b des Siebten Buches Sozialgesetzbuch – Gesetzliche Unfallversicherung – (Artikel 1 des Gesetzes vom 7. August 1996, BGBl. I S. 1254), das zuletzt durch Artikel 3 des Gesetzes vom 29. April 1997 (BGBl. I S. 968) geändert worden ist, wird wie folgt gefaßt:

„*b) Blut oder körpereigene Organe, Organteile oder Gewebe spenden,*".

§ 24 Änderung des Strafgesetzbuchs

§ 5 des Strafgesetzbuchs in der Fassung der Bekanntmachung vom 10. März 1987 (BGBl. I S. 945, 1160), das zuletzt durch Artikel 1 des Gesetzes vom 13. August 1997 (BGBl. I S. 2038) geändert worden ist, wird wie folgt geändert:
1. In Nummer 14 wird der Punkt durch ein Semikolon ersetzt.
2. Nach Nummer 14 wird folgende Nummer 15 angefügt:

„*15. Organhandel (§ 18 des Transplantationsgesetzes), wenn der Täter zur Zeit der tat Deutscher ist.*"

§ 25 Übergangsregelungen

(1) Bei Inkrafttreten dieses Gesetzes bestehende Verträge über Regelungsgegenstände nach § 11 gelten weiter, bis sie durch Vertrag nach § 11 Abs. 1 und 2 abgelöst oder durch Rechtsverordnung nach § 11 Abs. 6 ersetzt werden.

(2) Bei Inkrafttreten dieses Gesetzes bestehende Verträge über Regelungsgegenstände nach § 12 gelten weiter, bis sie durch Vertrag nach § 12 Abs. 1 und 4 abgelöst oder durch Rechtsverordnung nach § 12 Abs. 6 ersetzt werden.

§ 26 Inkrafttreten, Außerkrafttreten

(1) Dieses Gesetz tritt am 1. Dezember 1997 in Kraft, soweit in Satz 2 nichts Abweichendes bestimmt ist. § 8 Abs. 3 Satz 2 und 3 tritt am 1. Dezember 1999 in Kraft.

(2) Am 1. Dezember 1997 treten außer Kraft:
1. die Verordnung über die Durchführung von Organtransplantationen vom 4. Juli 1975 (GBl. I Nr. 32 S. 597), geändert durch Verordnung vom 5. August 1987 (GBl. I Nr. 19 S. 199),
2. die Erste Durchführungsbestimmung zur Verordnung über die Durchführung von Organtransplantationen vom 29. März 1977 (GBl. I Nr. 13 S. 141).

Anhang III

Quantitative Auswertung im Gesamt-Überblick

[%-Ränge hier in Original-Fragebogen übertragen]

J = Ja   J/N = unklar   N = Nein

N = 123   % - Ränge, gerundet

		J	J/N	N
1.	Sind Ihnen die Inhalte des Transplantationsgesetzes grob bekannt?	86	0	14
2.	Ist für Sie der Hirntod gleichbedeutend mit dem Tod des Menschen?	62	4	34
3.	Halten Sie die aktuellen Verfahren zur Feststellung des Hirntodes für ausreichend?	70	3	27
4.	Sind Sie **für** die Organentnahme bei hirntoten Patienten?	79	8	13
5.	Halten Sie es für möglich, daß Patienten, bei denen der Hirntod festgestellt wurde, noch Empfindungen haben, diese jedoch nicht mehr ausdrücken können?	38	8	55
6.	Haben Sie schon einmal hirntote Patienten betreut?	95		5
7.	Pflegen Sie Patienten nach der Diagnose *Hirntod* anders?	26	6	68
	7.1 Die Organ-Konditionierung steht ganz im Vordergrund bei der Pflege	35	4	61
	7.2 Die Grundbedürfnisse des Menschen werden uneingeschränkt weiterbeachtet	55	36	9

8. Wie sehen Sie den Patienten nach der Diagnose *Hirntod* (Mehrfachnennungen möglich):

Nennungen (n), keine %-Ränge (Σ n = 209)			
unverändert	31	Als Individuum	26
als Mensch	92	Als Leiche	11
als Person	32	Unklar	17

		J	J/N	N
9.	Haben Sie manchmal Zweifel an der Diagnose *Hirntod*?	51	3	46
10.	Sind Sie selbst potentieller Organspender (mit Ausweis)?	25	0	75
11.	Würden Sie einer Organentnahme Ihnen nahestehender Personen bei der Diagnose *Hirntod* zustimmen?	56	8	36
	11.1 Ist Ihnen die Einstellung dieser Personen bekannt?	76	5	19
12.	Glauben Sie, die unter Frage 11. einmal erteilte Zustimmung kann laut Transplantationsgesetz nochmal widerrufen werden?	75	3	22
13.	Engagieren Sie sich mit bei der Konditionierung / Organentnahme bei hirntoten Patienten im Intensiv-/Anästhesie-/OP-Bereich?	25	40	35
14.	Werden die Angehörigen dieser Patienten von Ihnen mitbetreut?	75	7	18
15.	Belastet Sie die Pflege hirntoter Patienten mehr als die Pflege anderer Patienten?	46	5	49
16.	Wurde in Ihrer Ausbildung das Thema **PFLEGE HIRNTOTER PATIENTEN** behandelt?	27	5	68

17. Wird von Ihnen eine positive Einstellung zur Konditionierung hirntoter Patienten erwartet, von:

	J	J/N	N		J	J/N	N		J	J/N	N
Kollegen	30	10	60	Vorgesetzten	42	9	49	Ärzten	65	4	31

18. Fragen zu Ihrer Person: von: bis: Median:

    weiblich [69]   Männlich [31]   Alter: [22] [60] [32,00]

    Sind Sie Fachkrankenschwester/-pfleger für Anästhesie und Intensivpflege / - OP | 66 | 7 | 27 |

    Seit wie vielen Jahren arbeiten Sie in dem Bereich Anästhesie/Intensiv/OP: [7,00] Median

19. Gibt es darüber hinaus noch Aspekte, die Ihnen im Zusammenhang mit dieser Thematik von Bedeutung sind? Wenn ja, kontakten Sie mich bitte. | 32 | 1 | 67 |

Anhang IV

E.D. H.E.P

European Donor Hospital Education Program

Eine Initiative der EUROTRANSPLANT FOUNDATION

Bei diesem Programm – bei der Stiftung Deutsche Organtransplantation als Seminarunterlagen erhältlich – handelt es sich um ein Schulungsprogramm für die Gesprächsführung mit trauernden Angehörigen, mit dem die Kommunikationsfähigkeit von ÄrztInnen und Pflegenden ausgebildet und verbessert werden soll. Erklärte Absicht ist die Förderung der Organspendebereitschaft, was nach Ansicht der Verfasser des Programms „*nur möglich* [ist], *wenn das involvierte Personal mit dieser Frage an die betroffenen Angehörigen herantritt.*"[307] Demzufolge sind die Hauptziele des Programms:

- „*das Einfühlungsvermögen beim Überbringen der Hiobsbotschaft auszubauen und den Umgang mit Trauerreaktionen zu schulen, sowie die Bitte um Organspende kompetenter zu stellen,*

- *zu erkennen, daß eine Organspende auch für die trauernden Angehörigen eine positive Bedeutung haben bzw. erlangen kann.*"[307]

Der Workshop **„Trauerreaktion und Bitte um Organspende"** ist ein Teil dieser Initiative. Hier werden Gespräche professionell trainiert, um die Einfühlsamkeit des Personals zu erhöhen und damit die Organspendebereitschaft der Angehörigen „hirntoter" Menschen zu fördern. Für die Organisation dieser für die TeilnehmerInnen gebührenfreien Workshops, zu denen jeweils maximal zehn bis zwölf Personen eingeladen werden, ist das betreffende Transplantationszentrum unter Leitung eines Psychologen zuständig. Sponsor dieser Veranstaltungen ist der Schweizer Pharmakonzern *Sandoz*, Marktführer bei der Herstellung von Immunsuppressiva (Medikamente gegen Organabstoßung) mit dem Produkt Cyclosporin A®, denn im Fall einer Zustimmung zur Organspende ent-

---

[307] EDHEP, o. J., S. 8.

stehen aufseiten der OrganempfängerInnen Kosten für dieses Medikament von ca. 15 000 DM jährlich (abzüglich einer Handelsspanne für Großisten und Apotheker).[308]

Wie der Broschüre zu entnehmen ist, geht es bei der „Bedeutung einer Organspende für Angehörige, Ärzte und Pflegepersonal" darum, *„den vielen Menschen auf der Warteliste für Transplantationen zu helfen ... die ... von der Initiative der Ärzte und Schwestern abhängig* [sind], *die sich mit den trauernden Angehörigen potientieller Organspender befassen."*[309] Hierzu werden zunächst wissenschaftliche Untersuchungen zitiert, aus denen gefolgert wird, dass eine Organspende den Angehörigen Hilfe bei der Verarbeitung des Verlustes sein kann und positiven Einfluss auf den Trauerprozess haben kann. Daran anschließend werden – jeweils an Beispielen verdeutlicht – Ergebnisse von Untersuchungen sowohl über Gründe für die Ablehnung von Organspenden aufseiten der Angehörigen, als auch Ursachen, die eine Organspende aufseiten des „medizinischen Personals" verhindern, dargestellt. Daraus werden schließlich die Inhalte und Ziele des Workshops abgeleitet, die folgendermaßen beschrieben sind:

- „Ablauf und Dynamik der Trauerreaktion
- Das Erkennen der Bedeutung von persönlichen Einstellungen und Gefühlen des Arztes im Umgang mit den Trauernden bzw. der Organspende
- Die Ausbildung und Entwicklung eines Bewußtseins, das den Betreuenden in die Lage versetzt, hilfreich zu sein, indem er die Gefühle und das Verhalten der Angehörigen richtig einschätzt, ihre Bedürfnisse kennenlernt und auf diese dann angemessen eingehen kann"[310]

Sehr detailliert folgen

- „Das Leid und der Trauerprozess" mit Darstellung der einzelnen Phasen und des Ablaufs des Trauerprozesses, der Bedeutung der Akutbetreuung von Trauernden und der Rolle, die „Ärzten und Schwestern" dabei zukommt"[311]

---
[308] Vgl. **Ausschußdrucksache 594/13** Deutscher Bundestag, 25.9.1996, S. 5.
[309] a.a.O., S. 9.
[310] **EDHEP**, o. J., S. 15.
[311] Vgl. **EDHEP**, o. J., S. 16 f.

- „Wirksame Kommunikation" mit Erklärung von Grundzügen der Kommunikationstheorie und Darstellung der Kommunikationspraxis (dem Erlernen der notwendigen Fähigkeiten) zum Umgang mit „offenen Fragen, der Reflexion der Emotionen, dem Überbringen der Hiobsbotschaft und der Bitte um Organspende"[312]

Die abschließenden Bemerkungen enthalten Richtlinien sowohl für das Überbringen der Todesnachricht, als auch für die Bitte um Organspende. Ein letzter Punkt enthält organisatorische Hinweise und Vorschläge bezüglich der Verfügbarkeit von Aufenthaltsräumen für die Angehörigen und arbeitsplatzspezifischer Beratungen für die beteiligten MitarbeiterInnen.

---

[312] Vgl. ebd., S. 23 f.

Neuerscheinungen

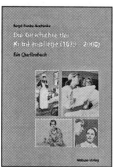

Birgit Panke-Kochinke
Die Geschichte der Krankenpflege (1679–2000)
Ein Quellenbuch
Diese kommentierte Quellensammlung zur Geschichte und Aktualität der Krankenpflege versteht sich als ein Beitrag zur Entwicklung beruflicher Identität. Als Lese- und Lehrbuch ist es auch und gerade für den berufskundlichen Unterricht geeignet.
334 Seiten, 25,90 €
ISBN 3-933050-73-1

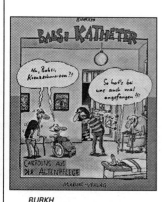

BURKH
Babsi Katheter
Cartoons aus der Altenpflege
In „Babsi Katheter" hat der Kölner Karikaturist BURKH (Burkhard Fritsche) die besten Cartoons seiner ungewöhnlichen Serie aus der Zeitschrift „Altenpflege" zusammengestellt.
4-farbig, Hardcover,
48 Seiten, 12,90 €
ISBN 3-933050-80-4

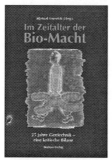

Michael Emmrich (Hrsg.)
Im Zeitalter der Bio-Macht
25 Jahre Gentechnik – eine kritische Bilanz
Dieses Buch bietet Beiträge zu allen relevanten Anwendungs- und Diskussionsgebieten der modernen Biotechnologie. Mit Beiträgen von u.a.: Günter Altner, Hiltrud Breyer, Klaus Dörner, Ursel Fuchs, Linus S. Geisler, Manuel Kiper, Regine Kollek, Marina Steindor. „Sehr empfehlenswert!" (Gen-ethischer Informationsdienst)
2. Aufl., 474 Seiten, 31 €
ISBN 3-933050-09-X

Holger Richter
Operative Psychologie des Ministeriums für Staatssicherheit der DDR
Das Buch gibt einen guten Überblick über die Geschichte, die handelnden Personen und eine Inhaltsanalyse der wichtigsten Dokumente der Operativen Psychologie.
357 Seiten, 32 €
ISBN 3-933050-72-3

Kirsten Tiedemann
Hebammen im Dritten Reich
Über die Standesorganisation für Hebammen und ihre Berufspolitik
244 Seiten, 21 €
ISBN 3-933050-69-3

Brigitte Leuchtweis-Gerlach
Das Waldkrankenhaus Köppern (1901–1945)
Die Geschichte einer psychiatrischen Klinik
423 Seiten, 32 €
ISBN 3-933050-57-X

Sven Eppinger
Das Schicksal der jüdischen Dermatologen Deutschlands in der Zeit des Nationalsozialismus
364 Seiten, 32 €
ISBN 3-933050-75-8

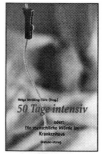

Helga Strätling-Tölle (Hrsg.)
50 Tage intensiv
oder: Die menschliche Würde im Krankenhaus
Wie erlebt man als Patient und Angehöriger die Intensivstation? – Ein eindrucksvoller Erfahrungsbericht über 50 Tage in der fremden Welt „Krankenhaus".
„Dies ist ein überaus eindrucksvolles Manuskript, ein menschlicher Erfahrungsbericht, von dem zu wünschen wäre, daß eine große Zahl von Menschen für sich daraus lernen könnte." (**Prof. Horst-Eberhard Richter**)
192 Seiten, 15,90 €
ISBN 3-933050-53-7

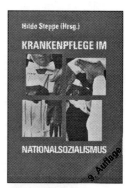

Hilde Steppe (Hrsg.)
Krankenpflege im Nationalsozialismus
Dieses Buch gilt mittlerweile – auch in allen Krankenpflegeschulen – als Standardwerk.
9. Aufl., 261 Seiten, zahlreiche Graphiken und Fotos, 21,90 €
ISBN 3-925499-35-0

Verlagsprospekt anfordern!

Mabuse-Verlag GmbH
Kasseler Straße 1a · 60486 Frankfurt am Main
Tel.: 069-97 07 40 72 · Fax: 069-70 41 52
www.mabuse-verlag.de